JN071568

食べ物の履歴書

吉田宗弘

関西大学出版部

【本書は関西大学研究成果出版補助金規程による刊行】

まえがき

　私は，主に栄養学の立場から食べ物の研究に携わってきました。分子生物学の進歩に伴い，栄養学の分野においても栄養素などの食品成分のはたらきを細胞や分子のレベルで検討する機会が多くなってきましたが，個人的にはいつも「食べ物そのもの」を研究の中心に置くことを心がけてきました。

　食べ物は日常生活に必須のものであり，食べ物の研究には様々な分野があります。私のように，食べ物が身体に及ぼす影響を主題にするのは自然科学的なアプローチであると思います。これに対して，食べ物の流通や経済的価値などを論じるのは社会科学的アプローチ，食べ物の歴史や文化などを調査するのは人文科学的アプローチと考えることができます。

　私は「文系」と「理系」という分け方が嫌いです。日本では学問を細分化する傾向があり，分野ごとに限られた研究手法のみを教授しているように感じてきました。対象を丸ごと理解するのではなく，部分的にしか理解できないような教育をしているように思います。食べ物をきちんと理解する場合，「文系」と「理系」という分け方は不要，というよりも障害になると思います。新たな食べ物が伝えられ，それが人々に受容され，日常の食材に変化するプロセスには，自然環境，経済的事情，宗教，含有成分，加工調理するための技術などが関わっています。地域ごとの食文化を理解するには，「文系」と「理系」両方の知識と技術が必要なのです。

　本書の第1章では，食生活の基本事項について，主に栄養学的視点に立って述べています。その理由は，食べ物のもっとも重要な役割が「生命と健康」の維持にあるからです。この役割が達成できないような食事を続ければ，やがて健康は蝕まれ，生きていけなくなるでしょう。世界の各民族には固有の食文化がありますが，それらは彼らの生存を可能にしてきたものです。和食は洋食よりも健康的であると主張する人がいますが，西洋の各民族

の生存を長期間可能にしてきた食事が，不健康なものであるはずがありません。つまり，伝統的な食事は，どの民族のものであっても健康的なものだと理解すべきなのです。

　第2章以降では，いくつかの食べ物を取り上げ，「履歴書」を記すように，その由来と現状について，様々な角度から述べていきます。新たな食べ物が日本に伝わり，それが私たちの食生活に受容されるまでには，様々なエピソードがありました。このような食べ物の履歴書を読み進めていくことで，日本への新たな食べ物の導入・定着には，気まぐれではなく，多くの必然が関わっていたことに気付かれるでしょう。そして，昔から存在していたと思い込んでいる献立，さらには食べ物にまつわる行事などが，実は最近になって成立したものであることに驚かれるかもしれません。

　いくつかの章を読まれることで，食べ物ごとに多様な歴史があること，そして日本に新たな食べ物が大規模に導入された機会が，遣唐使の派遣，日宋貿易，南蛮貿易，幕末の開国などの世界との交流であったことを理解されると思います。しかし，導入されたものが定着するには食べ物ごとに相当の時間を要しました。このタイムラグには，加工のための道具の普及や調理方法の工夫に加えて，宗教や経済なども関わります。さらに，現在の日本人の日常の食卓を飾る食材や献立の多くは江戸時代に定着したことも理解されると思います。徳川三百年の天下泰平によって，人々に食事を楽しむ余裕が生じたのです。これはフランスにおいて，革命によって貴族社会が崩壊したことで，貴族のみに許されていた食事を楽しむ行為が一般に拡大したことと対照的です。

　最後に，本書を執筆するにあたって心がけたことを記します。

　文部科学省に従うと，生物や食べ物はカタカナ表記することになります。しかし，個人的には，小麦や大豆を「コムギ」，「ダイズ」と表記することには抵抗があります。本書では食べ物の名称について，できるかぎり漢字で示すことにこだわってみました。しかし，漢字表記が一般的でない食べ物もあり，統一ができていません。また，食べ物のもとが生物であるため，その由

来を述べる中で漢字表記とカタカナ表記を使い分けたケースもあります。

　もう一点，生物名には正確を期するため学名を添えました。また，人物についても，時系列的に理解することの助けになりますので，可能な限り生没年を記しました。個々の記述についてもできる限り参照可能な文献を示しました。さらにインターネット情報については，可能な限り裏付けがとれたもののみを引用するように努めました。これらは本書の内容に客観性を持たせるための筆者なりの手続きです。

　前置きが長くなってしまいました。食べ物に関わらない人は存在しません。食事はすべての人にとって共通の体験です。本書から得られた知識がみなさんの食生活，そして人生を豊かにすることにつながることを願っています。

目　　次

第1章　食生活の基本

　ある食材が食生活の中で一定の地位を獲得するには，その食材を利用することにメリットがなければいけません。このメリットを理解するには，食事をすることの意味と食生活の成立プロセスを知っておく必要があります。第1章では様々な食べ物の「履歴書」を理解するための基本事項を述べます。

1.　食事の役割[1,2]

　皆さんは「なぜ食事をするのか？」と聞かれたらどのように答えますか。多くの人からは，「お腹がすくから」，あるいは「健康のため」という声が返ってくると思います。では「どのような食事を摂りたいか？」と尋ねられたらどうでしょうか。「美味しいもの」，あるいは「身体にいいもの」という返答が多数を占めるでしょう。ここに例としてあげた「お腹がすくから食べる」，「美味しいものを食べたい」，「身体にいいものを食べて健康を維持したい」という行動や欲求は，食べ物が持つ三つの生物的な役割を表現しています。

⑴ 食べ物の一次機能

　生物は生きるために体の外からエネルギーのもとになる物質や身体を構成する物質を取り入れなければなりません。食べ物には，この生きていくために必要な物質が含まれています。したがって，食べ物のもっとも基本的な役割は生命を維持することにあるといえます。この基本的な役割は食べ物の一次機能，あるいは生命維持機能と呼ばれます。

　ほとんどの生物はブドウ糖をエネルギー源として利用しています。高等動物において，空腹感は組織に流入する動脈血と組織から心臓に戻る静脈血の

ブドウ糖濃度[*1]の差が小さくなったことを契機として生じます。動脈血と静脈血のブドウ糖濃度の差は，組織が消費したブドウ糖の量を反映しており，この差が小さい状態は組織がブドウ糖を十分に消費できなかった飢餓状態であることを示しています。つまり「お腹がすいた」という感覚は，組織が飢餓状態になったことを示す一種の緊急信号だといえるのです。

　ヒトが摂取すべき食品成分はブドウ糖に代表される糖質だけではありません。たんぱく質，脂質[*2]，ビタミン，ミネラルも生命と健康を維持するために必須の物質群です。とくに，たんぱく質は身体を構成するもっとも主要な成分ですので，その不足は深刻な健康障害を引き起こします。一方，ビタミンやミネラルは身体の中で進行する化学反応に必要なものです。その必要量はきわめて少なく，1日あたりミリグラム，種類によってはマイクログラム[*3]の単位ですが，それでも摂取不足になれば健康障害が発生します。このような摂取不足によって生じる「健康障害＝欠乏症」を起こす食品成分は「栄養素」と呼ばれます。すなわち，一次機能に関わる糖質，脂質，たんぱく質，ビタミン，およびミネラルが栄養素なのです[*4]。

(2) 食べ物の二次機能

　ブドウ糖に代表される糖質は甘い味を持っています。ヒトを含むほとんどの動物は本能的に甘いものを好みます。生命の維持に必要な糖質を味覚によって選別しているのです。同様に，だしの味を意味する旨味，脂っこい味，塩味も，それぞれたんぱく質，脂質，食塩といった主要な栄養素を選別

＊1　血液中のブドウ糖濃度を一般に血糖値という。

＊2　脂質は脂肪よりも広い概念である。食べ物を通常の手法で分析する場合は脂質としての値しか得られない。量的にみた場合，食べ物や人体に含まれる脂質のほとんどは脂肪なので，脂質＝脂肪としても差し支えはない。エネルギー源や味覚と関係するのは脂肪であるが，本章では混乱を避けるため脂質という用語で統一する。

＊3　1マイクログラムは1グラムの100万分の1である。

＊4　食物繊維や後述の機能性成分を栄養素に含める考え方もあるが，これらは「欠乏症」を起こさないので厳密な意味での栄養素には含まれない。

するためのものであり，多くの動物が好む味です。このように主要な栄養素は動物にとって好ましい味を持っています。したがって，「美味しいもの」は身体に必要なものであり，「美味しいものを食べたい」という欲求は本能的なものといえます。

一方，ヒトは飢餓の恐怖から解放されるにしたがって，「美味しい」という感覚自体を快楽として捉えるようになりました。つまり，食べ物を「生命維持のための栄養素の供給源」ではなく，「快楽を得るための嗜好品」と捉えるようになったのです。食べ物がヒトにこのような快楽を与える機能は，食べ物の二次機能，または嗜好感覚機能と呼ばれます。食べ物が嗜好品として快楽の対象に変化したことは，生殖行為が子孫を残すという本能的なものから，セックスという名称の快楽的なものに変化したことと類似しています。

ヒトは本能的に糖質，たんぱく質，脂質といったエネルギーに変換できる栄養素を「美味しい」と感じるようにプログラムされていました。しかし，飢餓から解放されると，本来は食べ物の酸敗に対する感覚であり注意信号を意味する酸味や，本来は毒物に対する感覚で「食べるな」という赤信号を意味する苦味までも「好ましい」ものとして受容し，嗜好するようになります。コーヒーやビールのような苦いものを嗜好するようになったのです。さらに食べ物の美味しさには，味以外に，香り，色，形状，テクスチャー*5 も関係しています。これらの要因は一次機能を担う栄養素のみでは説明できません。ある人には悪臭としか思えない納豆のような匂いであっても，別の人は美味しそうな匂いに感じるのです。このように，酸味や苦味の受容，色，香り，テクスチャーに対する好みは時代や民族，さらに教育，知識，経験によっても変化しますので，文化的な味覚といえるでしょう。焼き肉，ハンバーグ，ショートケーキなどへの嗜好は本能的なものですが，海苔，熟成の進んだチーズ，納豆，酒などへの嗜好には，生理学的要因ではなく文化的要因が強く関わっているのです。

本能的であれ文化的であれ，「美味しさ」のもたらす快楽は強烈です。と

---

*5　食感に相当し，硬さ，壊れやすさ，粘り，弾力性，滑らかさなどの食べ物の物理的性質を意味する。

くに，甘味，旨味，脂っこい味は，麻薬のような作用を有するエンドルフィンという物質を脳内に産み出します。エンドルフィンは大脳に作用して快感を引き起こします。いったんこの快感を経験すると，再度同じ快感を得たいという欲求が生じます。無性にケーキ，鶏の唐揚げ，ラーメンなどが食べたくなるという経験をお持ちの人は多いと思います。甘味，旨味，そして脂っこい味は習慣性を有しており，必要量以上に食事を摂らせて肥満を引き起こしてしまうのです。飢餓の恐怖から解放された先進国では，食べ物は快楽として嗜好され，結果として多数の肥満者が誕生しています。

(3) 食べ物の三次機能

　多くの先進国では，死亡原因の上位が悪性新生物[*6]や虚血性疾患[*7]などの慢性疾患によって占められています。このような慢性疾患の発生には日常の生活習慣，とくに食習慣が大きく関わっています。慢性疾患に罹るリスクが高い食生活が知られるようになると，その反対である慢性疾患に罹りにくい食習慣，ひいてはこれらの疾患を予防できる食べ物や食品成分があると信じられるようになりました。このような，食べ物が特定の疾病を予防する機能を食べ物の三次機能と呼んでいます。慢性疾患を予防する努力は，健康の水準を一段高くすることを意味しており，健康増進といわれることから，食べ物の三次機能は健康増進機能ともいいます。この食べ物の三次機能には，色素成分などの非栄養素や必要量をはるかに超えた量の微量栄養素[*8]が関わっています。

　食べ物の三次機能をテーマとする研究者は，三次機能に関わる成分を機能性成分と呼び，これを継続的に摂取すると，様々な生理反応が微妙に調節されて疾病にかかりにくい状況が生じると考えています。この考えは，食べ物に緩やかな薬理効果を期待するものであり，西洋におけるハーブの効用，中

＊6　病理学的に「がん」などの悪性の腫れ物（新生物）を指す用語である。
＊7　血管がつまることによって発生する疾患であり，脳梗塞や心筋梗塞などが含まれる。
＊8　ビタミンとミネラルを併せて微量栄養素という。

国における薬膳などに通じるものです。イソフラボン，ポリフェノール，カテキンなど，マスメディアに何度も取り上げられ，一般の人々に「身体にいい成分＝機能性成分」として信じられている食品成分も多くなっています。そしてこのような成分を意図的に含ませた食べ物は機能性食品，あるいは健康食品と呼ばれており，いまや食品会社のドル箱的な存在となっています。しかし，薬ではありませんので，その効能はあったとしても微々たるものです[*9]。

　二次機能の重視は食べ過ぎに繋がり，肥満を生じさせました。これに対して，三次機能の重視は，糖質，たんぱく質，脂質の忌避・軽視を起こしやすく，栄養失調のリスクを高めます。食べ物の三次機能を信奉するあまり，もっとも重要な一次機能が充足できていない状態に陥ることをフードファディズムといい，多くの栄養学者は警鐘を鳴らしています。三次機能が活用できるのは，一次機能の充足が大前提であることを理解すべきです。

2. 食べ物の加工と調理

　わずかな例外を除いて，人は食べ物を加工・調理してから食べます。加工と調理の意義は，そのままの状態では食べにくい食材を食べやすく，かつ美味しくすることにあります。可食部以外を取り除く，砕いて細かくする，煮て軟らかくするといった加工や調理を行って，食材の利用性を高めてきたのです。また，甘味や旨味を加えて，苦味や酸味を抑えることも行ってきました。食べ物の消化吸収性を改善するという点では食べ物の一次機能，食味を改善するという点では食べ物の二次機能を高める行為といえます。加工の際に着色することや，調理の仕上げに美しく盛り付けるという行為も，美味しく食べるためのものといえます。

＊9　機能性食品は，国がその効能の表示を認可している「特定保健用食品」，企業の責任で一定の効能を表示できる「機能性表示食品」，およびその他の「いわゆる健康食品」に分類できるが，特定保健用食品であっても医薬品ではないので，疾病の治療や予防に効果があるような表示をすることは認められていない。

一方，食べ物は時間が経てば腐敗が進行して食べられなくなります。このため，食べ物を乾燥させる，塩蔵する，煙で燻す，加熱して密封するなどの保蔵技術も進歩しました。食べ物の保蔵とは，食べ物の一次機能と二次機能を維持する技術ともいえるでしょう。保蔵技術の中でも塩蔵は，ヒトにとって好ましい微生物の繁殖を伴いました。また，パンや酒のような，微生物の力を応用した食べ物も誕生します。醗酵という技術が食べ物の歴史に与えた影響は極めて大きいといえるでしょう。

　加工と調理は，食材に新たな可能性を与える行為でもあります。詳しくは第2章と4章で述べますが，小麦の利用価値は製粉，大豆の利用可能性は豆乳の製造によって高まりました。これらは「石臼」という道具の進歩とともに発展した加工技術です。同様に，第15章で述べますが，塩蔵に必要な食塩を生産する製塩技術の進歩も食べ物の加工と調理に大きな影響を与えました。さらに近代になってからの冷蔵技術の進歩は，塩蔵品や燻製の需要を減らし，生鮮食材の利用を促進しました。冷蔵技術の進歩によって，一次機能の維持のために誕生した塩蔵品や燻製品のいくつかは，二次機能を楽しむ嗜好品に変化していったのです。

　異民族との交流によって，新たな食材や加工・調理法が導入されることもしばしばありました。西洋社会において，新大陸の発見は多くの食材の導入につながった出来事でした。新たな食材の中には，ジャガイモやトマトのように普及に時間を要したもの，唐辛子のように品種改良を経て辛くないパプリカやピーマンとして普及したもの，インゲンのように短時間で普及したものがあります。この中のインゲンについては第5章で詳しく述べたいと思います。日本では，遣唐使をはじめとする中国との交流，戦国時代の南蛮人との交流により，多くの食材が導入され，普及しました。南蛮人の影響は第6章，中国の影響については多くの章で語りたいと思います。

　社会が安定化することによって，新たな食材や加工調理法は世の中に拡散していきます。また，食べ物の二次機能を楽しむ余裕も生まれます。既存の食材について，食べ方に工夫が生まれ，それまでとは異なる食べ方が普及するのです。いくつかの章でふれますが，日本においては江戸時代の天下泰平

によって食事を楽しむことが広まり，今日と同じような食べ物や献立が次々に生まれています。食べ物の歴史を見る場合には，その食べ物だけではなく，それを利用するための技術と道具の進歩，および社会背景に対する理解が重要なのです。

3. 栄養機能を満たすためには

(1) 栄養という漢字の意味

　栄養学は「食べ物と身体の相互作用を検討して，食べ物と健康との関わりを明らかにすること」を目的としており，明治初期に欧米から新たに日本に導入された西洋起源の近代科学です。明治初期には，欧米由来の概念に日本語を当てはめる努力があり，「栄養」という漢字二文字が「食べ物と健康の関係を検討する科学」に適用されました。

　栄養という語が最初に出現するのは，6世紀に中国で編纂された「晋書」[*10]です[3]。晋書の中に「吾れ小にして栄養を能わず，老父を使いて勤苦を免れる」とあります。自分に甲斐性がなく，いつまでも年老いた父親の世話になっているという意味です。このような「甲斐性＝自立能力」を意味した栄養という語を「食べ物と健康の関係についての科学」に当てはめた理由は，以下のようなものであったと想像します。

　「栄養」を「営養」と書いた時期があったことでわかるように[*11]，栄養という語の本質は「養」の字にあります。養の字を「羊」と「食」の二つに分けて考えてみましょう。通説では「食」の字は「穀物をいれる蓋付き容器」を象形化したものですが[4]，「屋根＋白いもの＋匙」が組み合わさったものであり，家の中で，粥を匙ですくっている姿を示すとする異説もあり

---

*10 「晋」は，三国志を構成する魏，呉，蜀を3世紀後半にいったん統一した国であり，統一王朝の時期を「西晋」，中国の南半分のみを版図とした時期を「東晋」という。

*11 漢字表記を「栄養」に統一したのは佐伯 矩（さいきただす，1876～1959年）である。

ます[3]。どちらの説であっても「食」の字が穀物と関係していることは確実です。一方、「羊」からは二つのイメージが湧きます。ひとつは、「羊」がストレートに動物としての羊を指すとするものです。羊は中国の北方から西域に暮らしていた遊牧民族の重要な食べ物です。穀物は農耕民族の主食ですから、「養」の字は農耕民族と遊牧民族双方の重要な食べ物を組み合わせた字ということになります。もうひとつは、「羊」が肉類一般を指すという考え方です。この場合、「養」は穀物と肉類、つまり主食（ごはん）と副食（おかず）を組み合わせたものになります。どちらにしても、「養」の字は食事を表しているといえるでしょう。これに「栄」という物事が立派であることを意味する字が付いているのですから、栄養という漢字二文字は「きちんとした食事」という意味になります。「食べ物と健康の関係を検討する科学」が最終的に目指すのは、「きちんとした食事の内容を具体的に示す」ことですから、この科学を栄養学と命名したことは的を射たものであったといえます。

(2) 1日に必要な栄養素の量

　食べ物のもっとも重要な役割である生命維持機能を満たすには、必要量のエネルギーと栄養素を摂取し続ける必要があります。時代や場所が異なってもこれが達成できない食生活では健康の維持ができません。とくに、エネルギーとたんぱく質の供給源である主食と主菜を確保することは、人間集団にとって死活問題でした。

　表1-1は、『日本人の食事摂取基準2020年版』において示されている、エネルギーと主要栄養素の推定平均必要量もしくは目標摂取量です[5]。エネルギーと栄養素の必要量には個人差があるので、個人単位での欠乏症の予防には推奨量を目指すべきですが、集団単位では推定平均必要量を満たすことで、半数以上の構成員の健康維持が可能となり、集団は生き残ることができます。

　この表から、男女平均では、1日あたりエネルギーが2,000キロカロリー、たんぱく質が45グラム必要であることが分かります。穀物は種類に限らず

表 1-1　日本人成人（18 〜 29 歳）のエネルギーと主要栄養素の 1 日あたり必要量

	男性	女性
エネルギー		
総量 *	2,300 キロカロリー	1,700 キロカロリー
総量に占める糖質の割合 **	50 〜 65 パーセント	50 〜 65 パーセント
総量に占める脂質の割合 **	20 〜 30 パーセント	20 〜 30 パーセント
たんぱく質 ***	50 グラム	40 グラム
ビタミン B1***	1.2 ミリグラム	0.9 ミリグラム
ビタミン C***	85 ミリグラム	85 ミリグラム

* 生活活動強度が低い人（肉体労働や習慣的なスポーツ活動をしていない一般の人）を対象とした推定エネルギー必要量（集団の平均値であり，給食など集団に食事を提供する場合の指標となる）。
** 目標量（生活習慣病予防の観点からこの範囲に収めることが望ましい）。
*** 推定平均必要量（集団の平均値であり，個人単位ではこの値の 1.2 倍量を摂取が望ましい推奨量としている）。なお，たんぱく質の数値は，栄養価の高い良質のたんぱく質を食べた場合のものである。

100 グラムあたりで約 350 キロカロリーのエネルギーと約 10 グラムのたんぱく質を含んでいますので（第 3 章の表 3-2 参照），これを 3 合（約 450 グラム）食べれば，エネルギー必要量の約 80 パーセント，たんぱく質必要量のほぼ 100 パーセントが賄えることになります。ただし，穀物のたんぱく質は動物性たんぱく質に比較して栄養価が低いので，栄養的には必要量の 50 パーセント程度を賄うことになります。

　芋は水分が多いので，穀物に匹敵させようとすると，エネルギー確保には 1.5 〜 2 キログラム，たんぱく質確保には 2 〜 3 キログラムも食べなければいけません。同様に，栗もエネルギー確保には約 1 キログラム，たんぱく質確保には 1.5 キログラムが必要となります。水分の多い食材ほど腐りやすいですから，貯蔵や運搬という要素も含めると，芋や栗に対して穀物が優位であることは明らかです。このことが穀物が主食という地位にあることの理由なのです。主食に穀物を選択し，これを十分に確保すれば，エネルギー必要量の約 80 パーセント，たんぱく質必要量の約 50 パーセントが賄えたのです。

　主食だけで賄えないエネルギーとたんぱく質を確保するのが主菜の役割で

す。不足の程度はたんぱく質が大きいのですから，主菜は主食よりもたんぱく質を多く含んでいることが必要です。したがって，たんぱく質を穀物よりも多く含む畜産物，水産物，豆類が主菜として選択されることになりました。

(3) 米本位社会

　日本人の場合，1人1日3合の米を主食として確保し，これに大豆製品，魚，および野菜を少量組み合わせることで栄養面では申し分のない食事が構成できました。日本人が米に執着したことは栄養学的に間違いではなく，米に出会ったことによって深刻な栄養失調のリスクは大幅に低下したといえます。

　成人1人が1年間に必要な米は，3合に365日を乗じた約1000合＝1石となります。太閤検地以降は1石の米が生産できる田の面積を1反としましたので，田の面積がわかれば領地から収穫できる米の石高は容易に推定が可能でした。1石が成人1人の年間米消費量ということは，石高＝「扶養可能な人口」となります。すなわち50万石は人口50万人を扶養できる農地を持つことを意味します。さらに江戸期以前は武士に対する給与も米の量に換算されていました[6]。たとえば，100石の米が収穫できる土地を与えられる場合を知行取り100石といい，その土地から年貢として納められる米が収入になりました。また，養う人数分に相当する米を扶持米として支給される場合もあり，10人扶持などと呼ばれました。武士は給与として得た米を市場価格で売ることによって現金化し，生活費に充てていました。このように日本社会は一種の米本位社会であり，米は生命の糧であるとともに一種の通貨でもあったといえます。ただし，このシステムでは，武士の収入が収穫高と米の市場価格によって変動するので，その経済状態は安定したものではなかったと推定できます。

　ちなみに検地における石高は全国一律でした。同じ農地面積でも西南日本と東日本とでは実際の米の収量には大きな差が生じます。つまり，同じ10万石であっても北関東や東北の大名が名目より低い収量であり，薩摩などの

西南日本の大名が名目よりも高い収量であったことは容易に想像できます。江戸末期に西南諸藩が藩政改革や西洋技術導入などを進めて明治維新を起こしたことは必然だったといえるのです。

4.　アジアの食事と欧米の食事[7,8]

(1) 米を中心にしたアジア型食生活

　図1-1は，ラオス，フランス，日本のエネルギー摂取における糖質，脂質，たんぱく質の構成比（エネルギー比率）を示したものです[9-12]。

　東南アジアのラオス（図1-1上左），および1950年の日本（図1-1上右）のエネルギー摂取は著しく糖質に依存しています。すなわち，エネルギーの70パーセント以上が糖質由来であり，脂質由来は約10パーセントでしか

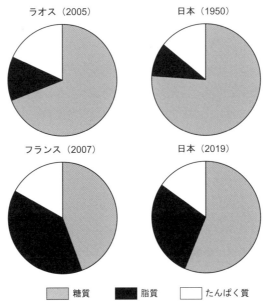

図1-1　アジアと欧州における総エネルギー摂取に
占める糖質，脂質，たんぱく質の割合
文献9〜12）にもとづき作図した。

ありません。このパターンは食事中での穀物のウェイトが高い場合に生じます。現在，ラオスでは1日に約3合の米を食べており，米本位制であった明治より前の日本の状況に似ていると考えられます。一方，1950年当時の日本は1日に約2合の米を食べていました。現在のラオスよりも米の消費量は少ないのですが，その差は動物性食品ではなく，高糖質食品である小麦や芋などによって埋め合わされていたため，ラオスと同様の糖質に大きく依存した摂取パターンになっていました。このような米に依存する食生活の副食は，大豆，野菜，魚です。米の栽培地域は高温多湿であるため，食塩を用いて食べ物を保存する頻度が増えていきます。食塩を用いた保存食品を「醤（ひしお，ジャン）」といい，その中から醤油や魚醤などの食塩系調味料が生まれました。このような1日に2～3合の米を主食，野菜，大豆，魚を副食とし，醤油，魚醤，味噌などの食塩系調味料を用いる食生活をアジア型食生活といいます。栄養学では，この食生活を低脂質，高糖質，高食塩，高食物繊維と表現しています。日本ではこのような食生活が高度経済成長の始まる昭和30年代まで継続していました。

　1グラムあたりのエネルギー量は，糖質が4キロカロリー，脂質が9キロカロリーですので，脂質が少ない食事はエネルギー効率が低くなります。ゆえにアジア型食生活では，栄養上の必要量を賄うために腹一杯食べる必要がありました。すなわち，経済状態が低くて食糧供給が不十分な場合，アジア型の食事は栄養不足に陥りやすいものだったのです。

(2) 畜産物に依存する欧米型食生活

　図1-1下左に示すように，フランスに代表される欧州各国は脂質から40パーセント前後のエネルギーを得ています。このような脂質への依存度が大きい食事パターンは，欧米型食生活といい，高脂質，低食物繊維と表現しています。

　小麦は高温多湿を嫌いますので，冷涼少雨の欧州に向いた穀物といえます。しかし，欧州の低温は小麦にとってもギリギリのものでした。このため，欧州では地中海周辺を除いて小麦の生産が安定しておらず，畜産物に

よって不足分を補いました。畜産の方法は農業生産の安定性によって多様化しました。欧州中南部ではある程度の安定した穀物の生産量が期待できたため，人々は農民として定住し，残飯と森のドングリで豚を飼育しました。秋の終わりに豚を解体し，血液や臓物も含めてソーセージやハムに加工したのです。第 7 章でも触れますが，キリスト教がユダヤ教にあった豚肉食のタブーを継承しなかったのは，欧州において豚を献立から外すことが不可能であったからです。

　欧州の外に位置する乾燥地域の人々は定住せずに草原を求めて羊とともに移動し，そのミルクと肉を利用する遊牧生活を営みました。遊牧生活ではミルクが大量に得られるので，これを保存する技術が発達し，チーズやバターが生まれました。一方，冷涼少雨の欧州には大量の羊を飼育するのに必要な草原が常に存在していました。このため欧州では，定着して農業を行いつつ羊（のちには牛）を放牧飼育する生活形態が生まれ，遊牧民が開発したチーズやバターが食生活に取り込まれました。乳製品の生産量は比較的安定していたため，小麦と豚に加えて乳製品にも依存する食生活が形成されました。生ハム，フランクフルトソーセージ，プロセスチーズの脂質含有量をエネルギー比率で示すと，それぞれ 65.8，63.4，69.0 パーセントにもなります。脂質に依存する欧米型食生活は豚と乳製品によって生まれたのです。

　このように欧米型食生活は穀物が十分に獲得できないことを背景に生まれたものです。しかし，ジャガイモやトウモロコシという高糖質食品が新大陸からもたらされても，あるいは米国という穀物の大量生産が可能な地域に移住しても，欧州の人々の食生活はアジアのような高糖質，低脂質のパターンにはなりませんでした。欧州人は脂質から離れられなかったのです。その理由は，脂質のもつ魔力にあります。脂質は高エネルギーの栄養素ですので，飢餓のリスクが高い自然条件下では優先して食べるべきものです。このため，私たちの舌と脳は脂質を美味しいと感じてしまいます。しかもこの感覚には習慣性があり，逆らうことができません。すなわち，ひとたび脂質の美味しさを味わうと，高糖質の食べ物が得られる環境下であっても可能な限り脂質含量の高い食べ物を選択するのです。

地中海周辺は気候が温暖であり，十分に小麦が収穫できていました。しかし，人々は小麦に依存する食生活ではなく，多様な食材をオリーブ油とともにおいしく調理して食事を楽しむことを選択しました。結果として脂質の消費量は多くなり，ギリシアなどの南欧地域は他の欧州各国と同等かそれ以上の高脂質の食事パターンになっています。このような地中海諸国の食生活は，アジアと比較する場合は欧米型食生活の一変形と考えますが，脂質供給源の一つがオリーブ油であることや水産物などの多様な食材を用いるといった特徴があるため，地中海型食生活と呼んで英国などの欧米型食生活とは別のものに区分することがあります。

　高脂質の食事はエネルギー効率が高いため，腹一杯食べれば栄養的には過剰になります。経済的に豊かになって食糧供給が十分な状況では，欧米型の食事は過食につながる危険性が大きいといえるでしょう。

⑶ 豊かになれば脂質の消費が増大する

　国民栄養調査にもとづく 1950 年以降の日本人の食品群別摂取量の推移を図 1-2 に示しました[13]。日本人の米の消費量は 1960 年ごろをピークとして減少し，2000 年度では 1 人 1 日あたり 160.4 グラムにまで減少しました[*12]。これに代わって増加したのは，乳製品，肉，卵といった畜産物です。つまり，日本人は 1960 年代から 1970 年代にかけて米を減らし，その代わりに畜産物を大量に食べるようになったといえます。この間，魚と豆の摂取量はほとんど変化がありません。また，野菜も種類は変わっていますが量は大きく変わっていません。このような食生活の変化を「食生活の欧米化」と呼んでいます。ただし，この欧米化は完全なものではありません。図 1-1 下右に示すように，現在（2019 年）の日本人のエネルギー摂取パターンは糖質 56

---

*12　2002 年度以降，国民栄養調査（現，国民健康・栄養調査）は食べ物の摂取量を原材料ではなく調理後の重量で示すようになったため，この図を現在まで延長することができない。農林水産省による食料受給表[14]では，国民 1 人 1 日あたりの米の供給量を 2000 年 195.3 グラム，2019 年 159.9 グラムとしている。この減少率を摂取に適用すると，2019 年の米の消費量は 1 人 1 日あたり 131.3 グラムとなる。

パーセント，脂質28パーセント，たんぱく質15パーセントであり，欧米のように脂質への依存が30パーセントを超える状況ではありません。アジア型と欧米型が融合して「半分だけ」欧米化した結果，糖と脂質の摂取バランスは食事摂取基準（表1-1）が示す目標値の範囲に収まっているのです。日本人が主食（穀物）と副食の区分が明快な食事をとる限り，今後も欧米化は「半分だけ」の段階で足踏みを続けるでしょう。

　畜産物の価格は穀物よりも高くなります。日本で食生活の欧米化が進展したのが高度経済成長期であったことでもわかるように，畜産物の消費が拡大して脂質の摂取が増えるには経済の成長が必須です。2005年のラオスの脂質エネルギー比は12.7パーセントであり，1950年の日本（9.7パーセント）を上回っていますが，1990年代の後半は数パーセントに過ぎませんでした[15]。アジア各国でも経済の成長に伴って，脂質摂取量が急激に増え始めているのです。ある調査では，2013年頃のタイの大学生では脂質エネルギー比が30パーセントを超えているとしています[16]。一方，欧米諸国では，高

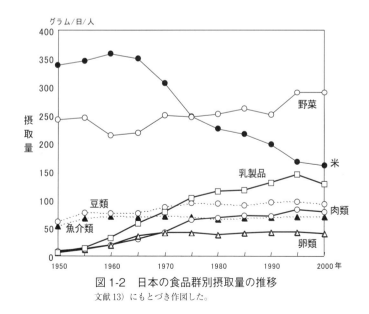

図1-2　日本の食品群別摂取量の推移
文献13）にもとづき作図した。

脂質食が肥満につながりやすく，虚血性疾患のリスクを高めることが知識として浸透し，アジアとは逆に脂質摂取量の減少と糖質摂取量の増加が起こっています。とくに，近年の米国では糖質のエネルギー比率が50パーセントを超えており[12]，日本との差は過去に比べて非常に小さくなりました。糖質と脂質の摂取量の違いで明確に区別できたアジアと欧米の食生活は，接近しつつあるといえるでしょう。今後，この傾向がさらに進めば，経済が成長した国々の食生活は，少なくとも栄養素摂取パターンの上では似たようなものになるのかもしれません。

文献

1）吉田宗弘：食べ物と健康．食と環境−問われている日本のフードシステム（若森章孝 編著），pp 105-122，晃洋書房，京都，2008.

2）吉田宗弘：食品の機能と健康．食と農の環境問題（樫原正澄 編），pp 158-174，すいれん舎，東京，2016.

3）国民栄養対策協議会 編：日本語 栄養−その成り立ちと語意．59 pp，第一出版，東京，1975.

4）白川 静：字通，2094 pp，平凡社，東京，1996.

5）伊藤貞嘉，佐々木 敏 監修：日本人の食事摂取基準2020年版，487 pp，第一出版，東京，2020.

6）小川恭一：江戸の旗本事典．423 pp，角川ソフィア文庫（角川学芸出版），東京，2016.

7）吉田宗弘：日本人の食生活と疾病の発生．食と環境−問われている日本のフードシステム（若森章孝 編著），pp 123-139，晃洋書房，京都，2008.

8）吉田宗弘：食生活と健康との関わり．食と農の環境問題（樫原正澄 編），pp 175-193，すいれん舎，東京，2016.

9）国立健康・栄養研究所：「国民栄養の現状」レポート 昭和25年（1950）．https://www.nibiohn.go.jp/eiken/chosa/kokumin_eiyou/1950.html（2022年3月5日アクセス）.

10）厚生労働省：令和元年国民健康・栄養調査報告．https://www.mhlw.go.jp/stf/seisakunitsuite/bunya/kenkou_iryou/kenkou_eiyou/r1-houkoku_00002.html（2022年3月5日アクセス）.

11）Jeong Y, Yi K, Hansana V, Kim J-M, Kim Y: Comparison of nutrient intake in Lao PDR by the Korean CAN-Pro and Thailand INMUCAL analysis programs. *Preventive Nutrition and Food Science* 26: 40–50, 2021.

12）Auestad N, Hurley JS, Fulgoni III VL, Schweitzer CM: Contribution of food groups to energy and nutrient intakes in five developed countries. *Nutrients* 7: 4593–4618, 2015.

13）国立健康・栄養研究所：「国民栄養の現状」昭和 22 年（1947）〜平成 14 年（2002）．https://www.nibiohn.go.jp/eiken/chosa/kokumin_eiyou/（2022 年 2 月 1 日アクセス）．

14）農林水産省：令和元年度食料需給表＞項目別累年表＞国民 1 人・1 日当たり供給粗食料．e-Stat 政府統計の窓口，https://www.e-stat.go.jp/stat-search/files?page=1&layout=dataset&toukei=00500300&stat_infid=000032064972&cycle_facet=cycle（2022 年 3 月 4 日ダウンロード）．

15）Food and Agriculture Organization of the United Nations: Nutrition Country Profiles. Laos. FAO, 40 pp, Rome, 2003.

16）小林実夏，高田祐里，宇都宮由佳，Sakkayaphan S：タイにおける栄養素摂取量の推定方法に関する研究−青年期タイ人のための FFQ の開発および妥当性の検討−．人間生活文化研究 26: 508–517, 2016.

第2章　小麦粉の普及とうどんの誕生

　第1章で述べたように，小麦*¹は欧州などにおいてもっとも重要な農作物になりました。この章では，穀物としての小麦の特徴と，日本において小麦を使った代表的な食品であるうどんについて述べてみたいと思います。

1. 栽培小麦の誕生と粉食

(1) パンコムギの誕生 ¹⁾

　小麦の穂は，図 2-1 に示すように，小麦の粒が入った小穂が集合したものです。小麦は，この小穂の中に穀粒が 1 つ入った一粒系，2 つ入った二粒系，3 から 5 粒入った多粒系に分類されます。小麦と呼んでいる植物には複数の生物種が含まれていますが，現在，主に栽培されているのは，普通小麦と称される多粒系のパンコムギ *Triticum aestivum* と二粒系のマカロニコムギ（デュラムコムギ，*Triticum durum*）です。粒数の違いは，各種の染色体数の違いに由来しています。すなわち，一粒系の染色体数を 2n とすると，二粒系では 4n，多粒系では 6n の染色体を持つことになります。

　図 2-2 にパンコムギが誕生するまでの道程をまとめました。人類が小麦栽培を開始したのは今から約 1 万年以上前というのが定説のようですが，最初に栽培されたのは小穂の中に 1 つの粒しか入っていない野生のヒトツブコムギ *Triticum monococcum* であり，きわめて栽培効率の悪いものでした。やがて，このヒトツブコムギとクサビコムギ *Aegilops speltoides* との間で，雑種が誕生し，染色体数が 2 倍である野生のフタツブコムギ（エンマーコムギ *Triticum dicoccoides*）が生まれました。私たちが小麦として利用している

＊1　この章では，小麦を食べ物として扱う場合は漢字表記，植物として扱う場合
　　はカタカナ表記とする。

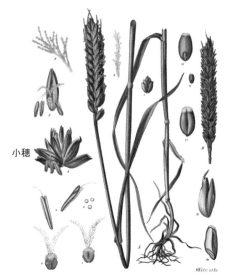

小穂

図 2-1 『ケーラーの薬用植物（Walther Otto Müller 著）』に掲載されているコムギ

のはコムギ属 *Triticum* の植物ですが，クサビコムギはその学名が示すようにコムギ属ではなくエギロプス属 *Aegilops* の植物であり，和名にコムギという名称は入っていますが，雑草の一種とでもいうべきものです。

　チグリス・ユーフラテス川流域のいわゆる「肥沃な三日月」地帯で約 1 万年前に始まった大規模な農耕では，当初，野生のヒトツブコムギとフタツブコムギが栽培されていたようです。これらの野生型からやがて穂軸（穂のついている茎）が折れにくい形質をもった栽培型が選抜され[*2]，さらに，栽培型フタツブコムギから，粒の殻が比較的軟らかい，今日でもパスタなどに利用されているマカロニコムギのようなものが突然変異で生じます。

　一方，栽培型のフタツブコムギに雑草の一種であるタルホコムギ *Aegilops*

＊2　野生型では穂軸が折れることで穀粒（種子）が地面に飛散し，次世代につながる。収穫という観点からは，穂軸が折れない方が望ましいので，栽培を継続する間に穂軸の折れない個体が選抜され，やがてすべてが穂軸の折れない栽培型に変化した。

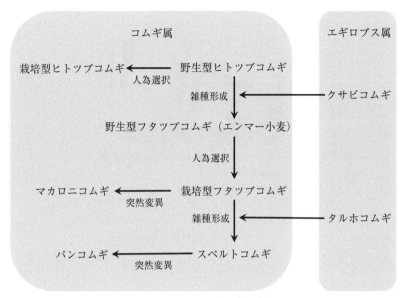

図 2-2　パンコムギ誕生の道程

tauschii の花粉がかかり，染色体数が増えた多粒系のコムギが生じました。最初にできた多粒系コムギは固い殻に包まれたスペルトコムギ *Triticum spelta* でしたが，約 7500 年前に突然変異によって，殻の柔らかい，現在では世界中で栽培されているパンコムギが誕生しました。多粒系のパンコムギは「肥沃な三日月地帯」から四方に拡大し，世界中で栽培されるようになります。

(2) 小麦は粉食が基本

　初期の小麦は粒のまま粥のようなものに調理して食べられていましたが，やがて粉にしたものが食べられるようになります。小麦を粉にした理由は，①小麦の粒がきわめて硬く，軟らかくなるまでに長時間の加熱を要したこと，②小麦粒に凹みがあり，かつ表皮（米の糠に相当する部分で小麦の場合は麩（ふすま）という）が胚乳部よりも相当に硬いため，米のように削って表皮を除こうとすると胚乳部が砕けてしまうこと，③小麦粉から調製した生

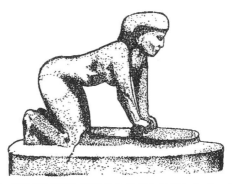

図2-3 紀元前2500年頃のエジプトで行われていたサド
ルカーン型石臼による製粉

『三輪茂雄：粉体の技術史. 石臼の歴史を訪ねて. 粉体工学研究会誌 11:
581-591, 1974』中の図18を一般社団法人粉体工学会の許諾を得て転載した。

地に粘りと弾力性があり好ましい食感をもたらしたこと，などをあげること
ができます。

　古代において，小麦を粉にするための石臼は，図2-3に示すサドルカーン
(saddle quern) というタイプでした[2]。わずかに凹んだ石板の上で，棒状
の石塊を押しながら往復させて小麦の粒をすり潰し，細粉化した軟らかい胚
乳部を篩（ふるい）にかけて表皮と分離したのです。エジプトのピラミッド
の埋葬品からは，これを使う婦人の像が多く見つかっています。その後，遅
くともローマ時代の紀元前600年頃になると，今日でも見られる回転式石臼
（ロータリーカーン，rotary quern，第4章の図4-4参照）が出現します[2]。
回転式石臼の登場により，サドルカーン式石臼の時代に比較して，はるかに
小さな労力で小麦粉を得ることができるようになりました。

　栽培穀物としての小麦は長らく大麦の後塵を拝していました。大麦が小麦
よりも栽培に手間がかからなかったことに加えて，大麦の中に容易に表皮を
除くことができる品種（いわゆる裸麦）があったため，小麦とは異なり，精
麦した粒状の胚乳部のみを粥状に調理することが可能だったからです。すな
わち，粒のまま表皮を除くことが困難であった小麦は，先に述べたように全
粒の状態で粥にして食べるしか調理法がなく，食味の点で大麦を凌げなかっ

たのです。しかし，小麦の製粉技術が確立し，かつ小麦粉のもつ好ましい性質が知られるようになると，麦栽培の中心は大麦から小麦に代わっていきました。

(3) 中国における小麦

　小麦は中国には複数のルートを経て数千年前に伝わったと推定されています[3]。しかし，東アジアの温暖湿潤な温帯モンスーン気候は，冷涼でやや乾燥した気候を好む小麦の栽培には不適でした。さらに，中国には米という有力な穀物がすでに存在していました。このため，小麦の栽培は西側世界ほどには拡大せず，当初は気候的に米の栽培が困難であった華北地域などで細々と行われたと思われます。

　中国華北の淮河周辺では，紀元前4000年頃の新石器時代の遺跡からサドルカーンタイプの石臼が出土しています。石毛直道氏は，このような石臼によって粉にされていたのは粟であったと推定しています[4]。しかし，その後，中国における製粉は姿を消し，粟も粒のまま食されるようになったと考えられています。おそらく，1万年前に始まったと推定される長江流域の稲作の影響が華北にも及んだため，中国では穀物を粒のまま食することが基本形になったのでしょう。小麦が伝わった当時の中国は粒食文化圏であり，粉にすることでその長所が発揮できる小麦にとってはすこぶる旗色が良くない土地だったのです。

　中国において，本格的に小麦を栽培し，粉食が行われたのは前漢の時代からです。その少し前の戦国時代の遺跡からは回転式の石臼が出土しています。したがって，中国への本格的な小麦の導入は製粉技術とセットになったものだったといえるでしょう[4]。漢代以降，小麦は華北地域の穀物の中心となり，雲呑（ワンタン）などの製粉を前提とした小麦料理が発達していきました。

(4) 日本への小麦の導入

　約2000年前の遺跡から小麦が出土しており，日本に小麦が伝わったのは

弥生時代と考えられています[3]。一方，縄文時代の遺跡からはサドルカーンタイプの石臼が出土しており[2]，この時代の日本においてはどんぐり類からでんぷんを取り出すための製粉技術が存在していたことが窺えます。しかし，中国と同様に，稲作の普及とともに粉食の習慣は消失し，伝来直後の小麦は粒のまま粥のようなものにして食されていたと考えられます。

　麦はいわゆる五穀（古事記では稲・麦・粟・大豆・小豆）に含まれますが，この麦は小麦ではなく大麦をさしている可能性があります。飛鳥時代から奈良時代にかけて，政府は麦作を奨励しつつ，収穫前の大麦・小麦の青草を馬の飼料にすることを禁止する太政官符をしばしば発令しています[5]。小麦を粉にすることの利点は認識されていたのですが，当時の一般庶民は臼を所有しておらず，米や粟と比較して食するのに手間のかかる小麦を重要な食用作物として認識していなかったのでしょう。日本の場合，小麦の粉食が一般化し，主要穀物としての地位が確定するのは，鎌倉時代以降のことです。

2. うどん類の歴史

　水を加えた小麦粉を練って調製される生地（ドウ，dough）は様々な料理に応用されています。ドウを焼くパンの系統を別にすると，それらは，薄く伸ばしたドウで何かを包んだ料理と，「ちぎる」，「切る」，「伸ばす」，「穴や型から押し出す」などの方法で様々な形に整えたドウそのものを中心にした料理に大別できます。前者は，英語ではダンプリング（dumpling）と総称されています。ダンプリング形式の料理はユーラシア大陸の各地に存在しており，東アジアにおける代表例である餃子やワンタンは日本でも馴染み深いものです。一方，後者は，英語ではヌードル（noodle），日本語では麺と総称されており，イタリア半島のパスタ（pasta），中華麺，日本のうどんなどが代表的です。ここでは，日本の代表的なヌードルであるうどん類（うどん，冷や麦，素麺など）の歴史と分類について述べます。

　なお，日本の麺類の起源と中国麺との関連性などについては，石毛直道[4]，青木正児[6]，奥村彪生[7] の各氏が秀れた論考をされています。なかで

も奥村氏の論考は，文献の定量的解釈や実証実験を含んでおり，自然科学的にも納得できる部分が多いものです。本章で紹介する内容は，これら三つの論考を筆者なりに解釈し，さらにその他の説を若干加味したものですので，これらをあわせて読まれることを勧めます。

(1) 製法による麺類の分類

　石毛直道氏は，麺類をその製法に従って当初は3つに分類されていました[4]。すなわち，①生地を1本の棒にまとめ，それを引っ張って線状に細く伸ばしていったもの，②生地を麺棒で薄く伸ばし，刃物で切って線状にしたもの，③生地を多くの小孔が空いたシリンダーに入れ，ピストンで押し出して線状にしたもの，です[*3]。①はいわゆる手延べ麺，②は手打ち麺であり，③はスパゲッティなどが相当します。今日，うどんは①または②の方法で製造されていますが，以下に述べるように，両者は歴史的にはまったく異なるものです。

(2) 餛飩（こんとん）と餺飥（はくたく）

　平安時代の931年から938年にかけて源順（みなもとのしたごう，911〜983年）によって編纂された『和名類聚抄』の巻十六飲食部・飯餅類の中に，図2-4のように「餛飩（こんとん）」と「餺飥（はくたく）」という献立が収載されています[8]。そして，餛飩を「餅到肉麺裏煮之（刻んだ肉を小麦粉の皮で包み煮た餅）」，餺飥を「杆麺方切名也（棒状に練った小麦粉を四角形に切ったもの）」と説明しており，餛飩がワンタンのようなダンプリング，餺飥が小麦の生地を切断したヌードルであることが理解できます。なお，中国における餅は，古くは穀物や豆類の粉を練ったもの，後には小麦粉を練ったものを指しており，今日の日本の餅とは異なるものです。

　わが国における餛飩のルーツは奈良時代に遣唐使が中国からもたらした唐

---

*3　石毛氏はその後，手延べ麺を，粉を打ちながら延ばす「ラーメン系」と油を塗って延ばす「素麺系」に分け，ベトナムのフォーを新たな群に位置付けた5分類を提示している[4]。

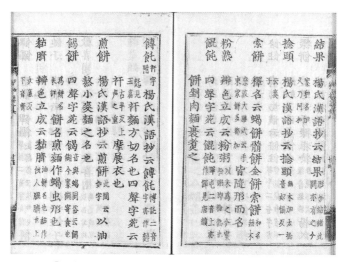

図2-4 『和名類聚抄巻十六飲食部・飯餅類』に収載された餛飩, 餺飥, 索餅

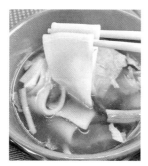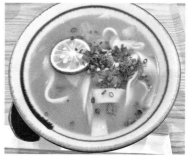

図2-5 「ほうとう（左）」と「だんご汁（右）」

菓子の一種である「混飩」と考えられています。この菓子[*4]は，小麦生地と餡が混ざったものなので，当初混沌と命名され，食べ物であるゆえに三水篇が食篇に変化していったと思われます。遣唐使がもたらした時点では，半分だけ食篇に変化していたのでしょう。青木正児氏は，餛飩は「餫飩（うん

＊4　菓子といっても軽食，すなわち点心のようなものである。

とん，こんとん）」とも書き，これが温かい料理であることから同じ読み方の「温飩（うんとん）」という表記になり，さらに混沌→餛飩と同じ理屈で，「温」の三水篇が食篇に変化して「饂飩（うどん）」になったとしています[6]。この説はうどんの誕生として広く知れ渡っています。しかし，奥村彪生氏は，餛飩はダンプリングであってうどんとはまったく異なる料理である，など，この通説には承服できない点が多々あるとしています[7]。すなわち，言語的に餛飩から饂飩への変化があり得たとしても，ダンプリングである餛飩から麺であるうどんへの変化はあり得ないというのです。

　中国北魏（386〜534年）の賈思勰（かしきょう，生没年不詳）が532〜549年頃に著した農業書『斉民要術』は世界最古の料理本ともいわれています。この書に餛飩は登場せず，餺飥のみが記載されています[9]。このことから，小麦の生地を方形に切り取った餺飥が先に存在し，唐代に餺飥に餡を入れた餛飩が成立したと考えられます。右大臣藤原実資（957〜1046年）の日記である『小右記』には，一条天皇（980〜1011年）の春日大社行幸時（989年）の饗宴において餺飥が供されたという記載がありますので，餺飥は当時の支配層には広まっていたと考えられます。

　現在，奈良には古代の餺飥を模したものを餺飥うどんと称して提供している店もありますが，餺飥を色濃く継承しているものとしては，図2-5に示す山梨県の「ほうとう」や大分県の「だんご汁」をあげることができます。院政期の漢和辞書である『色葉字類抄』では餺飥の読みとして，「はくたく」に加えて「はうとう」を記載しています[*5]。今日の「ほうとう」は，小麦生地をざっくりと切った太くて長い麺を野菜とともに味噌仕立てで煮込んだ料理ですが，この太くて長い麺こそが餺飥を継承したものといえます。餛飩を継承した現在のワンタンと餺飥を継承している「ほうとう」との違いは明らかであり，餛飩ではなく餺飥のほうがうどんには近いものだといえます。しかし，平安時代において，小麦粉を製造するための回転式石臼は，上級貴族，神官，僧侶ら，支配層のみが所有するものでしたので，餺飥が一般に広

＊5　奥村彪生氏[7]，および『斉民要術』の翻訳・解説書[9]は餺飥の読みに「ほうとう」を与えている。

まることはありませんでした。したがって，餺飥もうどんの直接の起源とすることはできないのです。

　今日の「ほうとう」の多くは，小麦生地を切断したものですので，餺飥は切り麺，すなわち手打ち麺の起源といえるかもしれません。ただし，奥村彪生氏は，餺飥が小麦生地の小さな塊を手で押す，あるいは引っ張るなどの方法で調製されていたことから，これは切り麺ではなく手延べ麺に分類すべきものとしています[7]。今日の「ほうとう」の中にも，小麦の生地を切るのではなく，塊を手で押してから引っ張って調製しているものがあるので，餺飥が切り麺なのか手延べ麺なのかは曖昧です。

(3) 切り麦から生まれたうどん

　手打ち麺の直接のルーツと明確に思われるのは切り麦と称するものです。中国では唐代になると，それまで手押し・手延べが主体であった麺を包丁で切断して調製するようになり，続く宋代では切り麺が全盛となります。平安時代後半から宋（南宋）が滅亡する 13 世紀末までの間，様々な形態の日宋交流が行われ，多くの留学生が宋で学び，奈良時代と同様に中国の文物・風習などが大量に日本に伝わります[*6]。六波羅探題として京都に赴任していた北条重時（1198 〜 1261 年）が切り麺と思われるものを食した記録が残っていますので，鎌倉時代前半（13 世紀前半）の南宋との交流において，切り麺が日本に伝わり，やがて切り麦と呼ばれるようになったと考えられます[7]。鎌倉時代から室町時代には，抹茶を製造するために回転式の石臼が次第に普及します[10]。その結果，それまでごく一部の特権階級に限定されていた製粉技術が拡大し，切り麦は餺飥とは異なり，支配層だけでなく下級貴族や寺院の修行僧にも浸透しました。

　室町時代の貴族の日記を調べると，切り麦は夏に多く食されていたことがわかります[7]。したがって，切り麦は冷やして食べられていたものであり，現代の冷や麦であると結論できそうです。寒い季節になれば，冷たい麺では

＊6　たとえば仏教でいえば，最澄・空海は遣唐使の時代，鎌倉仏教は日宋貿易の時代である。

なく，温かい麺が好まれます。しかし，細い麺を熱い汁に浸しておくとすぐ
にのびてしまって食感が損なわれます。これに対処するため，熱い汁に浸し
てもすぐにはのびない太い麺が作られたことは容易に想像できます。当時，
新たな食品の製造や献立の立案は，寺院の厨房を担当する若い僧侶が行って
いました。現在のところ，うどんに関する文献で最も古いとされるのは，奈
良法隆寺の記録である『嘉元記』であり，南北朝時代の正平 7（1352）年の
記述に，酒の肴として「タカンナ（たけのこ）」，「フ（麩）」，「ウトム」が出
されたとあります[11]。以上より，今日のうどんに相当する太い切り麦は，鎌
倉時代後半に多くの僧侶が修行していた京都の禅寺で誕生したと考えるのが
妥当でしょう[7]。

　江戸時代の百科事典である『本朝食鑑』には，うどんは温かいうちに食
べ，冷や麦は氷のように冷たくして食べると記載されています[12]。温かい状
態で食べる麺（飩）であるから温飩と称し，これが饂飩（うどん）に転じた
と考えるのはきわめて自然と思われます[7]。

(4) きしめん

　名古屋名物として知られる平打ち麺の「きしめん」は，中国南北朝時代の
北魏で誕生した碁子麺（きじめん）がその起源と考えられています[7]。碁子
麺は菜箸を輪切りにした程度の大きさの円形の切り麺であり，碁石のような
形状がその名の由来です。おそらく，ひも状に練った小麦生地を輪切りに切
断して調製されていたのでしょう。南北朝時代末期から室町時代初期に記さ
れた『庭訓往来』に最初の記載が認められますので，切り麦にやや遅れて伝
わったものと思われます。日本では，当初，竹筒で小麦生地をくりぬいた碁
石状の麺であったようですが，江戸時代に幅 1.5 センチ，長さ 30 ～ 35 セン
チの平麺に変容しています[7]。小さな丸い麺が平麺に変化した経緯は不明で
すが，徳川家が甲州の武田家滅亡時に多くの遺臣を抱えていることから，甲
州の「ほうとう」の影響を受けた可能性が考えられます。武田信玄（1521
～ 1573 年）が「ほうとう」を陣中食として奨励していたことが知られてい
ますので[13]，武田家の遺臣が「ほうとう」を三河の徳川家に伝え，それが周

辺の碁子麺を今日のような平麺に変化させた可能性は大きいと思います。

⑸ 索餅と素麺

　奈良時代に遣唐使がもたらした唐菓子の中に索餅（さくべい）というものがあり、『和名類聚抄（図2-4）』にも収載されています[8]。索餅がどのような食物であったのかは諸説ありますが、図2-6左のように、小麦粉の入った生地を延ばして縄状に編み、油で揚げた菓子の一種であるという説があります。今日の中国の揚げパンである油条（yóutiáo、図2-6右）は索餅が大型化したものだといわれており、スペインのチュロスも同類のものといえます。

　一方、奥村彪生氏は、実証実験などによって、索餅が菓子ではなく、小麦粉の生地を手で引き延ばした麺であり、延ばすさいの打ち粉として米粉を使ったとしています[7]。索餅を受け継いだと考えられている奈良の「しんこ」が上新粉を使った団子の一種であることから、油で揚げることは索餅にとって必須ではなく、穀物の粉で作った生地を引き延ばすことが索餅の本質なのかもしれません。索の字に縄の意味があり、『和名類聚抄』において「無木奈波（むぎなわ）」という別名が記されていることからも[8]、奥村氏がいうように、索餅を小麦粉の入った生地を縄のように細く延ばしたものと考えるのは妥当なように思います。索餅が引き延ばした麺であるなら、これは手延べ麺の起源であり、今日の手延べ素麺につながるものといえるでしょう。

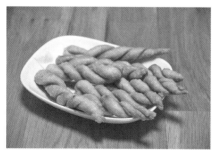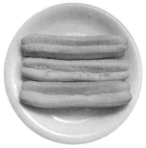

図2-6　現在の索餅（左）と中国の揚げパンである油条（右）

　現在の素麺は延ばすさいに米粉を打つのではなく，油を塗っています。油を塗って麺を延ばす技術が誕生したのは，切り麺が全盛であった宋代の中国であり，この技術が日本に伝わったのは，切り麦と同様に日宋貿易や留学僧の派遣を介したものと想像できます。食用油は貴重品でしたが，禅宗における精進料理では植物油が多用されており，寺院では小麦生地に油を塗って引き延ばすことが容易にできたと思われます。油を使って細く引き延ばしたことで索餅は麺としての性格が大きくなり，索麺を経て素麺と呼ばれるようになったのでしょう。戦国時代以降，食用油は次第に廉価になります。その結果，油を使って引き延ばした素麺が一般化し，江戸時代には米粉を使って引き伸ばす索餅はすたれていきました。しかし，現在でも秋田県で製造されている稲庭うどんは打ち粉に葛粉を用い，油を使わずに延ばしていることから，索餅を直接に受け継いだものといえます。

(6) 麺類のこし

　麺類のこしは，主に小麦中のたんぱく質であるグルテンの示す粘弾性に由来しています。強力粉，中力粉，薄力粉はグルテン含有量の違いで分類されますので，生地のこしは強力粉＞中力粉＞薄力粉の順に強くなります。グルテンの粘弾性は，グルテン分子を構成するシステインというアミノ酸のチオール基（-SH）が酸化されて生じるジスルフィド，すなわちS-S架橋に由来しています。したがって，グルテンの粘弾性は，グルテン分子が酸化されるほど強くなります。グルテンのこしを強くするために，一般には調製した小麦生地を寝かせることが行われます。水分を含んだ小麦粉が空気中の酸素に触れることで酸化が進行し，S-S架橋の形成が進むからです。この酸化は過酸化水素などの酸化剤でも促進されます。日本では，製造から日が経過した素麺は「ひねもの」として尊重されます。製造から日が経過した素麺では，製造のために用いた植物油が酸化されて，一部が過酸化物に変化しており，これがグルテンの酸化を促進し，こしが強くなっているからです。古い素麺は油の酸化臭がしており，大量に摂取すればお腹を壊すおそれがあると思いますが，日本ではこしの強さの方を優先しています。このような油を

塗った古い麺を尊重する風習は中国にはありません。おそらく，中国で使用される小麦が日本の小麦よりもグルテン含有量の高い品種であったため，酸化させなくても十分にこしの強い麺が得られたからでしょう。なお，こしの強さで定評のある讃岐うどんでは，その製造過程において，小麦の生地を長時間寝かせるとともに，しっかりとこねることが行われています。こねることによって小麦生地と空気（酸素）の接触機会が増え，S-S架橋の形成が促進されるからだと考えられます。

(7) 現在の麺類の分類

　食品表示基準の別表3においては，かつての日本農林規格にあった「乾めん類品質表示基準」を流用し，干し麺に関して，製法とは無関係に素麺を長径1.3ミリ未満，冷や麦を長径1.3ミリ以上1.7ミリ未満，うどんを長径1.7ミリ以上，きしめんを幅4.5ミリ以上で厚さ2.0ミリ未満の帯状に成形したものとしています[14]。この基準では，冷や麦には「細うどん」，きしめんには「ひらめん」または「ひもかわ」の別称も認めています。すなわち，うどん，冷や麦，素麺を分ける基準は，麺の太さであり，製法はまったく考慮されていないのです。このため，現在では，機械で延ばして製造した「切り麦ではない冷や麦」も流通しています。

　ここまで述べてきたように，冷や麦と素麺は起源がまったく異なるものですが，食べ方や食べる季節が共通していることから，三輪や揖保といった素麺の名産地が多い西日本では冷や麦の知名度が低いように思います。かつての冷や麦には，赤や青色に着色したものを混ぜている商品が多くありました。筆者も，子供の頃に食べた素麺に着色した麺が混ざっていた記憶がありますので，実は家族全員が冷や麦を素麺と思って食べていたことになります。ただし，今日では着色麺の入っていない冷や麦や，逆に着色麺の入った素麺もありますので，着色麺の有無で両者を区別するのも難しくなっています。

3. うどんの普及

(1) 室町時代～安土桃山時代

　室町時代には，切り麺の主流はうどんになっていました[7]。しかし，室町時代以降も庶民の食事の中心は米でした。回転式石臼の普及が茶をたしなむ層に限定されており，庶民は小麦を石臼に入れて棒で搗いて製粉を行うしか手段がありません。そのまま炊いて食べることのできる米と比べて，粉にしてから食べる小麦の手間が大きかったのです。中尾佐助氏はその著書の中で，「米と小麦の両方を入手できた民族の多くは米を選択した」と述べています[15]。

　それでも鎌倉時代以降，稲の裏作として小麦が選択されます。室町時代になると，米に比べて小麦の税率が低かったため，小麦の栽培量は急激に増加します。米は年貢として納め，小麦で暮らす農民が多くなりました。武田信玄が陣中食に「ほうとう」を奨励したということは，守護大名や戦国大名が領国において小麦粉を大量に生産する能力をもっていたことを意味しています。ただし，農民は製粉した小麦を「すいとん」のような団子状のものにして食べることが多く，麺に加工することはほとんどしていなかったと思われます。

　室町時代の後半，いわゆる戦国時代は階級間の垣根が低い，下剋上が日常的に生じた社会です。貴族，僧侶，大名に限定されていた様々な調理法は社会に拡散したと考えられます。しかし，小麦を粉にしてから水を加え，調製した生地を延ばし，細く切断するという調理は手間がかかるため，安定した世でなければ庶民には普及しません。豊臣秀吉の大坂城築城にさいして，うどん屋が誕生したという俗説もありますが，庶民に回転式石臼が普及し，うどんが日常の食べ物となったのは，江戸時代に入って社会がようやく安定してからのことです。

(2) 江戸時代

　江戸時代に入り，社会が安定すると，街道が整備されて人々の往来が盛ん

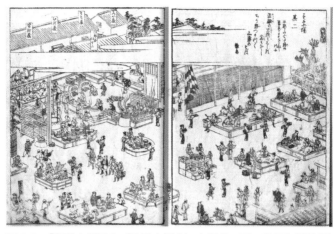

図 2-7 『摂津名所図会（竹原春朝斎）大坂部四下の巻新町傾城郭』
の項にある「砂場いづみや」の図
関西大学なにわ大阪研究センター所蔵のデジタルデータをダウンロードした。

になります。街道筋や寺社の門前など，人々が行き交い，集う場所にはうど
んを提供する店が出現します。たとえば，元禄年間（1688 ～ 1704 年）に描
かれた『金毘羅祭礼図屛風』には 3 軒のうどん屋が描かれています[16]。大坂
の市中にもうどん屋が出現し，1757 年に出版された『大坂新町細見之図澪
標』には津国屋と和泉屋という 2 軒のうどん屋が記されています[17]。図 2-7
は 1796 ～ 1798 年に刊行された『摂津名所図会』の四巻大坂部下の新町傾城
郭の項に描かれた和泉屋の店内です。広い店の中で，小麦生地から製造した
手打ち麺を茹で，出汁をかけて客に供している様子が描かれています。
　うどん屋で提供されていた献立とその価格に関しては，江戸時代後半の
1837 年から約 30 年にわたって，喜田川守貞（1810 ～？）が京大坂と江戸の
風俗や事象を客観的に書き綴った『守貞謾稿』の中に，図 2-8 のように大坂
のうどん屋の品書きが内容の説明とともに記されています。そこには，うど
ん（素うどん）十六文，そば（かけそば）十六文[*7]，しつぽく二十四文，あ

＊7　かけそばは，十六文であったため，二八そばといわれた。

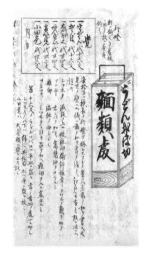

図 2-8　『守貞謾稿巻五』に掲載された大坂のうどん
　　　　屋の行灯と品書き

んぺい（しっぽくの餡掛け）二十四文，けいらん（卵とじ）三十二文，小田
巻（うどん入りの茶碗蒸し）三十六文とあります[18]。しっぽくを餡掛けにし
ても価格が変わらないのに対して，卵とじの価格が高く，当時の卵が安いも
のではなかったこともわかります。うどん屋における各献立に対する値頃感
が現在と同じだとすれば，十六文で素うどんが食べられたということから，
当時の一文の価値を推定することも可能になります。今日のうどん屋の献立
と比べた場合，天ぷらうどんときつねうどんが抜けているように感じる人は
多いと思いますが，天ぷらは江戸料理であり，京大坂に普及するのは明治以
降ですので，抜けていて当然なのです。

(3) きつねうどん

　詳細は第 4 章で述べますが，揚げは室町時代に禅宗の寺院で誕生し，うど
んと同じように，食用油が廉価になった元禄以降に庶民に普及しました。こ
の揚げを麺類とともに供した最初は，大坂ではなく江戸のようです。式亭三
馬（1776 ～ 1822 年）が著したといわれる『船頭深話』の中に「菱屋の蕎麦

は葱に油揚げなどをあしらいたる」という記述があります[19]。ただし，油揚げの「あしらい方」についてはよくわかっていません。

　甘い味付けの揚げをのせた一般的なきつねうどんの発祥については，諸説あるものの，1893年創業の大阪船場のうどん屋である松葉屋[*8]が考案したという説が有力です[20]。松葉屋によれば，創業者である宇佐美要太郎が，寿司屋で奉公していたことから，いなり寿司用の甘い揚げをサービスとして皿にのせて素うどんに添えていたところ，ほとんどの客が揚げを素うどんの中に入れて食べていたので，別メニューとして提供するようになったということです。きつねうどんの名称については，店側がつけたというよりも，自然にそのような名称が定着したようです。

　このきつねうどんですが，京都，滋賀，金沢では，甘い揚げではなく，刻んだ揚げと青ネギをあしらったタイプのものが主流になります。大阪では刻んだ揚げを乗せたうどんは「きざみうどん」と呼ばれますが，京都などで使っている揚げは，京揚げと呼ばれる，厚みのある大版のものです。京都タイプのきつねうどんでは，京揚げはあらかじめ出汁とともに煮込んでいるため，中心のスポンジの部分にたっぷりと出汁を含んだ状態になっています。ただし，最近では一般的なきつねうどんとの混同を避けるため，京都のうどん屋の中には「きざみきつねうどん」という名称をつけている場合もあります。また，金沢ではこの京都タイプのきつねうどんを「いなりうどん」と称しています。

　京都には揚げを使ったうどんがもう一種類あります。たぬきうどんは，全国的には，揚げ玉（天カス）を乗せたうどんですが，京都では，京都タイプのきつねうどんに餡をかけ，すり生姜をあしらったものになります。この京都タイプのたぬきうどんの分布は，京都タイプのきつねうどんの分布と概ね重なっているようです。なお，大阪では，きつねうどんのうどんを蕎麦に置き換えたものを「たぬき」と呼び，古い店ではきつねうどんも単に「きつね」とのみ呼んでいます。このように揚げを用いた麺類の内容や呼称には地

＊8　「うさみ亭マツバヤ」の屋号で現在も大阪船場で営業している。

域差があり，知らないとカルチャーショックに繋がることさえあります．京都のある老舗で，おそらく東京から来たと思われる観光客が，運ばれてきた「たぬきうどん」を見て，目が点になっておられるのを目撃したことがあります．

文献

1）国立遺伝学研究所：コムギの話．https://shigen.nig.ac.jp/wheat/story/eBook/data/12/src/12.pdf（2021 年 8 月 12 日ダウンロード）．

2）三輪茂雄：粉体の技術史．石臼の歴史を訪ねて．粉体工学研究会誌　11: 581-591, 1974.

3）長尾精一：小麦とその加工．297 pp, 建帛社，東京，1984.

4）石毛直道：麺の文化史．400 pp, 講談社学術文庫（講談社），東京，2006.

5）鋳方貞亮：八・九世紀における日本の麦作；畜馬熱を繞って．關西大學經濟論集 22: A530-A508, 1972.

6）青木正児：華国風味．237 pp, ワイド版岩波文庫（岩波書店），東京，2001.

7）奥村彪生：日本めん食文化の一三〇〇年．547 pp, 農山漁村文化協会，東京，2009.

8）那波道圓：倭名類聚鈔巻十六飲食部飯餅類，倭名類聚抄巻八（源　順撰），1617（国立国会図書館デジタルコレクション，https://dl.ndl.go.jp/info:ndljp/pid/2544223?tocOpened=1, 2018 年 3 月 9 日ダウンロード）．

9）田中静一，小島麗逸，太田泰弘　編訳：斉民要術－現存する最古の料理書－（新装版）．360 pp, 雄山閣，東京，2017.

10）三輪茂雄：粉の文化史―石臼からハイテクノロジーまで．200 pp, 新潮社，東京，1987.

11）日本麺類業団体連合会 企画：そば・うどん百味百題．222 pp, 柴田書店，1991.

12）島田勇雄 訳注：本朝食鑑 1（人見必大 著）．308 pp, 東洋文庫（平凡社），東京，1976.

13）堀尾拓之，横山智子：室町・安土桃山時代の食文化について．名古屋経済大学自然科学研究会会誌 49: 35-50, 2016.

14）e-GOV 法令検索：平成二十七年内閣府令第十号食品表示基準（令和三年七

月一日施行）．https://elaws.e-gov.go.jp/document?lawid=427M60000002010
（2021 年 8 月 14 日アクセス）．

15）中尾佐助：栽培植物と農耕の起源．222 pp，岩波新書（岩波書店），東京，
1966.

16）さぬきうどん編集委員会：新・讃岐うどん入門．36 pp，さぬきうどん研
究会，高松，2003.

17）Wikipedia：砂場（蕎麦屋）．https://ja.wikipedia.org/wiki/ 砂場 _（蕎麦
屋），最終更新 2020 年 11 月 4 日（2021 年 8 月 14 日アクセス）．

18）喜田川季荘（守貞）編：守貞謾稿巻五（国立国会図書館デジタルコレク
ション，https://dl.ndl.go.jp/info:ndljp/pid/2592394?tocOpened=1，2021 年
8 月 14 日ダウンロード）．

19）四季山人（式亭三馬）　撰：船頭深話上．1806.

20）宇佐美辰一，三好つや子，三好広一郎：きつねうどん口伝．225 pp，ちく
ま文庫（筑摩書房），東京，1998.

第3章　日本人と芋

　植物の根や地下茎などが肥大して養分を蓄えたものの中で，食用として利用されるものは芋と称されています。地下の養分を蓄えた植物組織は，図3-1のように分類できますが，わが国の食品成分表では，芋を「植物の地下の養分貯蔵組織の中で，塊茎，球茎，および塊根に相当するもの」と定義しています[1]。この定義に従いますと，鱗茎であるユリネ，根茎であるレンコン（ハス *Nelumbo nucifera*）は高でんぷん食品であるにもかかわらず芋には含まれず，逆にでんぷんではない難消化性の多糖類を含有するキクイモ *Helianthus tuberosus* とコンニャクイモ *Amorphophallus konjac* が芋に含まれることになります。また，クワイは塊茎であり，かつ高でんぷん食品なのですが，食品成分表では伝統的に野菜に区分しています。

　海外に目を転じた場合，英語には potato のように個々の芋を指す単語はありますが，総称としての芋に相当する単語はありません。これはジャガ

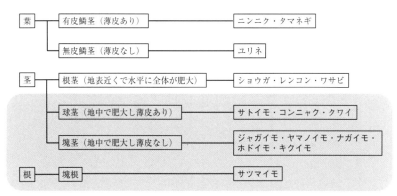

図3-1　養分を貯めて肥大化した植物の食用地下組織の分類とイモとの関係
灰色の網掛け部分が食品成分表によるイモの範囲。成分表において実際にイモに区分されているものを太字で示した。

イモ *Solanum tuberosum* が伝わるまでは，欧州に芋に相当する食べ物がなかったからです。このため，英語で芋を表現するには，成分表の定義にしたがって edible corm, tuber and tuberous root（食べることができる球茎，塊茎，塊根）とでもするしかありません。この章では，芋の範囲を食品成分表よりも少し広くした上で，日本における芋類の歴史と食生活における存在意義を述べてみようと思います。

1. 『和名類聚抄』に収載されている芋類[2]

(1) 芋と山芋

第2章でも取り上げた平安時代の 931 年から 938 年にかけて編纂された『和名類聚抄』は，図 3-2 に示すように，芋類として「芋」，「山芋」，「零余子」，「蘋」，「澤瀉」，「烏芋」を収載しています。この中で，「芋」は「以閉都以毛（いへついも）＝家の芋」とあり，今日のサトイモ *Colocasia esculenta* に相当します。江戸時代の 1697 年に人見必大（1642 ？ ～ 1710 年）

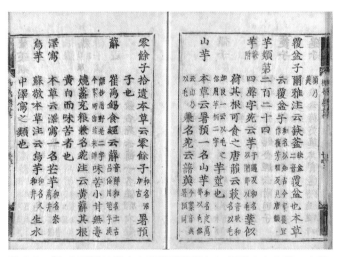

図 3-2 『和名類聚抄巻十七菓蓏部芋類』に収載された芋，山芋，
　　　 零余子，蘋，澤瀉，烏芋

が著した『本朝食鑑』では，『和名類聚抄』の「芋」をそのまま引用し，里芋とも称するとしています[3]。つまり，わが国においては，古代から江戸時代まで，「芋＝サトイモ」であったということです。

「山芋」は，「夜萬都以毛（やまついも）＝山の芋」とあるので，今日，ヤマイモの名前で流通しているヤマノイモ *Dioscorea japonica* またはナガイモ *Dioscorea polystachya* に相当します。サトイモが家芋ではなく里芋と呼称されるようになったのは，おそらく山芋との対比であったと考えられます。

「沼加古（ぬかこ）」という読み方を記されている「零余子」は，ムカゴのことです。ムカゴというのは，地上部にある植物のわき芽が養分を貯え肥大したものです。食材としてのムカゴは，図3-3左にあるヤマイモ類のムカゴを指しています。

(2) 薢（ところ）

「薢」は「土古呂（ところ）」という読み方が記されており，図3-3右に示すヤマノイモ科の多年草であるトコロ（オニドコロ *Dioscorea tokoro*）に相当します。オニドコロは日本各地に普通にみられ，ヤマノイモに似たやや肥厚した地下茎を有しています[4]。この地下茎は有毒な成分を含むため，苦味が強く，イノシシも食べないといわれています。しかし，『和名類聚抄』にも記載されているように，灰汁などで煮て有害成分を除去すれば食べること

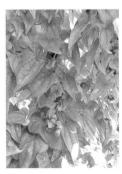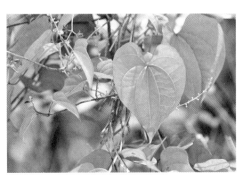

図3-3　ヤマノイモのムカゴ（左）とオニドコロ（右）

ができるため，救荒植物として利用されてきました。『和名類聚抄』の記述の中にある「野老（ところ）」という二文字は，ひげ根を有するオニドコロの地下茎の様子が老人のひげに似ており，長寿を連想させることに由来しています[4]。

(3) クワイをめぐる混乱

　正月料理に用いるクワイは，オモダカ *Sagittaria trifolia* の塊茎であり，中国において栽培化されたものです。『和名類聚抄』において，和名「奈間井（なまい）」とある「澤瀉」は，現在では「おもだか」とも読みます。図3-4左に示した水田の雑草として普通に見られる野生のオモダカは，数多くの家紋に利用されるなど，日本人にはきわめてなじみ深い植物です。しかし，『和名類聚抄』の「澤瀉」の記述の中には「芒芋（ほうう）」という文字が見えます。「芒芋」は漢方で用いる生薬の澤瀉（たくしゃ）の別名であり，原料は図3-4右のサジオモダカ *Alisma plantago-aquatica* の球茎です[5]。したがって，生薬の立場からは，『和名類聚抄』に記載されている「澤瀉」はオモダカではなく，サジオモダカということになります。

　「烏芋」は和名「久和井」とあるので，これが今日のクワイ（白クワイ[*1]，図3-5左）に相当するように見えます。しかし，江戸時代の『本朝食鑑』（1697年）では，「烏芋」を黒久和恵（くろくわえ＝黒クワイ）とし，今日

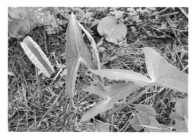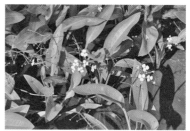

図3-4　オモダカ（左）とサジオモダカ（右）

＊1　青クワイという別名もある。

の白クワイには「慈姑」という漢字を当てた上で，「於毛多加（おもだか）と称し，根を白久和井という」と記しています[3]。同時期に貝原益軒（1630～1714年）は，『大和本草』（1709年）[6]において「澤瀉」を薬用植物の中に含め，『菜譜』（1714年）[7]においては「烏芋」と「慈姑」を水菜（水中から得られる野菜）の中に収載して，それぞれ「くろくはい」と「くはい」としています。これらの記述に従うと，私たちが正月料理などに用いている白クワイは「慈姑」であり，『和名類聚抄』にある「烏芋」はクワイではなく黒クワイということになります。なお，『菜譜』には「摂州吹田より出たり」という「吹田慈姑」が取り上げられています。これは国内で野生のオモダカを栽培化したもので，現在では大阪府北摂地域特産の吹田クワイのことです[8]。吹田クワイは野生のオモダカにきわめて近いものであり，半野生種といえます。

　『本朝食鑑』などが「烏芋」であるとした黒クワイ（図3-5右）は，今日，中華料理などに用いられるもので，英語では Chinese water chestnut と呼び，カヤツリグサ科ハリイ属の単子葉植物であるイヌクログワイ（オオクログワイ，別名シナクログワイ *Eleocharis dulcis*）の栽培種です[9]。ややこしいことに，このイヌクログワイの近縁種にクログワイ *Eleocharis kuroguwai* という水田雑草が存在します[4]。結局のところ，『和名類聚抄』中の「烏芋」が今日の黒クワイ（イヌクログワイ）をさすのか，水田雑草のクログワイを

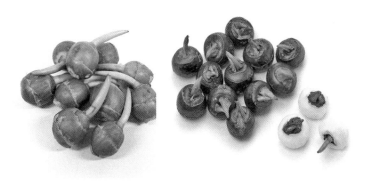

図3-5　クワイ（左）と黒クワイ（右）

さすのか結論はでません。黒クワイが中華料理の食材として用いられ，北魏の賈思勰（かしきょう）が著した『斉民要術』に「鳧茈」の名称で記載されていることから[10]，『和名類聚抄』が参照した唐代の本草書である『蘇敬本草』がいう「烏芋」は黒クワイで間違いありません。しかし，クログワイが水田雑草でどこにでもあり，救荒植物として利用可能なことを考えると，『和名類聚抄』が「烏芋」としたのは水田雑草のクログワイかもしれないのです。

　こうしてみると，『和名類聚抄』には，食材として馴染み深い白クワイが抜けていることになります。最初の遣唐使の帰国が 632 年，最後の帰国が839 年ですので，オモダカの栽培種である白クワイは奈良時代以前から平安時代初期の間に中国から伝わったと考えられます。したがって，10 世紀に刊行された『和名類聚抄』の編者は，当然，白クワイは知っていたはずです。『和名類聚抄』の少し前の 918 年に深根輔仁（ふかねのすけひと，生没年不明）によって編纂された『本草和名』では，「澤瀉」に関して別名「芒芋」と和名「奈末為（なまい）」に加えて和名の別名として「於毛多加（おもたか）」を添えています[11]。先にサジオモダカであるとした「澤瀉」が『和名類聚抄』では食べ物である芋類の中に配置されていることから，平安時代においては，生薬原料の「澤瀉」と食用クワイである栽培オモダカの区別が明確でなく，『和名類聚抄』や『本草和名』にある「澤瀉」が白クワイなのかもしれません。後になって，「澤瀉」が生薬であり，食用の白クワイとは異なることが認識されたために，白クワイを「慈姑」と記すようになったのではないでしょうか。

　なお，南北朝時代末期から室町時代初期に天台宗の僧侶である玄恵（1269 ？〜 1350 年）が執筆したとされる『庭訓往来（ていきんおうらい）』の中には「田烏子（くわい）」という記述があります[12]。「烏」という文字が入っているので，これは黒クワイのことかもしれません。以上に述べた，澤瀉，烏芋，慈姑の文献上の記載と該当する植物種の関係を表 3-1 にまとめてみました。

　ところで，『本朝食鑑』などでは「烏芋」と「慈姑」をいずれも芋ではな

くレンコンなどとともに水菜の中に含めています。このことから，平安時代に芋であったクワイが，江戸時代には野菜の一種と認識されていたことは明らかです。

表 3-1　文献にみる澤瀉，烏芋，慈姑の関係

		澤瀉（薬用）	慈姑（食用）		烏芋（食用）
平安時代	和名類聚抄 (931〜938年)	澤瀉 * 「別名を芒芋，和名を奈間井という」			烏芋 「和名を久和井という」
	本草和名 (918年)	澤瀉 * 「別名を芒芋，和名を奈末為，または於毛多加という」			未記載
庭訓往来 (南北朝時代〜 室町時代初期)		未記載	未記載？		田烏子 ** 「くわい」
江戸時代	本朝食鑑 (1697年)	澤瀉 「慈姑とは別に各地にあり，薬市で販売される」	慈姑 「於毛多加（おもだか）と称し，根を白久和井という」		烏芋 「黒久和恵」
	貝原益軒の著作 大和本草 (1709年) 菜譜（1714年）	澤瀉 大和本草では薬類に記載	慈姑 菜譜の水菜に「くはい」として記載，	吹田慈姑 菜譜の慈姑の項に「摂州吹田より出たり」と追記	烏芋 菜譜の水菜に「くろくはい」として記載
現在		タクシャ （漢方の生薬として利用）	白クワイ（青クワイ） （中国で生じた栽培種）	吹田クワイ （国内で生じた半栽培種）	黒クワイ （中国クワイ）
植物名		サジオモダカ *Alisma plantago-aquatica*	オモダカの栽培種 *Sagittaria trifolia*		イヌクログワイの栽培種 *** *Eleocharis dulcis*

* 平安時代は，薬用の「タクシャ」と食用の「白クワイ」はどちらも「澤瀉」であると考えていた可能性がある。
** 「クワイ」という読みであるが，「烏」という文字が入っているので，おそらく「黒クワイ」と考えられる。
*** 平安時代の「烏芋」は水田雑草のクログワイ *Eleocharis kuroguwai* の可能性がある。

2. サトイモ

(1) 栽培植物としてのサトイモ[13]

　サトイモ科の植物の中で，主に塊茎を食用にする目的で栽培されているものを総称してタロイモ（英語では taro）と呼んでいます。栽培タロイモの原産地は熱帯のインドからマレー半島の大河川流域であり，紀元前 22 世紀頃に中国，アフリカ，太平洋一帯に伝わったといわれています。今日，タロイモ類はアジア，アフリカ，オセアニアにおいて広く栽培されています。タロイモ類は熱帯多雨林が原産であるため，低温や乾燥に弱く，日本で栽培されているサトイモはタロイモ類中でもっとも北方で栽培されている品種群になります。

　日本においてサトイモの栽培が開始されたのは稲作開始前の縄文時代であり，縄文人にとってサトイモはきわめて重要なエネルギー源であったといえます。ほとんどのサトイモは種子ではなく，親の体の一部を種芋として再生産されています。すなわち，種芋を畑に植えると，上に芽が出て伸び，種芋の元には小さな脇芽ができます。同時に地上部が発達して光合成が開始されると，生産されたでんぷんがこの脇芽に蓄積し親芋となります。やがて親芋の脇にも小さな芽が生じ，地上部で合成されたでんぷんがこれに蓄積することで子芋が成長します。この子芋からも発芽が生じて孫芋が誕生します。これを繰り返すことで，曽孫芋も発生します。

(2) サトイモの品種と呼称

　サトイモの品種は，親芋が大きくて子芋が小さい親芋型と，反対に親芋が小さくて子芋が大きい子芋型に区分できます。現在，生産の 8 割以上を占めるのは子芋型の「石川早生」品種群であり，これ以外には，子芋型の「土垂」品種群，親芋型の「筍芋」品種群，親子兼用でズイキ[*2] としての利用も盛んな「八つ頭」品種群などがあります[14]。なお，京野菜として知られる海

＊2　ズイキは「芋茎」と漢字で表記することでわかるようにサトイモの茎に相当する。

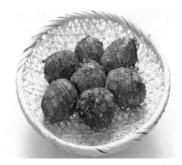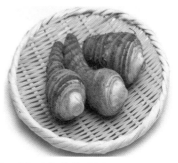

図3-6　小芋（石川早生，左）と海老芋（右）

老芋（エビイモ）については，サトイモとは別種のヤマサトイモ *Colocasia antiquorum* の栽培種とする説と，サトイモの品種群の一つとする説があります。

　1697年刊行の『本朝食鑑』は見出しに「芋」とのみ記し，「芋を里芋とも呼ぶ」と解説していますので[3]，サトイモの呼称が定着するのは18世紀以降だと考えられます。18世紀中頃以降にサツマイモが西日本に普及し始めたことによって[15]，それまで「芋」とのみ称していたサトイモを他の芋と区別して呼ぶ必要性が生じた可能性があります。

　ところで関西では，サトイモを「コイモ（小芋）」と呼ぶのが一般的です。京都生まれの筆者も小芋に馴染んでおり，これまでサトイモという呼称を使ったことがありません。関西における小芋の呼称は，親芋・子芋の「子芋」ではなく，サトイモ品種群の中でもっとも生産量の多い子芋専用種「石川早生」の別名である「石川小芋」（図3-6左）に由来すると考えられます。関西，とくに京都では海老芋（図3-6右），および海老芋の親芋であり雑煮に入れる頭芋（カシライモ）の需要は高く，商品作物として重要です。小芋と海老芋・頭芋は大きさや食感が異なっており，その用途も違っていることから，これらをサトイモと総称するのではなく，区別して呼ぶことには合理性があります。これに対して，海老芋の需要が少ない地域では，サトイモの品種群を区別する必要がなく，サトイモという呼称があれば十分です。「石川早生」は大阪府南河内郡石川村（現在の太子町）で広く栽培されていた品

種群であり，寛政 11（1799）年には商品作物として流通していた記録があります[16]。一方，海老芋の誕生は安永年間（1772 ～ 1781 年）です[17]。これらのことから，関西では 18 世紀末から 19 世紀前半にはサトイモ品種群の区別が必要となっており，サトイモではなく，小芋・海老芋といった呼称が広まったのでしょう。

3. ヤマノイモとナガイモ

『和名類聚抄』にある山芋は，サトイモとともに古くから日本人に親しまれてきました。山芋に相当するヤマノイモ属の食用芋はヤムイモ（英語ではyam）と総称されており，タロイモと同様のアフリカ，熱帯アジアに加えて，ラテンアメリカ，西インド諸島にかけての広い地域で栽培されています。

日本に自生するヤマノイモは英語では Japanese yam といい，ジネンジョ（自然薯）またはジネンジョウ（自然生）ともいいます。日本全土に加えて，台湾，朝鮮半島，中国にも分布する雌雄異株の植物です[4]。夏には開花し，結実して種子を形成しますが，現在流通しているヤマノイモの多くは，ムカゴ（図3-3左）の状態から畑で栽培したものです。

同じヤマノイモ属のナガイモ（英語では Chinese yam）はヤマノイモとは異なる種の植物であり，イモの形から，長形種をいわゆる「ナガイモ」，扁形種を「イチョウイモ」，塊形種を「ツクネイモ」などと呼びます[18]。ナガイモはヤマノイモとは風味などが異なっていますが，調理法が共通しているため，しばしばヤマノイモと区別せずに「ヤマイモ」という名称で販売・消費されており，WEB などに掲載されている画像においても混同が目立ちます。農林水産省の作物調査統計でも 2006 年まで両者は区別されておらず，区別が行われ始めた 2007 年以降，ヤマノイモとして流通していたものの大半が実はナガイモであったことが判明しています[19]。

ナガイモは中国では薯蕷[*3]と呼ばれていることから，『和名類聚抄』の山

＊3　薯蕷（署預）とは粘り気のある芋を意味する。

芋の引用元である「本草云署預」のいう「署預」はナガイモと思われます。ナガイモは中国原産の植物ですが，日本でも縄文後期には雑穀や陸稲に先立って栽培されていたといわれています[18]。したがって，『和名類聚抄』の山芋が日本の山野に自生するヤマノイモなのか，それとも日本でも栽培種としての歴史が長いナガイモなのかを判別することはむずかしいと思います。

4. 新大陸原産の芋

国内における芋類収穫量の年次推移を図3-7 に示しました。日本農業の衰退に伴って，すべての芋類の収穫量は経年的に減少しています。2017 年の収穫量（単位：万トン）は，ジャガイモ 239.5，サツマイモ 80.7，サトイモ 14.9，ヤマノイモ 15.9（うちナガイモ 13.8）[*4]であり，ジャガイモとサツマイモが圧倒的に多いことがわかります。以下に，これら新大陸原産の二大イモについて，日本への伝来と呼称の由来を述べます。

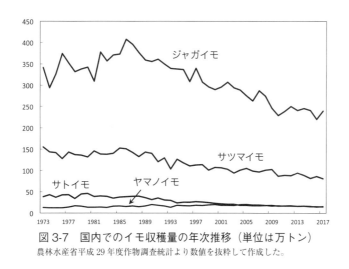

図 3-7　国内でのイモ収穫量の年次推移（単位は万トン）
農林水産省平成 29 年度作物調査統計より数値を抜粋して作成した。

＊4　図3-7でのヤマノイモの収穫量はとナガイモとの合計値である。ナガイモ単独の収穫量は 2007 年から統計がとられて始めた。ヤマノイモと一般に呼んでいるものの大半が実はナガイモであることは明らかである。

（1）ジャガイモ[20,21]

　　ジャガイモはナス科の植物であり，南米ペルー南部に位置するチチカカ湖
畔が原産地といわれています。15世紀末のコロンブスの新大陸発見後，16
世紀後半にスペイン人がヨーロッパに持ち込みましたが，当初は花を観賞に
用いるのみであり，食用としてはなかなか普及しませんでした。ヨーロッパ
でのジャガイモの普及に時間を要した理由は様々ですが，ヨーロッパ人が聖
書に登場しない「芋」という食材を知らなかったことが大きく寄与したと思
われます。

　　ジャガイモは日本には慶長年間（1596～1615年）に，オランダ人によっ
てジャワ島のバタビア（現在のジャカルタ）から長崎に持ち込まれました。
当時の日本人が，バタビアを市内の商業地区ジャカトラに由来するジャガタ
ラと呼んでいたことから，ジャガタライモと呼ばれ，これが後年に短縮して
ジャガイモとなりました。日本では芋に対する偏見がなかったため，ジャガ
イモの栽培は徐々に拡大し，とくに18世紀末頃からは寒冷地への導入が進
められました。そして明治維新を迎え，北海道の開拓とともに大規模な栽培
が行われるようになったのです。

　　ジャガイモは馬鈴薯とも呼ばれますが，この命名は，江戸時代の本草学
者である小野蘭山（1729～1810年）が文化5（1808）年に刊行した『耋莚
小牘（てつえんしょうとく）』の中で行なっています。蘭山は，1700年に刊

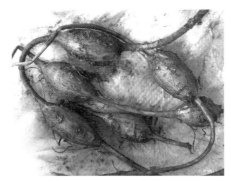

図3-8　アメリカホドイモ

行された中国の『松渓県志（しょうけいけんし）*5』という地方誌の中に馬鈴薯の名があるのを認め，これをジャガイモと見なしたのです。ところが，有名な植物学者である牧野富太郎（1862 ～ 1957 年）は，『松渓県志』に記された馬鈴薯の特徴はジャガイモではなく，マメ科植物のホドイモ *Apios fortunei* のものだと主張し，「馬鈴薯の名称を断乎として放逐すべし」と強く主張しています[22]。ホドイモの仲間は，図3-8に示した近縁のアメリカホドイモ *Apios americana*（図3-8）のように地下茎に親指大の芋をつけますが，その形状は確かにジャガイモよりも馬につける鈴に似ているように思えます。

(2) サツマイモ [15,23,24]

ヒルガオ科の植物であるサツマイモ *Ipomoea batatas* はメキシコが原産地であり，紀元前3000年頃から栽培されていました。ただし，メキシコではトウモロコシの栽培が中心であったため，これを積極的に栽培したのは現在のペルー地域のようです。ポリネシアの各地ではサツマイモが古くから栽培されており，紀元300 ～ 700年の頃にポリネシア人がカヌーなどで太平洋を東進してペルー海岸に到達し，サツマイモを持ち帰ったと推定されています。この時期，ペルーでもトウモロコシが主食になっていましたが，ポリネシア人はトウモロコシではなくサツマイモに興味を示しました。おそらく，彼らがタロイモやヤムイモを栽培しており，芋に対する親近感があったためだと思われます。

大航海時代，スペイン人やポルトガル人は新大陸から太平洋諸島の各所においてサツマイモが栽培されているのを見たと想像できます。ジャガイモの故郷が寒冷な高地であるのに対して，サツマイモはその故郷が気温の高い熱帯域であるため，低温の欧州では栽培が困難です。このため，新大陸に進出した彼らは，この芋を本国に導入するのではなく，植民地化しつつあった東南アジアやアフリカに導入しました。東南アジアに導入されたサツマイモ

＊5　松渓は中国福建省の地名である。

は，16 世紀末にフィリピンから中国を経由して宮古島に伝わり，その後 17 世紀前半までには先島諸島や沖縄諸島にも個別に伝わります。琉球にもたらされたサツマイモはその風土によく適応し，重要な作物として飢饉時の餓死者の激減に寄与しました。

　琉球から薩摩へのサツマイモの伝来については諸説あり，時期の特定は困難です。1609 年の琉球侵攻の結果，琉球王国を間接的に支配した薩摩藩は琉球の様々な産物を薩摩に持ち帰っており，サツマイモもその中にあったと想像できます。薩摩ではサツマイモの藩外への持ち出しを禁じたようですが，栽培植物としてのサツマイモの利点は多くの人に認識され，薩摩から九州，そして西日本一円に栽培は拡大し，救荒植物から日常の食材としての地位が確定します。このようにサツマイモの日常食材化が進んだ西日本では，人口増加率も全国平均を大きく上回っています。

　甘藷先生と呼ばれる青木昆陽（1698 ～ 1769 年）はサツマイモの効用を説いた『蕃藷考』を 1735 年に著し，八代将軍の徳川吉宗（1684 ～ 1751 年）に献じています。ただし，享保の大飢饉（1732 年）を経験していた吉宗は，1734 年に昆陽に命じて薩摩から江戸にサツマイモを導入させており，サツマイモの効用を広めた功績を昆陽一人に集中することには疑問があります。いずれにしても，18 世紀半ばには関東地方や離島においてもサツマイモの栽培が普及し，天明の大飢饉（1782 ～ 1787 年）では多くの人々の命を救ったといわれています。

　琉球に導入された段階では，サツマイモは「甘藷」あるいは「唐芋」と呼ばれており，青木昆陽による薩摩から江戸への導入に伴ってサツマイモ（薩摩芋）という名称が生じたと考えられます。なお，農林水産省の作物調査統計では現在でもサツマイモを「かんしょ」としています。サツマイモの学名 *Ipomoea batatasi* は西インド諸島においてサツマイモを batata と呼んでいたことに因んでおり，スペインでも当初は batata もしくは patata と称しました。一方，ジャガイモは原産地では papa と呼ばれていましたが，英国にこれが入ったさいに patata と papa が混同され，patata から派生した potato という単語は本来とは異なるジャガイモに与えられ，サツマイモはその甘さ

ゆえに sweet potato と呼ばれるようになりました。なお，現在のスペイン語ではジャガイモが patata もしくは papa，サツマイモが batata です。

5.　ユリネ

　ユリ属植物の中でヤマユリ *Lilium auratum*，オニユリ *Lilium lancifolium*，コオニユリ *Lilium leichtlinii*，カノコユリ *Lilium speciosum* などの鱗茎はユリネの名称で食用とされています[*6]。すべてのユリの鱗茎が食用になるのではなく，たとえばテッポウユリ *Lilium longiflorum* などの鱗茎はアクが強く，食用に向いていません。ユリネは同じように鱗茎を食用としているタマネギ *Allium cepa* に比較して水分含有量が低く，でんぷん含有量が高いため，芋に近い食感が得られます。

　日本以外でユリネを食用とするのは中国と朝鮮半島だけです。中国では漢代に編纂されたと推定される「神農本草経」にすでにユリが取り上げられており[25]，食・薬用としてのユリの歴史はきわめて古いといえます。わが国では，『本草和名』に「百合」の項目が存在しますが，「和名由利」とあるのみで，これが食用であったのかは不明です[11]。一方，『和名類聚抄』においても，草本の部に「百合」が収載されています[26]。平安時代にユリネが食用であれば，『和名類聚抄』は草本ではなく食材の中にユリを記述するはずです。これらのことから，古代の日本においてユリネは食用とされていなかった可能性が高いといえます。

　ユリネが栽培化されるのは江戸時代後半であり，食材としてのユリネが記録に登場するのも江戸時代からであるといわれています。たとえば貝原益軒が著した『大和本草』の薬類の中には「百合」の項があり，そこには「百合は薬用であり苦くて食用に耐えないが，巻丹（おにゆり）[*7] は味が良い」と記されています[6]。ただし，同じ益軒が著した『菜譜』では巻丹を「ひめゆ

＊6　今日，流通しているユリネの大半はコオニユリのものである。
＊7　巻丹は「けんたん」と読み，オニユリの漢名である。

り*8」として収載しています[7]。益軒が薬用を「百合」，食用を「巻丹」と書き分けていることは，益軒をはじめとする江戸時代の本草学者が，平安時代の『本草和名』や『和名類聚抄』にある百合を食用と認識していなかったことを示しています。

ユリ，とくに食用に向いたコオニユリやヤマユリは日本に普通に自生しており，様々な植物の可食性が検討された狩猟採集時代にユリの鱗茎も食べられたはずですので，江戸時代より前にユリネの食用記録がないことは不思議に思えます。そこで，食材について記している文献を色々と調べたところ，クワイのところで引用した南北朝時代末期から室町時代初期の書物である『庭訓往来』の十月状返*9の食後の菓子*10の中に干し柿やムカゴなどとともに「百合草」という記述[12]があるのを発見しました。室町時代末期に刊行された『節用集』は「百合草」に「ユリ」という読み方を示しています[27]。したがって，「百合草」は他の植物ではなくユリを指しており，しかもこれが食材のリストの中に含まれていることから，庭訓往来の「百合草」が日本最古のユリネの食用記録である可能性は高いと思います。ただし，ユリネを食材とする習慣が古くから日本にあったのか，それとも中国から伝わったのかは不明です。

6. 芋の栄養価

(1) 主食になれるのか

最後に栄養素の供給源という立場から芋を眺めてみましょう。主食という言葉の意味は国によって異なるのですが，ここでは主たるエネルギー供給源という意味で用います。表3-2は芋に含まれる栄養素量を穀物，芋に近い根

---

*8　ヒメユリ *Lilium concolor* はオニユリと同系統の朱色の花を咲かせることから，益軒が混同したのであろう。

*9　庭訓往来は月1回の往来物（往復の手紙）の形式で世間の常識を記したもので，江戸時代の寺子屋で習字や読本の教科書として使用された。十月状返は十月の返事の手紙に相当する。

*10　水菓子であり，果物などを意味している。

表 3-2 芋類，穀物類，根菜類，栗などの成分（100 グラムあたりの値）[1]

	水分 (g)	エネルギー (kcal)	たんぱく質 (g)	炭水化物 (g)			カリウム (mg)	ビタミンC (mg)
				総量 *	食物繊維 **	利用可能性炭水化物 ***		
芋類								
サツマイモ	65.6	134(390)	1.2(3.5)	31.9(92.7)	2.2(6.4)	30.9(89.8)	480(1395)	29(84)
サトイモ	84.1	58(365)	1.5(9.4)	13.1(82.4)	2.3(14.5)	11.2(70.4)	640(4025)	6(37)
ジャガイモ	79.8	76(376)	1.6(7.9)	17.6(87.1)	1.3(6.4)	16.9(83.6)	410(2030)	35(173)
ナガイモ	82.6	65(374)	2.2(12.6)	13.9(79.9)	1.0(5.7)	14.1(81.0)	430(2471)	6(34)
ジネンジョ	68.8	121(388)	2.8(9.0)	26.7(85.6)	2.0(6.4)	25.7(82.4)	550(1763)	15(48)
コンニャク(粉)	6.0	177(182)	3.0(3.2)	85.3(90.7)	79.9(82.8)	–	3000(5191)	0
穀物類								
水稲玄米	14.9	353(415)	6.8(8.0)	74.3(87.3)	3.0(3.5)	78.4(92.1)	230(270)	0
陸稲玄米	14.9	351(412)	10.1(11.9)	71.1(83.5)	3.0(3.5)	78.4(92.1)	230(270)	0
輸入硬質小麦	13.0	334(383)	13.0(14.9)	69.4(79.8)	11.4(13.1)	62.6(72.0)	340(391)	0
トウモロコシ	14.5	350(409)	8.6(10.1)	70.6(82.6)	9.0(10.5)	71.2(83.3)	290(339)	0
野菜類								
クワイ	65.5	126(365)	6.3(18.3)	26.6(74.2)	2.4(7.0)	–	600(1739)	2(6)
レンコン	81.5	66(357)	1.9(10.3)	15.5(83.8)	2.0(10.8)	14.2(76.8)	440(2378)	48(259)
ユリネ	66.5	125(373)	3.8(11.3)	28.3(84.5)	5.4(16.1)	–	740(2208)	9(27)
ピーマン	93.4	22(333)	0.9(13.6)	5.1(77.3)	2.7(40.9)	2.3(34.8)	190(2879)	76(1151)
ニンジン	89.1	39(358)	0.7(6.4)	9.3(85.3)	2.8(25.7)	5.9(54.1)	300(2752)	22(201)
堅果類								
栗	58.8	164(398)	2.8(6.8)	36.9(89.6)	4.2(10.2)	33.5(81.3)	420(1019)	33(80)

カッコ内は乾燥重量あたりに換算した数値。
* 食品全体の重量から水分，たんぱく質，脂質，灰分を差し引いた残量。
** 不溶性・水溶性の合計値。
*** でんぷん，および麦芽糖やショ糖などのエネルギーとして利用可能な炭水化物を直接定量した合計値。理論的には，炭水化物総量から食物繊維を引いたものに相当するが，数値的に一致はしない。

菜，および栗と比較したものです。芋，および芋に近いクワイ，ユリネ，レンコンといった根菜の主成分はエネルギーとして利用可能な炭水化物（でんぷん）です。このため，これらのエネルギー量は乾燥重量 100 グラムあたりで 350 ～ 400 キロカロリーに達しており，穀物と遜色がありません。ただし，第 1 章でも述べましたが，穀物と異なって水分含有量が高いため，1 日

必要量（約2000キロカロリー）[28] を確保するには，新鮮重量あたりで毎日1.5から2.5キログラムを食べる必要があります。三食以上に分ける，乾燥粉末にして利用する，あるいは水分を減らす調理などの工夫がないと，胃袋が膨れ上がることになります。

主食に位置づけるには，それをお腹一杯食べた場合に，エネルギーだけでなくたんぱく質も一定量以上確保できる必要があります。私たちの食事1日分を全量回収して乾燥した場合，その重量は400〜500グラムになります。成人のたんぱく質摂取の推奨量は1日50〜60グラムなので[28]，理想的な食事には乾燥重量あたりで10〜15パーセントのたんぱく質が含まれることになります。したがって，副食をある程度摂取することを考慮しても，主食には乾燥重量あたりで10パーセント近くのたんぱく質が含まれる必要があります。かりに9パーセントを合格ラインとし，栄養価*11 のことを考慮しなければ，穀物はすべて合格*12，芋と芋に近い根菜ではサトイモ，ナガイモ，ジネンジョ，クワイ，ユリネ，レンコンが合格，ジャガイモ，サツマイモ，そして栗は不合格となります。

以上より，芋の中ではサトイモ・ヤマイモ（タロイモ・ヤムイモ）系は主食として合格となります。ただし，これらは水分含有量が高いため，運搬することが負担になります。このため，狭い範囲で，いわゆる地産地消という利用形態でないと安定して主食として用いることが難しいでしょう。以上が多くの民族において穀物が主食に据えられ，太平洋諸島においてのみ，タロイモ・ヤムイモを主食に用いる民族が残っている[29] ことの栄養学的理由だと思います。したがって，サツマイモ・ジャガイモを主食にする場合は，たんぱく質源としての副食が重要となります。欧州においてジャガイモが主食に近い地位を確保できたのは，欧州においては乳製品や豚肉の利用が盛んで

---

*11　たんぱく質の栄養価は，たんぱく質を構成するアミノ酸の種類と量（アミノ酸組成）によって決まる。アミノ酸組成にもとづくたんぱく質の栄養価を示す指標をアミノ酸スコアという。

*12　水稲は数値的には不合格であるが，これはたんぱく質含量の高い米が不味いため，現在では主にたんぱく質含量の低い品種が栽培されているためである。もともとは陸稲程度のたんぱく質を含んでいたと推定できる。

あったことと強く関連していると思います。

　クワイ，ユリネ，レンコンはたんぱく質含量という点では合格ですが，こ れらを連日 1 キログラム以上食べることはできるでしょうか。アク抜きをき ちんとしなければ，健康障害が生じるような気がします。なかでもクワイの たんぱく質含量は乾燥重量あたりで 18 パーセントにも達しています。アミ ノ酸のバランスを改善した上で，ビタミンとミネラルを添加すればクワイの 乾燥粉末だけでネズミを飼育できるかもしれません。一度，試してみたいも のです。

(2) 芋は野菜か

　女子栄養大学の創設者である香川綾（1899 ～ 1997 年）は食事指導の立場 から，食品を成分によって 4 つのグループに分類する四群点数法を考案しま した。この分類では，芋は野菜・果実と同じグループとなっています[30]。こ れは，芋をエネルギー供給源ではなく，食物繊維やビタミン C の供給源に 位置づけたものと解釈できます。

　表 3-2 に示すように，コンニャク以外のイモ類の食物繊維の含有量は，新 鮮重量 100 グラムあたりで 1.0 ～ 2.3 グラムであり，ピーマンやニンジンと 同じ水準です。キャベツやハクサイなどの淡色野菜の食物繊維含有量も同水 準ですので[1]，食物繊維の供給という点では，芋を野菜に近いと考えること は間違いではありません。

　次にビタミン C について眺めてみましょう。芋，および芋に近い根菜の 中で，新鮮重量あたりのビタミン C の含有量がニンジンを上回るのは，サ ツマイモ，ジャガイモ，およびレンコンです。これらは 200 グラムも食べれ ば 50 ミリグラム以上のビタミン C を確保できます。成人のビタミン C 摂取 の推奨量は 1 日 100 ミリグラムですが，50 ミリグラム確保できればビタミ ン C 欠乏症である壊血病は確実に予防できます[28]。しかし，サトイモやナ ガイモでは 1 キログラム以上食べないとこの量に達しません。つまり，サト イモやナガイモは副食ではなく主食に位置づければ，ビタミン C も確保で きることになります。ビタミン C の供給という点で見た場合も，ジャガイ

モとサツマイモは野菜・果実と同等ですが，サトイモとナガイモは野菜・果実ではなく，穀物に近いものといえます。

　同じ芋ではあるのですが，新大陸からやってきたジャガイモ・サツマイモと在来のサトイモ・ナガイモは栄養成分の点で異なっており，わが国の食習慣では，前者は副食にしかなりませんが，後者は主食になり得ると理解すべきです。

　　文献

　1）文部科学省科学技術・学術審議会資源調査分科会　報告：日本食品標準成分表 2015 年版（七訂），589 pp，全国官報販売協同組合，2015.

　2）那波道圓：倭名類聚鈔巻十七菓蓏部芋類，倭名類聚抄巻九（源　順選），1617（国立国会図書館デジタルコレクション，http://dl.ndl.go.jp/info:ndljp/pid/2544224?tocOpened=1，2019 年 6 月 13 日ダウンロード）.

　3）島田勇雄　訳注：本朝食鑑 1（人見必大　著）．308 pp，東洋文庫（平凡社），東京，1976.

　4）邑田　仁　監修：APG 牧野植物図鑑Ⅰ，649 pp，北隆館，東京，2014.

　5）森　由雄：神農本草経解説，239 pp，源草社，東京，2011.

　6）吹田くわい保存会　編：吹田くわいの本．なにわの伝統野菜，142 pp，創元社，大阪，2010.

　7）貝原益軒：大倭本艸　巻之六艸之二，1709（中村学園大学図書館貝原益軒アーカイブ，https://www.nakamura-u.ac.jp/institute/media/library/kaibara/archive01.html，2019 年 7 月 1 日ダウンロード）.

　8）貝原益軒：菜譜　巻之下，1704（中村学園大学図書館貝原益軒アーカイブ，http://www.nakamura-u.ac.jp/library/kaibara/archive02.html，2019 年 6 月 29 日ダウンロード）.

　9）竹松哲夫，一前宣正：世界の雑草Ⅲ－単子葉類－，1057 pp，全国農村教育協会，東京，1997.

10）田中静一，小島麗逸，太田泰弘　編訳：斉民要術－現存する最古の料理書－（新装版）．360 pp，雄山閣，東京，2017.

11）英　大助：本草和名二巻上冊（深江輔仁　著），1796（国立国会図書館デジタルコレクション，https://dl.ndl.go.jp/info:ndljp/pid/2555536，2019 年 6 月 29 日ダウンロード）.

12) 石川松太郎 校注：庭訓往来．362 pp，東洋文庫（平凡社），東京，1973.

13) 松本美枝子：サトイモ－栽培から貯蔵，種芋生産まで．191 pp，農山漁村文化協会，2012.

14) 松本美枝子：サトイモ．食品加工総覧 9，農山漁村文化協会，pp. 373–378，1999.

15) 伊藤章治：サツマイモと日本人．256 pp，PHP 研究所，東京，2010.

16) 大阪本場青果卸売協同組合：伝統野菜 石川早生．なにわの野菜塾第 8 回，2004，https://www.osakahonjou.com/naniwa/200509.htm（2019 年 6 月 20 日アクセス）.

17) 京都市情報館：えびいも．https://www.city.kyoto.lg.jp/sankan/page/0000029297.html（2019 年 6 月 20 日アクセス）.

18) 竹村達男：ながいものルーツ．環境研ミニ百科第 59 号，公益財団法人環境科学技術研究所，https://www.ies.or.jp/publicity_j/mini_hyakka/59/mini59.html（2019 年 6 月 27 日アクセス）.

19) 農林水産省：平成 29 年度作物調査統計．https://www.maff.go.jp/j/tokei/kouhyou/sakumotu/sakkyou_kome/index.html（2019 年 6 月 27 日アクセス）.

20) 伊藤章治：ジャガイモの世界史．243 pp，中公新書（中央公論新社），東京，2008.

21) 吉町晃一：澱粉資源ジャガイモ．澱粉科学，27，228–243，1980.

22) 牧野富太郎：牧野植物随筆．講談社学術文庫（講談社），224 pp，東京，2002.

23) 内林政夫：コロンブス以前からポリネシアにあったサツマイモ―概観．薬学雑誌，26，1341–1349，2006.

24) 小林 仁：サツマイモの伝播と品種改良．日本醸造協會雑誌，78，843–847，1983.

25) 尾崎和男：オニユリ，武田薬報 web，武田コンシューマーヘルスケア株式会社，https://takeda-kenko.jp/yakuhou/library/plant/vol02.html（2019 年 6 月 30 日アクセス）.

26) 那波道圓：倭名類聚鈔巻二十本部草類，倭名類聚抄巻十（源 順 選），1617（国立国会図書館デジタルコレクション，https://dl.ndl.go.jp/info:ndljp/pid/2544225，2019 年 7 月 3 日ダウンロード）.

27) 節用集伊勢本（写），室町時代末期（国立国会図書館デジタルコレクショ

ン，http://dl.ndl.go.jp/info:ndljp/pid/2532232，2019 年 7 月 3 日ダウンロード）．

28）厚生労働省：「日本人の食事摂取基準 2020 年版」策定検討会報告書，https://www.mhlw.go.jp/stf/newpage_08517.html（2019 年 7 月 5 日ダウンロード）．

29）中尾佐助：栽培植物と農耕の起源．192 pp，岩波新書（岩波書店），東京，1966.

30）香川　綾：香川式食事法－四つの食品群点数法．女子栄養大学紀要（女子栄養大学創立 50 周年記念号），14，5-12，1983.

第4章　豆腐の誕生と普及

　豆腐はしばしばチーズと対比されます。すなわち，豆腐の原料である豆乳
は，成分や物性がミルクによく似ており，豆乳に含まれる主要なたんぱく質
である大豆グロブリンをにがりによって沈殿させることは，ミルク[*1]の主要
なたんぱく質であるカゼインをレンネットを用いて沈殿させることに類似し
ているからです。しかし，チーズは，液体の食品であるミルクを固形化し，
加塩・醗酵というプロセスを経て長期保存を可能にしたものであり，これを
製造することには合理性があります。これに対して，もともと固体である大
豆を液体の食品である豆乳に変換した目的は何だったのでしょうか。保存が
目的であれば，固体のまま塩漬けにすることで十分です。実際，保存目的で
塩漬けにした大豆からは，醗酵食品である味噌や醤油が生まれています。さ
らに，固体の食材を液体にすれば，容積が増えて運搬にも難渋することにな
ります。本章は，豆腐の歴史と普及を主題としますが，豆腐のもとになった
大豆や豆乳に関しても私見を交えて述べてみます。

1. 大豆

⑴ 栽培植物としての大豆の誕生

　大豆 *Glycine max* のもとになった植物は日本にも自生するツルマメ
Glycine soja（図4-1）です。栽培化が行われた時期と場所については諸説
あって結論は出ていません。杉山は，ツルマメから栽培大豆が誕生し，いく
つかの品種が最初に出現したのは，図4-2において I で示される中国南部の
照葉樹林帯であり，その後，栽培地が北上するにつれて，II で示される黄河

＊1　本稿では牛乳，山羊乳，馬乳などの総称としてミルクという用語を用いる。

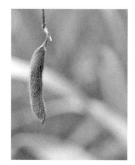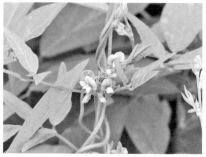

図 4-1　大豆の原種であるツルマメ

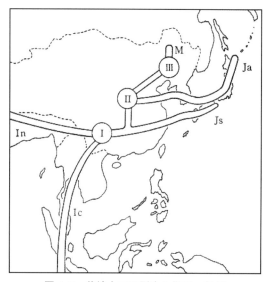

図 4-2　栽培大豆の誕生と発展・伝播

Ⅰ，栽培大豆の誕生地；ⅡとⅢ，多様な品種が誕生した地；In，イ
ンド・ネパール系品種群；Ic，インドシナ系品種群；Ja，日本秋大
豆系品種群；Js，日本夏大豆系品種群

『杉山信太郎：大豆の起源について，日本醸造協会誌　87：890-899，
1992』の図 10 を公益社団法人日本醸造協会の許諾を得て転載した。

流域やⅢで示される満洲地域において，多様な品種が出現したとしていま
す[1]。一方，中国の研究者は，逆に満洲付近での栽培が先行し，次第に南下
したとしています[2]。大豆の栽培開始がいつであるのかを特定することも難

しいのですが，前漢末期の紀元前 1 世紀後半に刊行された『氾勝之書』には，現在の山西省付近で大豆の栽培が行われていたことが記されていますので[3]，少なくとも 2000 年前には大豆は栽培されていたといえるでしょう。

　栽培下では大きな種子のものが意図的に選択されるので，種子は大型化します。つまり大型化は栽培していることの状況証拠になります。近年，日本において 6000 年から 4000 年前の縄文時代に大豆種子の大型化が進行したことが証明されています[4]。

　以上の互いに矛盾した説や考古学的な知見を総合しますと，大豆の栽培は 6000 年から 2500 年前に日本を含む東アジア各地で同時多発的に始まったとするのが無難な結論になります。

(2) 豆の食べ方の東西差

　豆の食べ方には明らかに東西差があります。欧州やアラブ・北アフリカ地域では豆を粒のまま肉などとともに煮込んで食べているのに対して，アジア，とくに東アジアでは大豆を様々に加工してから食べています。大豆の中で粒のまま食べるものの大半は未成熟の枝豆です。東アジアにおける大豆の食べ方が他地域の豆と異なることについて，それを指摘する論考は存在するのですが[5]，理由を述べた事例はほとんど見当たりません。

　そのような中，大豆をそのまま煮て食べない理由として，①煮ると大豆特有の匂いが強調される，および普通に煮ただけでは，②消化吸収率が改善されない，③腸内にガスを発生させる成分や，④身体に悪影響を与える成分が分解されない，ということをあげる研究者がいます[6]。①はいわゆる大豆臭と呼ばれるもので，大豆に含まれる必須脂肪酸のリノール酸が分解して発生する青葉アルコールおよび青葉アルデヒドに由来するものです。多くの日本人はあまり気にしないのですが，西洋人にとっては悪臭であり，豆腐がなかなか普及しなかった理由のひとつとされています。②と④は関連しています。大豆をはじめとする豆類には，ヒトの消化酵素であるトリプシンの作用を抑制する成分（トリプシンインヒビター）や消化管出血を起こす成分（レクチン）が含まれています。トリプシンインヒビターもレクチンもたんぱく

質なので，加熱するとその作用は消失します。ただし，加熱が不十分である
と，その作用は少し残存しています。トリプシンはたんぱく質を分解する酵
素なので，加熱が不十分な大豆を食べれば，トリプシンインヒビターのため
に消化不良を起こすことになります。③は大豆に豊富に含まれるオリゴ糖が
起こす作用です。オリゴ糖はヒトの消化酵素では分解されず，腸内細菌の餌
になります。腸内細菌がオリゴ糖を分解すると炭酸ガスが発生し，これが顕
著だと腸内にガスが溜まり，腹からゴロゴロという音が発生する鼓腸という
現象が起こります。オリゴ糖を分解する腸内細菌は善玉といわれるグループ
に属しますので，健康のことを考えれば問題視する必要はないのですが，あ
まりに激しいと不快感につながるのでしょう。これら①から④の問題は，大
豆を加工・醗酵処理することによって解決できます。これらが，東アジアに
おいて大豆を粒のまま煮てそのまま食べるのではなく，様々に加工・醗酵さ
せてから食卓にのぼらせている理由なのかもしれません。

　主な豆の成分をまとめた図4-3が示すように，大豆は他の食用豆に比較し
て明らかにたんぱく質と脂質の含有量が高くなっています。このようなたん

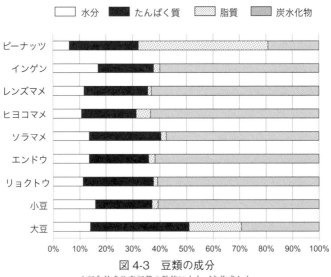

図4-3　豆類の成分
八訂食品成分表記載の数値にもとづき作成した

ぱく質と脂質の含有量が高い豆を，似たような成分組成の肉や魚などと一緒に煮込むと，食材の持ち味がバッティングしてしまいます。ただし，東アジアでは，たんぱく質含有量がインゲンマメ *Phaseolus vulgaris* などと同様に約20%しかない小豆 *Vigna angularis* やリョクトウ *Vigna radiata* であっても，粒のまま食べずに潰して餡などに加工することが多くなっています。したがって，高たんぱく質高脂質という大豆の成分組成の特異性を，大豆を加工してから食べることの理由とするのは無理があるかもしれません。

　西洋においては，肉を軟らかくするために煮込むという調理法は必須です。煮込むことで旨味成分も溶け出し，料理の味も向上します。肉の煮込みに豆を加えれば，豆は軟らかく，かつ旨味成分が染み込んでおいしくなります。しかし，中国には古代から「羹（あつもの）」という獣肉を煮込んだ料理が存在していたのですが，これに豆を入れた例は見当たりません[7]。渋味の強い小豆が砂糖を使わない煮込みに向かないことは理解できますが，大豆を入れなかったのはなぜなのでしょう。大豆に塩を加えてから微生物を作用させた「豆醤」や「豆豉」の歴史は相当に古いものです。これらの大豆醗酵物には旨味成分が凝集しており，煮込みに入れれば食味が向上します。東アジアでは，大豆を醗酵させたものを調味料的に使用することが発展したため，未加工のまま獣肉や魚とともに煮込むことは早期に廃れたのでしょう。

2. 豆乳と豆腐の誕生

　アジアでは主食の米を粒のまま食べます。一方，欧州などでは，第2章でも述べたように小麦を粉にしてから食べてきました。中国において小麦粉から小麦生地を調製し，noodle や dumpling にして食べることが行われたのは，図4-4のような回転式の石臼が導入された戦国時代（前403～前221）以降であり，普及するのは漢代以降になります[8,9]。回転式石臼を使って水を加えながら対象物を粉砕する操作は水挽きといわれ，これを大豆に適用すれば容易に豆乳が製造できます。実際，日本の豆腐屋の多くはごく最近まで回転式石臼を用いて豆乳を製造していました。すなわち豆乳の製造は，大豆

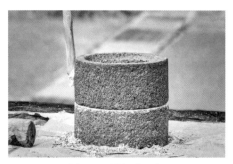

図4-4　回転式石臼

と回転式石臼の出会いがあって初めて可能なのです。このように大豆を水挽きしたことの背景には，成熟した大豆は加工しないと食べられないという認識があったのだと思います。

　豆腐を考案したのは，前漢の淮南王であった劉安（？～前122年）だとする説が広く紹介されています[10]。河南省密県の後漢時代の墳墓からは豆腐製造を描いたと思われる石刻画が出土しており，これを根拠に劉安が考案したことを事実であるとする研究者も多くいます[2]。しかし，豆腐は豆乳がなければ製造できないのですから，豆乳の誕生は豆腐に先んじている必要があります。回転式石臼と大豆との出会いが漢代以降であることは，豆乳の歴史がそれより前には遡れないことを意味します。回転式石臼の普及が漢代以降なので，前漢に生きた劉安が回転式石臼を使えたかどうかは非常に微妙です。

　豆腐についてのもっとも古い確実な文献記録は，陶穀（903～970年）が宋の初期965年に刊行した『清異録』であり，そこには「一日間数丁の豆腐が販売されている」と記されています[11]。このことから，宋初期には豆腐が商品化されていたことは明らかです。一方，532～549年頃に北魏の賈思勰が著した『斉民要術』は，大豆に関して塩納豆の原型ともいえる「豆豉」の製法を詳しく述べ，さらに「大豆千歳酢」という大豆を原料とした酢，味噌と醤油の原型である「豆醤」の製法も記載していますが，豆乳や豆腐についてはまったくふれていません[7]。『斉民要術』は様々な料理や食材の扱い方を網羅的に記載しており，豆乳や豆腐を意識的に欠落させたとは考えられま

せん。このように漢から隋の時代に至るまで，豆腐に関する文献記録は皆無
です。以上のことから，中国の文献記録だけで考えれば，豆乳と豆腐の製
造が本格化したのは，『斉民要術』と『清異録』の間，すなわち7世紀から
9世紀の間ということになります。河南省密県の後漢時代の石刻画と『清異
録』との間のタイムラグは，回転式石臼の所有が一部の支配層に限定されて
おり，豆乳と豆腐を楽しめたのもごくわずかな人々であったことを意味する
のかもしれません。

　豆腐の日本への伝来は遣唐使によるものと考えられています。遣唐使船の
帰国は，最初が632年，最後は839年です。豆腐を日本に伝えたのが，日本
人の留学生か，中国から来訪した人物なのかは不明ですが，遣唐使船を利用
して豆腐の製造方法を伝授するには，唐において豆腐が広く行き渡っている
必要があります。遣唐使による豆腐の伝来時期が中国の文物や技術の紹介が
盛んであった奈良時代であるとするなら，7世紀には中国において豆腐が本
格的に製造されていないと辻褄が合いません。

3.　豆腐

(1) 豆腐の名称

　北魏以降，隋，唐，五代十国を経て，宋が成立しますが，これらの国家は
いずれも北方系の王朝であり，遊牧民の影響を強く受けています。遊牧民は
ミルクを重要な食糧としており，現在のヨーグルトやチーズに相当する食品
も所持していました。当時の中国では，遊牧民の製造する乳製品を，乳酪，
酪，蘇，乳腐などと称していました。これらの中で，乳酪はヨーグルト，酪
はバター，蘇は濃縮乳と考えられています。乳腐は，現在でこそ豆腐を醗酵
させた食品ですが，もともとはミルクを原料とした食品であると推定されて
います[11]。「腐」という漢字に「白くてふわふわしたもの」という意味があ
りますので，異論もあるようですが，もともとの乳腐はミルクのたんぱく質
を沈殿させたカッテージチーズのような食品であったと考えるのが妥当で
しょう。

この遊牧民族の乳腐を真似て，豆乳から豆腐が生まれたという説がありま
す[12]。回転式石臼と大豆が出会って豆乳が誕生し，これを遊牧民の影響を受
けた北方系王朝国家の人々が乳腐を真似て，豆乳中のたんぱく質を沈殿させ
て製造したのが豆腐であると考えれば，「豆腐」という漢字二文字の成立も
説明がつくといえます。なお，ここでも後漢時代の石刻画の扱いが問題にな
ります[*2]。後漢時代に豆腐のようなものがあったとしても，その製造はきわ
めて限定的であり，かつ豆腐という呼称も存在しなかったのかもしれませ
ん。

(2) 日本への伝来と普及

　先に，日本への豆腐の伝来時期は奈良時代である可能性が高いと述べまし
た。しかし，10世紀前半に刊行された『和名類聚抄』の巻十六飲食部・飯
餅類に記載されているのは『斉民要術』と同様に「醤」と「豉」のみであ
り[13]，もっとも古い記録は奈良春日大社の神主が寿永2（1183）年に著した
日記にある「唐符」という記載です。

　このように豆腐の推定上の伝来時期と文献上の記録との間に約400年もの
大きなタイムラグのあるのは，中国と同様に，豆腐のもとになる豆乳の製造
に必須である回転式石臼が古代においてほとんど普及しなかったためだと思
われます。回転式石臼自体は奈良時代の天平年間に日本に伝わっています
が，これが多くの寺社に普及して実際に製粉に用いられるのは鎌倉時代以
降です[14]。第2章において，奈良時代に伝わった小麦粉を使った料理である
「餛飩」と「餺飥」というdumplingとnoodleが上流階級でのみ食され，一
般に拡大しなかった理由は石臼が普及しなかったことにあると述べました
が，このことは豆乳の製造にも当てはまります。しかも小麦の場合，回転式
でなくても，石臼に入れたものを棒で突くことによって小規模な製粉が可能
ですが，豆乳の製造には回転式石臼の存在が必須です。このわずかな違い
が，「餛飩」と「餺飥」が『和名類聚抄』に記録として残っているのに対し

＊2　石刻画に描かれているのは豆腐製造ではないという見解も存在する。

て，豆乳と豆腐が文献に残らなかった理由だと思われます。なお，春日大社に近接する東大寺には回転式石臼の残骸といえそうなものが残っているそうです[14]。平安時代末期に春日大社の神官が記述した「唐符」の製造には，東大寺に存在したかもしれない回転式石臼が関わっているのでしょうか。

　日本において回転式石臼を本格的に利用したのは禅宗の寺院です。京都の東福寺には聖一国師（円爾，1202 ～ 1280 年）が宋から持ち帰った『大宋諸山図』という建物の絵図が残っており，絵図の最後には水力で動く回転式石臼の設計図が「茶」と「麺」という文字とともに描かれています[14]。禅宗寺院では多くの修行僧が学んでおり，多人数が食事をする場である食堂も造られていました。僧の食事は基本的には精進料理であり，大豆が重要なたんぱく質源であるため，製粉もしくは製茶用であった回転式石臼を用いて日常的に豆乳と豆腐を製造したことは容易に想像できます。このようにして，日本では鎌倉時代の後半から，修行僧を多く抱えた寺院において，豆腐が日常的に製造され，食されるようになったのでしょう。

(3) 豆腐の種類と豆腐加工品

　ミルクと豆乳：ミルク中では，主要なたんぱく質であるカゼインが互いに結合し，さらにカルシウムイオンが付加したミセルという粒子を形成して，水中に均一に分散しています。ミセルが光を乱反射するため，乳汁は白濁して見えます。豆乳においても，大豆たんぱく質であるグロブリンが互いに結合し，大豆にもともと含まれるマグネシウムイオンが付加することで，ミルクと同様なミセルが形成され，均一に分散しています。ミルクと豆乳中のミセルはいずれも加熱では崩壊しませんが，レンネットのようなたんぱく質分解酵素を用いてたんぱく質分子の一部を切断する，pH を変化させる，あるいは過剰のカルシウムイオンやマグネシウムイオンなどを加えると崩壊し，たんぱく質は凝集して沈殿します。牛乳と豆乳のたんぱく質と脂質の含有量は，牛乳がそれぞれ 3.2 ％と 3.8 ％，豆乳がそれぞれ 3.6 ％と 2.0 ％です。ミセルが崩壊してたんぱく質が凝集するさい，脂質の大半は巻き込まれ，一緒に沈殿します。このため，チーズは脂質がたんぱく質よりもやや多く，豆腐で

はたんぱく質が脂質の 1.5 倍以上の濃度になります。また，水分含有量は豆腐がチーズよりも相当に多くなっています。このため，チーズに馴染んでいる西洋人にとって，豆腐は，水っぽくて，コクがなく，かつ大豆臭のする「おいしくない」食品になってしまうのです。

　木綿と絹ごし：現在売られている豆腐は，木綿と絹ごしに大別できます。木綿は，豆乳ににがりを入れ，沈殿した大豆グロブリンを回収して，型（多くは木製の木枠）に入れ，重石をして固めたものです。重石の程度によって水分含量が調節できるので，絹ごしと同程度に軟らかいものから，縄で縛れるほどに硬いものまで製造が可能です。一方，絹ごしは，江戸時代に玉屋忠兵衛なる人物が初めて製造したもので，濃い豆乳ににがりを入れて豆乳全体をプリンのように固めたものです。忠兵衛は元禄 4（1691）年に，後西天皇（1638 ～ 1685 年）の第 6 皇子である公弁法親王（1669 ～ 1716 年）のお供として京都から江戸に下り，親王のために絹ごし豆腐を考案したといわれています[15]。なお，その時に親王から賜った豆腐の名称「笹乃雪」をそのまま屋号とした店は，現在も東京で営業されています。

　油揚げ：豆腐を油で揚げるという調理は，おそらく修行僧が日常的に豆腐を製造していた寺院で最初に行われたと考えられます。時期的には，鎌倉時代後半から室町時代，ちょうどうどんが誕生した時期と重なると思われます。ただし，食用油も豆腐も貴重品でしたので，これが一般に広まるのは江戸時代です。1697 年に人見必大が著した『本朝食鑑』は，油揚げを「きわめて美味」と称賛しています[16]。現在の油揚げの製造では，最初に木綿豆腐を薄く小さく切り，圧力をかけて脱水して「生地」を調製します。この生地を最初に 110℃ から 120℃ の低温で揚げ，その後 180℃ から 200℃ の高温でもう 1 度揚げます。低温で揚げることにより生地は 3 倍程度に膨張し，2 度目の高温揚げで水分が蒸発して表面が硬くなり，膨張した生地が収縮しなくなります。この「油で 2 回揚げる」というのが厚揚げと異なる点であり，油揚げと呼ぶための条件です。油揚げには，手揚げ，機械揚げ，稲荷揚げ（いな

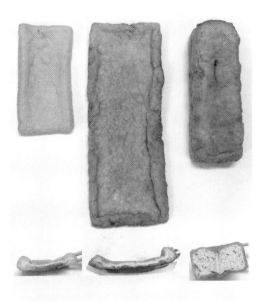

図4-5　各種油揚げ（左から順に，一般的な
油揚げ，京揚げ，栃尾市の油揚げ）
いずれも筆者が購入し，撮影した。

り寿司用に中の開いたもの）などがあります。機械揚げの場合，図4-5左の
ような縦約8センチ×横約16センチ，もしくは約8×8センチのサイズが
標準です。一方，手揚げの場合は，仙台の三角揚げや，図4-5中に示すよう
に通常の機械揚げの2倍相当の長さを有する京都の油揚げ（京揚げ）など，
形状も様々になります。一般的な油揚げは，薄揚げとも呼ばれ，まわりの揚
げの部分が大半を占めているのに対し，京揚げは厚みがあり，中心部はスポ
ンジ状になった豆腐が保たれています。このため，出汁を吸うとスポンジ状
の豆腐の部分の厚みは2倍以上に膨張します。また，図4-5右に示した新潟
県栃尾市の油揚げは，サイズこそ8×20cmで京揚げよりも小さいのですが，
厚みが3cmもあるため，厚揚げと見間違うほどです。京揚げはその名のと
おり京都限定の油揚げでしたが，出汁を吸うという特徴があるため，様々な
煮込み料理に応用が可能です。このため，大阪では，サイズのみ一般の油揚

げと同じで，厚みは京揚げと同じというハイブリッド版も売られています。

　がんもどき：潰した豆腐を具材と混ぜ，油で揚げたものをがんもどき，ある
いは飛竜頭（ひりゅうず，ひりうず，ひろうす，ひりょうず）と呼びま
す。混ぜる具材は様々であり，混ぜずに豆腐で包むタイプもあります。筆者
の印象では，混ぜるタイプはスーパーマーケットなどで売られている廉価な
もの，包んでいるタイプは名だたる豆腐専門店が製造し，料亭などで一品料
理として提供されるものです。がんもどきの名前の由来は動物性食品を食べ
ることのできない禅宗寺院において，がん（雁）の肉の味に似せようとし
た，あるいはすり身にした鳥類の肉を丸めた「丸（がん，今日のつくねに
相当）」に似せようとして考え出されたことに由来するといわれています[17]。
また，飛龍頭系の名称は，ポルトガルの小麦粉と卵を混ぜ合わせて油で揚げ
た菓子であるフィリョース（filhós）に由来するといわれています[17]。

　高野豆腐[18]：高野豆腐は凍豆腐の一種であり，原型になったのは，木綿豆
腐を凍結後，解凍してから食べる「一夜凍り」です。凍結すると豆腐内に氷
の結晶が生じ，解凍すればその部分が空洞となりスポンジ状になります。こ
れを煮ると空洞部分に出汁などが入り込むため，木綿豆腐よりも味が染み込
みやすいといえます。「一夜凍り」はおそらく偶然に生じたものですが，や
がて豆腐を意図的に凍結し，解凍後に脱水と乾燥を行うことで，凍豆腐が生
まれました。「一夜凍り」の誕生は室町時代，凍豆腐の完成は安土桃山時代
の末期といわれています。豆腐自体が修行僧を抱えた寺院で製造されていた
ことから，凍豆腐も寺院で誕生したものと考えられます。凍豆腐の製造のた
めには，冬季に気温が相当に下がることが必要であり，乾燥のためには風も
強いことも重要です。そうすると凍豆腐を大量に製造できる場は限定されま
す。高野豆腐は高野山で製造された凍豆腐ですが，今日では凍豆腐そのもの
を指すことが多くなっています。平地ではなく山地にある高野山は凍豆腐製
造の条件が揃っており，しかも製造したものは保存が可能であるため，寺か
らの贈答品として，あるいは参詣者を媒体として大坂・京都に広まっていっ

たと想像できます。高野山で始まった凍豆腐の生産はやがて寺から専門の職人を中心としたものになり，江戸時代後半には近畿全域に拡大したと考えられています。そしてその名称も凍豆腐から高野豆腐に変化し，今日に至っているのです。

4. 世界に飛躍する豆腐

(1) 豆腐を食べた西洋人

　先にも述べましたが，遣唐使によって豆腐が日本にもたらされたとするなら，中国に豆腐が普及したのは唐の時代になります。唐は国際的な国家であり，首都の長安には多くの異国人が訪れていました。とくに太宗（在位626〜649年）の時代にはシルクロードを経由してネストリウス派キリスト教も伝わっており，異国人が豆腐を口にした可能性は十分にあります。しかし，この時期の西側社会からの来訪の中心はアラブ人やペルシャ人です。東ローマ帝国やフランク王国が優勢であった当時のヨーロッパから，直接中国を訪れた商人や宣教師がいた可能性は低いと思います。実際に中国を訪れたヨーロッパ人として名高いのはマルコ・ポーロ（1254〜1324年）です。彼は元の時代の中国に17年間も滞在していますので，豆腐を食べた可能性はきわめて高いといえるでしょう。

　江戸時代以前に日本で豆腐を食べた可能性がある西洋人として，戦国時代に日本を訪れたフランシスコ・ザビエル（1506〜1552）らの宣教師，日本に漂着して徳川家康に仕えたウイリアム・アダムス（三浦安針，1564〜1620），さらに江戸時代に交易のために長崎の出島に暮らしたオランダ商人らを挙げることができます。大友宗麟（1530〜1587年）が領主であった16世紀の府内（大分市）では，ポルトガル宣教師のガスパル・ヴィレラ（1525 ？〜1572年）が，1頭分の牛肉と米を煮込んだ料理を日本人にふるまったという記録があります[19]。この料理は，クチナシで黄色くした飯に魚，豆腐，野菜を乗せた「黄飯」として今日まで伝わっており[20]，ヴィレラがふるまったものにも豆腐が入っていた可能性があります。ポルトガル人の

宣教師は，これ以外にも「日本人は牛乳もバターも食べないが，豆で作ったチーズを食べている」と記したといわれています*3。

このように中国や日本を訪れた西洋人は，豆腐に接し，おそらくそれを口にしたと思われます。しかし，チーズに比べて，水っぽくてコクのない豆腐に魅力を感じることはなく，かりに興味を抱いたとしても，保存がきかない豆腐を本国に持ち帰ることは不可能でした。また，製法を知ったとしても，大豆のような高たんぱく質高脂質の豆が存在しない西洋社会においては，豆腐を再現することもできませんでした。豆腐が西洋社会に導入されるのは，中国人や日本人が移民として西洋社会の中にコミュニティを形成してからであり*4，西洋人に受容されるのはさらに遅れて1980年代以降のことなのです。

(2) 醤油の輸出

大豆加工品の中でヨーロッパにもっとも早く紹介されたのは，比較的長期の保存が可能な醤油でした。17世紀の中頃，長崎の商人はオランダの東インド会社を介して，様々な日本製品をヨーロッパに輸出しており，その中には「コンプラ瓶」という焼き物の壺に入った醤油が含まれていました。この醤油がどの程度ヨーロッパ社会に受け容れられたかは定かでありませんが，フランスの太陽王といわれ，連日連夜饗宴を繰り広げたルイ14世（1638～1715年）の厨房には醤油が存在したといわれています。カール・ツンベルグ（1743～1828年）の『日本紀行』には，日本人が中国人よりも質の良い醤油を生産し，これをバタビア，インド，ヨーロッパに輸出していることが記されています[22]。

(3) 欧米における豆腐

大手の食品メーカーであるハウス食品は，米国の現地法人であるハウス

---

* 3　出典不明のインターネット情報である。
* 4　20世紀の初頭に米国各地の日本人街で誕生した豆腐屋は瞬く間にその数を増し，1930年代には300軒を超える豆腐屋が存在する日本人街もあったという[21]。

フーズアメリカ社から 1980 年代に豆腐の販売を開始しています。しかし，当初はその売り上げは芳しいものではありませんでした[23]。その理由はこれまでに述べてきたように，豆腐が水っぽくてコクがなく（＝味がない），そして青臭い大豆臭がすることにありました。ところが 1990 年代以降は，米国のダイエタリーゴール（食事目標）が当時の日本食にきわめて近いものであったことから，日本食イコール健康的というイメージが形成され，さらに植物性食品への信奉も加わり，豆腐の売り上げは飛躍的に増大して今日に至っています。米国で売られている豆腐には様々な硬さのものがあり，とくに日本ではあり得ないほどに硬いものが人気となっています[23]。これは米国人が豆腐をそのままではなく，肉の代用として焼いたり油で揚げたりした上で，様々な味付けをして食べているからです。また，流通しているものの多くは，密封後に低温加熱殺菌することで 2 ヶ月の保存が可能になっています。

　ヨーロッパにおいても事情は同じであり，豆腐は基本的に調理加工して味をつけてから食べるもの，あるいは肉の代用品の位置付けであり，マヨネーズ，バター，クリームチーズの代用品としても利用されています。また，トマトやバジル，マンゴーカレーなどのフレーバーを付加したフレーバー豆腐や燻製にした豆腐も現地の食品メーカから販売されています[24]。これらの調理法は，豆腐に対する欧米人の一般的イメージである「味がない」，「大豆臭がする」を克服するものといえます。また，日本で暮らした経験のある人は，日本人と同様の食べ方をしており，本来の豆腐の持つ繊細なおいしさも理解されつつあるようです[25]。ただし，これは知識から入ったおいしさ，いわゆる文化的なおいしさであり，欧米の多数派には至っていません。今後は，豆腐だけでなく，油揚げのような豆腐加工品も欧米に進出する可能性が高く，逆にフレーバー豆腐のような欧米人向けの加工品が日本でも販売されるのではないかと思います。

文献

1）杉山信太郎：大豆の起源について．日本醸造協会誌 87: 890-899, 1992.

2）郭　文韜（著），渡部　武（訳）：中国大豆栽培史．286 pp, 農山漁村文化

協会，東京，1998.

3）岡島秀夫，志田容子訳：氾勝之書（氾勝之著）．113 pp，農山漁村文化協
会，東京，1986.

4）那須浩郎：縄文時代の植物のドメスティケーション．第四紀研究 57:
109–126，2018.

5）吉田真美：料理書から見た世界の豆料理の調理特性—東アジアの豆料理.
豆類時報 56: 39–43，2009.

6）吉田よし子：マメな豆の話．世界の豆食文化をたずねて．273 pp，角川ソ
フィア文庫，東京，2018.

7）田中静一，小島麗逸，太田泰弘　編訳：斉民要術－現存する最古の料理書
－（新装版）．360 pp，雄山閣，東京，2017.

8）天野元之助：中国農業史研究．増補新装版，1049 pp，御茶の水書房，東
京，1989.

9）三輪茂雄：石臼の歴史を訪ねて．粉体工学研究会誌 11: 581–591，1974.

10）福田　浩，杉本伸子，松藤庄平：豆腐百珍．127 pp，新潮社，東京，
2008.

11）包　啓安：中国の乳腐．日本醸造協會雑誌 82: 167–174, 1987.

12）篠田　統：中国食物史．387 pp，柴田書店，1982.

13）那波道圓：倭名類聚鈔巻十六飲食部飯餅類，倭名類聚抄巻八（源　順
撰），1617（国立国会図書館デジタルコレクション，https://dl.ndl.go.jp/
info:ndljp/pid/2544223?tocOpened=1，2018 年 3 月 9 日ダウンロード）.

14）三輪茂雄：粉の文化史－石臼からハイテクノロジーまで－．200 pp，新潮
社，東京，1987.

15）根ぎし　笹乃雪：豆富料理「根ぎし　笹乃雪」のいわれ．www.sasanoyuki.
com/iware/index.html，2021 年 10 月 29 日アクセス.

16）島田勇雄 訳注：本朝食鑑 1（人見必大 著），308 pp，東洋文庫（平凡社），
東京，1979.

17）Wikipedia：がんもどき．https://ja.wikipedia.org/wiki/がんもどき（最
終更新 2021 年 10 月 13 日，2021 年 10 月 29 日アクセス）.

18）渡辺篤二，齋尾恭子，橋詰和宗：大豆とその加工 1. 340 pp，建帛社，東
京，1987.

19）村上直次郎訳註：耶蘇会士日本通信　豊後編上，419 pp，帝国教育會出
版部，東京，1936（国立国会図書館デジタルコレクション，https://dl.ndl.

go.jp/info:ndljp/pid/1878829, 2021 年 11 月 1 日ダウンロード）.

20）堀尾拓之，横山智子：室町・安土桃山時代の食文化について．名古屋経済大学自然科学研究会会誌 49: 35–50, 2016.

21）グレン・サリバン：海を渡ったスキヤキ．238 pp，中央公論新社，東京，2019.

22）山田珠樹訳註：ツンベルグ日本紀行．503 pp，駿南社，東京，1928.

23）ハウス食品：ハウス食品は，アメリカでは「TOFU（豆腐）」の会社 だ っ た！【 前 編 】．https://housefoods-group.com/activity/e-mag/magazine/164.html（2021 年 11 月 1 日アクセス）.

24）北川菜々子：オーガニックスーパーでは一面が豆腐売り場⁉ ヨーロッパで独自に発展する豆腐の世界．日本文化の入り口マガジン，https://intojapanwaraku.com/gourmet/116091/（2021 年 10 月 30 日アクセス）.

25）Booth S: Food of Japan, 272 pp, Grub Street, London, 2000.

第5章　世界を制覇したインゲン

　大豆 *Glycine max* を除いた世界の食用豆の生産高を図5-1に示しました[1]。世界の豆類の生産高は大豆を除くと約1億トンであり，インゲン *Phaseolus vulgaris* はその約30％を占めています。豆類の中で最も生産高が多いのは大豆の約3.2億トンですが，その90％以上は搾油用です[2]。さらに食用大豆は，豆腐や醤油などへの加工にまわされるものも多いので，豆のかたちで食されているものとしては，インゲンがもっとも多いかもしれません。インゲンは新大陸が原産地であり，スペイン人によって15世紀末にヨーロッパに持ち込まれました。それからわずか約500年で，インゲンは世界を制覇したといえます。ヨーロッパやアジアには数千年の歴史を有する多くの豆類が存在しましたが，インゲンはそれらを凌駕したことになります。この章では，インゲンが世界を制覇したプロセスを述べます。

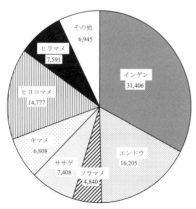

図5-1　大豆を除いた世界の食用豆類の生産高
（2017年，乾燥重量，単位は千トン）

FAOの統計値を掲載している日本豆類協会のホームページ[1]より数値を引用して作成した。

1. インゲンの原産地

　インゲンの原産地は複数あるという説が有力です。図5-2に示すように，小粒[*1]の栽培品種は，中央アメリカのメキシコ中央部からグアテマラ，ホンジュラス一帯を原産地とする小粒の野生種 *Phaseolus vulgaris* がその起源です[3]。中央アメリカにおける本格的な栽培化は，メキシコのテワカン（Tehuacan）洞窟付近で紀元前5000年頃と推定されています。その後，メキシコ周辺において1000年から2000年前にインゲン栽培地が多数生じるのは，この頃にインゲンの栽培が本格化し，様々な品種が登場したことを示す

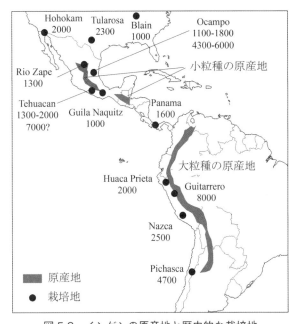

図 5-2　インゲンの原産地と歴史的な栽培地
文献[3]に掲載の図をトレースした。地名の下に記した数値は栽培されていた時期（何年前）を示す。

---

　*1　100種子あたり40グラム以上のものを大粒種，25グラム未満のものを小粒種としている[3]。

ものと思われます。中央アメリカのメソアメリカ文明域[*2]では主食であるトウモロコシのアミノ酸スコア[*3]が低く，古代においては有力な動物性食品を欠いていたため，トウモロコシだけでは不足する必須アミノ酸[*4]をインゲンに頼ったと考えます。今日でもグアテマラなどの中央アメリカでは，インゲンは副食の代表格であり，トウモロコシと同じ畑で栽培されています[4)]。栽培インゲンと小粒野生種の学名が同一であることでわかるように，スペイン人によって欧州に紹介され，世界各地に拡大したのは，このメキシコで栽培されていたものです。

　一方，大粒の栽培品種は南アメリカのアンデス山脈東部一帯に産する大粒の野生種 *Phaseolus vulgaris var. aborigineus* が起源と考えられています。約1万年前の人類遺跡が発見されている南米ペルーのギタレーロ（Guitarrero）洞窟付近においては，紀元前6000年頃までにインゲンの大粒野生種が栽培されていたと推定されています[3)]。このように歴史という点では，南米の大粒野生種の栽培化が先んじているのですが，それほど広がりませんでした。インカ帝国に代表される南アメリカのアンデス文明域[*5]では，ジャガイモが主食であり，テンジクネズミ[*6]など動物性の食品なども存在しました。インゲンはいくつかある食材のひとつに過ぎず，中央アメリカほどに栽培が盛んにはならなかったのでしょう。

---

*2　紀元前1250年頃からメキシコおよび中央アメリカ北西部を合わせたメソアメリカ地域に繁栄したオルメカ，テオティワカン，マヤ，アステカなど，共通的な特徴をもった農耕民文化ないし様々な高度文明をさす。

*3　たんぱく質の栄養価を示す指標（第3章脚注11参照）

*4　アミノ酸には20種類あり，別のアミノ酸から体内で合成されるものもある。必須アミノ酸は，体内で合成できないため食事から摂取する必要があり，人間では9種である。

*5　ペルーを中心とする太平洋沿岸地帯およびペルーからボリビアへつながるアンデス中央高地に存在した文明。

*6　体長20〜40cmのげっ歯類の動物で南米大陸に10種近く生息しており，古くからアンデス地方で食用とされてきた。この中のペルーテンジクネズミ *Cavia tschudii* を家畜化したのがモルモット *Cavia porcellus* である。

2. インゲンの伝播

(1) コロンブスとインゲン

　インゲンは，1493 年から 1496 年に行われたコロンブス（Christopher Columbus，1451 ～ 1506 年）の二度目の航海の後に，ジャガイモ，トウモロコシ，カボチャ，トマト，トウガラシなどとともにスペインに持ち込まれました。コロンブス遠征隊が新大陸において収奪の対象としたのは，貴金属や宝石，および香辛料でしたので[5]，彼らが新大陸の人々が日常的に利用していた食材に対してどれほどの価値を認めていたかは疑問です。乗組員が好奇心にかられて当時のヨーロッパで目にしたことのない食材や動植物を無秩序に持ち帰ったというのが実態であったと想像できます。コロンブス遠征隊が新大陸に到達した時代，メキシコをはじめとする中央アメリカではインゲン小粒種の様々な品種が栽培されていました。インゲンは品種ごとに様々な色彩を示すので，コロンブスらは赤色系，黒色系（図 5-3 上）などを異なる種類の豆と錯覚し，様々な品種を持ち帰ったと考えられます。

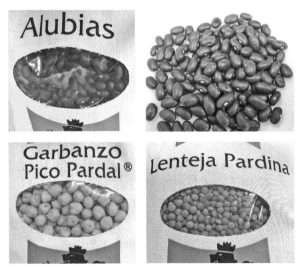

図 5-3　黒インゲン（上），ヒヨコマメ（下左），レンズマメ（下右）
いずれも筆者が購入し，撮影した。

(2) ヨーロッパでのインゲン

　豆という食材がヨーロッパにすでに存在していたこと、そして栽培が容易であったことから、インゲンは、ジャガイモやトマトといった他の食材に比較して短期間のうちに栽培が拡大し、食生活に受け容れられました。

　インゲンを最初に本格的に栽培したのはイタリアです。16世紀前半、教皇クレメンス7世（Clemens VII, 1478～1534年、在位1523～1534年、図5-4中）にスペイン皇帝カルロス1世（Charles I, 1500～1558年、図5-4左）からインゲンが届けられました。教皇の要請を受けたピエトロ・ヴァレリアノ（Pierio Valeriano, 1477～1558年）は1528年に北イタリアのベネト州でインゲンの栽培を始めます[6-8]。栽培が容易であったためか、短期間のうちにインゲンの栽培は拡大し、多くの人々がインゲンに馴染むようになりました。今日でも北イタリアのトスカーナ地方や中部イタリアにはインゲン料理が多く存在しています。当時、スペインやイタリアをはじめとする地中海沿岸諸国で主に利用されていた豆はヒヨコマメ *Cicer arietinum*（図5-3下左）、レンズマメ（ヒラマメ *Lens culinaris*, 図5-3下右）、ソラマ

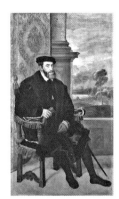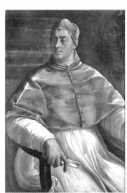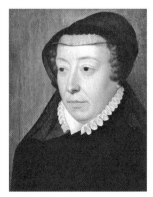

図5-4　インゲンの伝播に関わった王族の肖像画（カルロス1世（左、ミュンヘンのアルテ・ピナコテーク所蔵）、クレメンス7世（中、ナポリのカポディモンテ美術館所蔵）、カトリーヌ・ド・メディシス（右、パリのカルナヴァレ博物館所蔵））
クレメンス7世はメディチ家出身の教皇であったためカトリーヌとアンリ2世の結婚式に参列している。

メ *Vicia faba*[7]であり，主に煮込み料理に用いられていました。インゲンと
ヒヨコマメ，レンズマメ，ソラマメとの間には高炭水化物という共通性が
あったため（第4章の図4-3参照），これら既存の豆類と同様の調理が可能
であり，ごく自然に受け容れられたと考えられます。なかでもソラマメを煮
込みに利用していた地域では，ソラマメからインゲンへの転換が速やかに進
行しました。グルコース-6-リン酸デヒドロゲナーゼという酵素を先天的に
体内で合成できない人[8]がソラマメを食べると，含有されるビシン（vicine）
という成分のために溶血性貧血（ソラマメ中毒）を起こします。地中海沿岸
ではこの欠損症の頻度が比較的高いため，ソラマメ中毒が頻繁に発生してい
ました[9]。このような地域では，中毒を起さないインゲンがソラマメの代用
として喜ばれたのでしょう。

　ソラマメからインゲンへの転換が自然かつ急速に生じた例として，フラン
ス南西部オック地方の郷土料理であるカスレ（cassoulet，図5-5）があげら
れます。今日のカスレは，白インゲンをソーセージ，羊肉，鴨肉などとも
にカソール（cassole）と呼ぶ土鍋で長時間煮込んだものであり，インゲン
なしには成立しない料理です。カスレがかつてはソラマメを使った料理で
あったことは忘れ去られており，アカデミー・ユニヴェルセル・ド・カスレ
（Académie universelle du Cassoulet: カスレ世界アカデミー）は，以前に
ホームページの中で，カスレに用いる白インゲンはコロンブス以前からヨー
ロッパに存在しており，7世紀頃にアラブ人がオック地方に持ち込んだもの
であると主張していました[10]。

　カスレの故郷であるオック地方を含むフランスにインゲンをもたらしたの
は，1533年にフランスのアンリ2世に嫁いだカトリーヌ・ド・メディシス
（Catherine de Médicis，1519 ～ 1589年，図5-4右）であるといわれていま

＊7　いずれもトルコなど西アジアが原産地であり，紀元前5000年頃までには栽培
　　されていた。
＊8　グルコース-6-リン酸デヒドロゲナーゼ欠損症という。劣性遺伝であるが，こ
　　の欠損症の人はマラリアに対する耐性があるため，マラリア流行地域において
　　は，有利な形質として今でも一定の割合で出現する。日本ではほとんど症例を認
　　めない。

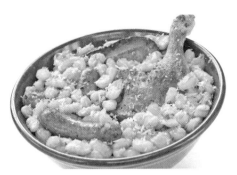

図5-5　フランスオック地方の郷土料理であ
るカスレ

す[7,8]。ただし，フランス宮廷に流行したのはカトリーヌが同時にもたらし
たグリーンピースであり，インゲンは庶民の食べ物として広まったようで
す。コロンブスがスペインにインゲンを運んでから半世紀も経たないうちに
北イタリアでインゲンが栽培され，フランスにそれが伝播したのです。大型
の豆であるソラマメを使うカスレのような料理において，代用となるインゲ
ンは大粒種であるべきですが，フランスに伝わったインゲンは中央アメリカ
域のものなので小粒種と考えるのが妥当です。しかし，今日，ヨーロッパの
食卓を彩るインゲンには大粒のものも多くあります。インゲンがヨーロッパ
に溶け込むとともに，南アメリカの大粒種も導入され，インゲンの多様性が
拡大して個々の料理に合った品種が選択されていったのでしょう。今日，イ
ンゲンは英語で common bean [*9] と呼ばれています。栽培のしやすさと，ど
のような料理にも使えるということで，あっという間にヨーロッパで最も普
遍的な豆の地位を獲得したのです。ローマ日本人会は，そのホームページに
おいて，インゲンはイタリアの小説家・哲学者であるウンベルト・エーコ
（Umberto Eco, 1932 〜 2016 年）に「インゲン豆なくしてヨーロッパの人
口が倍増することはなかった。」[*10] と言わしめたと記しています[11]。大袈裟

＊9　インゲンの英名はいくつかある。たとえば赤インゲンは kidney bean と呼ぶ。
＊10　ウンベルト・エーコの著作を少し調べたが，このような記述は見つけられな
　　かった。

ではなく，インゲンはトウモロコシ，ジャガイモに匹敵する恩恵をヨーロッパに与えたといえるのです。

(3) 中国への伝播

　インゲンは中国に 16 世紀末に伝わったといわれていますが，その根拠となる文献を見つけることはできませんでした。以下は，私の類推です。16 世紀において全世界的な交易をリードしたのはスペインとポルトガルです。スペインは，フィリピンのマニラにおいて中国商人と接触し，ポルトガルはマカオを窓口にして中国と交易を進めました。インゲンが中国に伝播するルートとしては，この二つのルートが候補になります。

　スペインは 16 世紀半ばにフィリピンの大部分を掌握し，1571 年にこれを植民地化します。フィリピンは金銀を産しなかったため，スペインはマニラを貿易の中継点として利用するようになります。1572 年にスペインはメキシコ太平洋岸のアカプルコとマニラをつなぐガレオン貿易を開始します[12]。この貿易によって，メキシコのインゲンがマニラに届けられ，中国商人の手に渡ったことは容易に想像がつきます。ただし，ガレオン貿易の中心は銀と絹の交換であり，新大陸の農産物が積極的にマニラに届けられたのは 18 世紀中頃です。18 世紀の中頃，食糧不足にあえいだ中国向けに中南米のトウモロコシ，ジャガイモ，ピーナッツがマニラに送られ，ほどなくして上海でピーナッツ，福建でジャガイモ，華南地域でトウモロコシの栽培が始まっています[12]。このルートで 16 世紀末にインゲンが中国に伝わったとすると，ガレオン貿易の初期に他の農産物に先立ってインゲンが持ち込まれたことになります。ガレオン貿易が扱った品目についての記録を調べれば，このルートでインゲンが扱われた時期・規模などは判明するかもしれません。なお，フィリピン料理はスペイン料理の影響を受けており，インゲンを食材とするものも数多くあります。スペイン人が交易ではなく，自分たちの食材として早くからインゲンをフィリピンに持ち込んでいた可能性もあります。

　明と最初に交易を開始したのはポルトガルです。1557 年にポルトガルはマカオにおける居留権を明から獲得します。フィリピン料理がスペイン料理

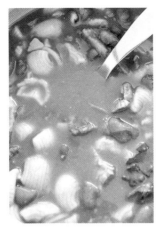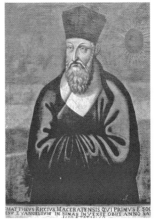

図5-6　ソパ・ディ・ペドラ（石のスープ，左）とマテ
　　　オ・リッチの肖像画（右，イタリア内務省が管理
　　　し，ローマのジェズ教会に貸与中）

　の影響を受けているのと同様に，マカオ料理もポルトガル料理の影響を受け
ており，インゲンを用いたものが存在します。とくに，インゲン，豚肉，ト
マト，キャベツ，チョリソー（細かく刻んだ豚肉とスパイスから作られる
イベリア半島発祥のソーセージ），モルセーラ（ブラッドソーセージ）の煮
込みであるフェジョアーダ（feijoada）[*11]，インゲン，タマネギ，ニンニク，
ローリエ，チョリソーなどの具材が入ったスープであるソパ・ディ・ペドラ
（Sopa de pedra（直訳すると，石のスープ），図5-6左）などはポルトガル
料理そのものです。イタリアの宣教師マテオ・リッチ（Matteo Ricci, 1552
〜 1610 年，図5-6右）は，中国名を利瑪竇（り・まとう：Lì Mǎdòu）とい
い，宣教活動を行うとともに中国にヨーロッパの最新技術を伝え，同時に
ヨーロッパに中国文化を好意的に紹介することで，東西文化の架け橋となり
ました[13]。彼はインドのゴアを経由して 1582 年にマカオに入り，1598 年に

---

*11　ポルトガル，およびその植民地であった地域で食されており，もともとは豆
　　（主に黒インゲン）と肉類を煮込んだ料理であった。ブラジルでは国民食とされ
　　る。マカオのものは具材にやや特徴がある。

北京に到達しています。マテオ・リッチはヨーロッパの最先端の農学や地理，数学などの知識や技術を中国に伝えています。彼はイタリアでもインゲン栽培が盛んであった中部のマチェラータ出身であることから，おそらく子供の頃からインゲンに馴染んでいたと考えられます。したがって，彼が農学技術とともに栽培が容易なインゲンを中国に紹介した可能性は十分にあるでしょう。

⑷ 隠元禅師と日本におけるインゲン

　1697年に刊行された『本朝食鑑』は，大豆について述べる中で「インゲンという豆が存在する。僧隠元が渡来したときにこの種を移したのであろうか。」と記述しています[14]。このことは，17世紀の末にはインゲンという名称の豆が知られており，隠元禅師（隠元隆琦，1592～1673年）が中国から持ち込んだという認識が存在していたことを意味します。

　一方，隠元禅師が伝えたのはインゲンではなく，フジマメ（*Lablab purpureus*，図5-7左）であるとする説があります。1709年に刊行された貝原益軒の『大和本草』には，眉兒豆[*12] という項目があり，「近年に中国から伝わり，花は紫である。若き時に莢（さや）とともに食す扁豆の一種で，扁豆よりも美味であり，京都では隠元豆と呼んでいる」と記しています[15]。インゲンの花が白色であり[*13]，莢の状態で食すフジマメの花が紫色であること，サヤインゲンの日本への伝来が後で述べるように江戸時代末期～明治初期であること，そもそも中国ではフジマメを扁豆[*14] と称していることを合わせると，『大和本草』の記述は眉兒豆という莢食に適したフジマメの一品

---

*12　大和本草ではこの漢字にインゲンマメ，あるいはナンキンマメという読みを与えているが，これは眉兒豆が京都でインゲンマメ，筑紫でナンキンマメと呼ばれていることに因んだものである。したがって，この漢字の本来の読み方は不明である。

*13　現在では黄色や紫色の花をつけるインゲンの品種が存在する。

*14　厳密にはフジマメの中で白色の花のものを扁豆（ヘンズ）といい，紫色の花のものは鵲豆（カササギマメ）と称する。扁豆の呼称はフジマメが薄くて楕円形をしていることに由来している。

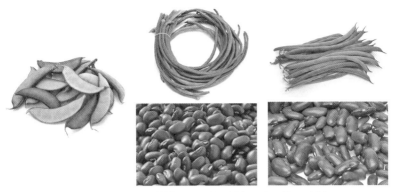

図5-7　フジマメ（左），ササゲ（中），インゲン（右）

種が中国から伝わった，すなわち隠元禅師が伝えたのはフジマメの一品種であることを強く示唆するものといえます。日本では，古来よりササゲ *Vigna unguiculata*（図5-7中）などの未成熟の莢を食べる習慣があったためか，この莢食に適した眉児豆は野菜の一種として受け容れられたと考えられます。

　隠元禅師が日本に来航したのは明末清初の混乱期であり，中国から多くの商人や難民が日本に来航しています。仮に『大和本草』に記載されるインゲンがフジマメの一品種であったとしても，この時期に中国から日本に別の豆が伝わった可能性もあると思います。最初に紹介した『本朝食鑑』では，インゲンを角豆（ササゲ）に似ているとしています[14]。図5-7を見ても，インゲン（図5-7右）がフジマメ（図5-7左）よりもササゲ（図5-7中）に似ていることは明白ですので，このササゲに似ているという記述はフジマメではなくインゲンに当てはまります。さらに，インゲンが大豆という項目の中に記述されていることは，莢に焦点を当てた『大和本草』とは異なり，豆自体に焦点をあてているといえます。すなわち，『本朝食鑑』のインゲンはまさしくインゲンであり，『大和本草』にある莢食に適したインゲン（実はフジマメの一品種）とは異なるのではないでしょうか。おそらく，明末清初の混乱期に中国から多くの人が日本に避難し，そのさいに『大和本草』にある莢食用のフジマメの一品種と，『本朝食鑑』がいうササゲに似た豆が同時に伝

わったのでしょう。そして，中国からの伝来物をすべて隠元禅師というシンボルに帰結させる傾向があり，これらをどちらも「隠元豆」と呼ぶようになったと考えます。

　このように17世紀後半に日本に伝わった可能性が高いインゲンですが，ヨーロッパのようにその豆を食す習慣は広まりませんでした。日本をはじめとする東アジアでは豆＝大豆であり，豆料理も大豆を使ったものになります。第4章の図4-3に示すように，大豆はたんぱく質と脂質の含有量が高い特異な組成の豆です。ヒヨコマメ，レンズマメ，ソラマメは高炭水化物（＝高でんぷん）であり，これらを使う料理において同様に高でんぷんであるインゲンとの置換は料理の本質に影響を及ぼしませんが，大豆を使った料理において大豆をインゲンに置換することは料理の本質を変えることにつながります。さらに，大豆からは豆腐，揚げ，納豆，味噌，醤油などが製造されますが，これもインゲンに置き換えることはできません。すなわち，日本を含む東アジアでは，食生活における大豆の重要性がきわめて高く，さすがのインゲンも取って代わることはできなかったのです。

　日本が莢食用でないインゲンを本格的に栽培するのは，明治維新後，北海道を開拓する時代になってからのことです。米国からの輸入物を含めて種々の品種が試され，金時，手亡などの優良品種が誕生しました[16]。しかし，現在でも日本の豆類の消費形態は欧米などと大きく異なっています。すなわち，日本ではインゲンは小豆 Vigna angularis，エンドウ Pisum sativum などとともに「雑豆」の扱いです。大豆の粗食用国内仕向量（油糧用，味噌・醤油加工用，飼料用，種子用などを除いたもの）は平成29年で821千トンであり，大豆以外の雑豆の消費量139千トンを大きく上回っています[17]。消費量と仕向量とでは意味が異なりますが，雑豆の消費は束になっても大豆にはるかに及びません。さらにこれら雑豆消費の約70％は餡製造や甘納豆などの甘い菓子用であり，惣菜である煮豆としての消費は約10％に過ぎません[18]。餡の原料としての小豆の地位は大きく，図5-8に示すように，インゲンの消費量は小豆を下回っています。これらのことは日本，おそらく東アジアでは，大豆以外の豆を食す習慣に乏しいため，食生活の中でインゲンが活

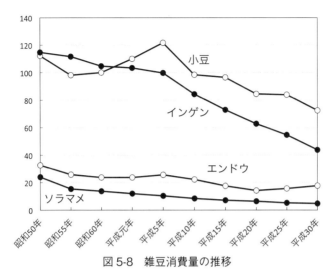

図 5-8　雑豆消費量の推移

北海道庁：麦類・豆類・雑穀便覧[17]より数値を抜粋して作成した。単位は千トンで各年ともに前年10月から当該年9月までの数値である。

躍する場所がほとんどなかったことを意味しています。本章のタイトルは「世界を制覇したインゲン」ですが，インゲンが大豆文化圏ともいえる日本を制覇したのは，次に述べる「莢食」という局地戦での出来事なのです。

3. サヤインゲン

　豆の未熟な莢を食す習慣はいつ頃から存在するのでしょうか。豆には硬いものが多い上に，トリプシンインヒビターやレクチンなどの有毒成分を含むものもあります。このため長時間煮ることで，軟化と毒抜きまたは毒消しをしなければなりません。しかし，有毒成分を含む豆でも未熟の時には，無毒のものが多く，しかも火がとおりやすいので調理も容易です。このような理由によって，豆を完熟する前に採って莢ごと食べる習慣が世界各地で生まれたようです。ただしインゲンに関していえば，少なくとも原産地の中南米にそのような習慣は存在しません。サヤインゲンとして食したのはイタリアが始まりであり，シチリア島や南イタリアからヨーロッパ全土へ広がったとさ

れています＊15。なお，欧米では若い未熟な莢付き豆であっても，莢ではなく
豆の部分を好むことが多いようです。このような未熟な豆を食べる習慣は，
かつて貴族社会でグリーンピースが好まれたことでわかるように，フランス
においてとくに強く＊16，インゲンの場合は未熟な豆を食べるためのフラジョ
レ（flageolet）という小粒の品種まで作られました。それでも今日では，フ
ランスにおいても，日本で見るのと同じような，莢を食べることを主眼にし
たサヤインゲンが肉料理の付け合わせやサラダなどに利用されています。

　先にも述べたように，日本では完熟した豆そのものではなく若い未熟な豆
を莢ごと野菜として食すことが古くから行われてきました。インゲンの場
合，豆を食べることを主眼においた品種が伝わったため，その普及はあまり
進まなかったのですが，江戸時代末期に莢を食べるための品種が紹介される
と，サヤインゲンは，それまで莢豆の中心にあったササゲや隠元禅師が伝え
たと考えられる莢食用フジマメを食卓から追放するかたちで，日本人の生
活におけるありふれた食材として認知されるようになりました19)。ちなみに
平成 29 年の国内におけるサヤインゲンの収穫量は 39.8 千トンであり，サヤ
エンドウの 21.7 千トンを上回っています20)。すなわち，インゲンは莢豆と
いう土俵において，日本を制覇したのです。根拠となる統計資料が異なるた
め，サヤインゲンの収穫量と図 5-8 のインゲンの豆としての消費量を単純に
比較することはできませんが，同時期のインゲンの豆としての消費（数万ト
ン）のうち約 10 ％（数千トン）しか惣菜に利用されていないので，家庭に
届くインゲンのほとんどはサヤインゲンということになります。すなわち，
一般消費者がインゲンと聞いて連想するのはサヤインゲンであり，欧米のよ
うに家庭においてインゲンの豆を煮込み料理にする習慣は，根付いていない
のです。

＊15　正確な出典は不明であり，不確実な情報である。
＊16　このため莢付きのインゲンは French bean とも呼ばれる。

4. インゲンの豆を使った料理と食品

(1) 西洋料理

　欧米の料理の原型は有り合わせの食材を一つの鍋で煮込んだもので，今日のフランス料理のポトフ（pot-au-feu）はそれを受け継いだものです。煮込まれる食材として豆類はきわめて一般的でした。このため，ヨーロッパに伝来したインゲンもこの鍋に入れられたと推定できます。そして，時代とともに，この鍋に香辛料やトマトなどが入れられ，次第に洗練されることで，地域ごとに特徴のある煮込み料理が成立したと考えられます。先に紹介したフランス南西部オック地方のカスレ，ポルトガル料理のフェジョアーダ，さらに米国のチリコンカーン（chili con carne）[*17] などはその代表といえるでしょう。

　シンプルなインゲン料理としては，イタリア・トスカーナ地方の名物料理である，インゲン豆をトマトソースに絡めただけのファジョーリ・アッルッチェッレット（Fagioli all'uccelletto）があげられます[*18]。トスカーナの中心であるフィレンツエはとくに豆食いで有名です。この地域ではかつてソラマメがもっともよく利用され，ヒヨコマメとともに粉にして小麦粉に混ぜた「混合パン」まで製造されていました[21]。このような豆食い地域でも，インゲンは他の豆類を圧倒し，今日ではイタリア風スープであるミネストローネ（Minestrone）などにもインゲンが用いられることが多いようです。

　ベイクドビーンズ（Baked beans）は，インゲンを甘辛いソースで調理した料理ですが，イギリスとその旧植民地では，トマトソースで煮たインゲンの缶詰をベークドビーンズといいます。とくにイギリスやアイルランドでは砂糖を入れており，相当に甘い味付けがされています。ベイクドビーンズはフル・イングリッシュ・ブレックファストに欠かせないものとなっており，イギリスの多くのホテルの朝食に登場します。

[*17]　基本的には，挽肉とタマネギを炒め，そこにトマト，チリパウダー，水煮したインゲンマメなどを加えて煮込んだものである。バリエーションが多い。

[*18]　今日ではソーセージが入っているものが多い。

⑵ 白餡

　中国で誕生した餡は，もともと餅（中国の餅なので小麦粉を練ったもの）の中に詰める具材を指しており，主に肉餡のことでした。日本には遣隋使・遣唐使の時代に伝わりますが，肉食を避けるため，鎌倉時代には肉の代わりに小豆を用いるものが開発されました。その後，ポルトガル人宣教師が1603年に編纂した日葡辞書には，餡を「餅や饅頭の中の詰め物」，餡餅を「豆を潰したものに粗糖を加えて中に入れた米の餅」としており，安土桃山時代には甘い餡が完成していたことがうかがえます[22]。

　小豆などの雑豆の子葉部はでんぷん粒を含んだ細胞で構成されています。これをそのまま加熱すれば細胞壁は凝固し，でんぷん粒はその中で糊化します。豆をすり潰し，細胞壁を壊してから加熱すれば，穀物粉と同様の粘り気のある団子のようなものが得られますが，加熱後にすり潰した場合は，でんぷんが細胞壁の中で糊化しているため，粘り気の少ないペーストが得られます。このペーストが餡であり，これを口に入れると，でんぷん粒を抱えて凝固している細胞が舌の上で細かな粒子（餡粒子）として認識できます[23]。

　でんぷん含有量の高い豆であれば，すべて餡に用いることができますが，日本では主に小豆が用いられてきました。やがて，バリエーションとして，白小豆を用いる白餡，エンドウを用いる緑色の鶯餡が登場します。インゲンには様々な品種があり，明治維新以降，とくに北海道において様々な品種が導入・開発されました。このプロセスで誕生したのが，国産の白色系小粒種の白インゲン「手亡」です[24]。白餡原料の豆に要求される条件は，白色が鮮やか，かつ変色しないということです。「手亡」はこの条件を満たしており，栽培が容易かつ廉価であったことから，瞬く間に白小豆に代わって白餡原料の主役に躍り出ました。現在，国産白インゲンの大半はこの手亡ですが，そのほとんどは餡原料として使用されており，豆のかたちで消費者に渡ることはほとんどありません。欧米において白インゲンが様々な煮込み料理に使われ，きわめて日常的な食材であるのと対照的です。

(3) 金時豆

　繰り返しになりますが，日本では欧米のように豆そのものを惣菜として食べる習慣が大きくは広まりませんでした。大豆は主に豆腐，揚げ，納豆といった加工食品，味噌・醤油といった調味料として，日本人の食卓に浸透したのです。これらは大豆が高たんぱく質であるゆえに成立する食品であり，高でんぷんであるインゲンを含む雑豆では代用できません。豆料理で思い浮かぶのは，豆ご飯，赤飯，正月の黒豆などであり，いずれも惣菜とは言い難いものです。したがって，滋賀県の郷土料理である「えび豆」*19などは例外的な存在といえます。

　金時豆は日本で開発されたインゲンの赤色系中粒種銘柄であり，北海道で栽培されているインゲンの約7割を占めています[24]。中でも代表的な品種は昭和に開発され，帯広市近郊の大正村で大規模に栽培された「大正金時」です。甘く煮た金時豆は佃煮類とともに大衆的な市販弁当類に入れられていることが多く，現在の日本においては一般消費者が惣菜として豆を食す最大の機会となっています。餡や正月の黒豆など，豆類を甘く調理する風習は東アジア独特のものであり，欧米にはほとんど認められません。私見ですが，脂質含有量の少ない日本の食事では，甘味を強くすることで，結果的に黒大豆や小豆の表皮に含まれるポリフェノールの渋味を抑制できたことが理由ではないでしょうか。そして，金時豆も赤色なので，甘く調理することでおいしく食べることができたのでしょう。この点についてはもう少し深い考察が必要ですが，紙数も尽きたので別の機会に述べてみます。

　　文献

　1）日本豆類協会：世界の豆類の生産状況（世界全体），https://www.mame.
　　or.jp/seisan/data/sekai_01.html（2019年10月11日アクセス）.

　2）農林水産省：生産と消費量で見る世界の大豆事情，https://www.maff.
　　go.jp/j/pr/aff/1606/spe1_01.html（2019年10月11日アクセス）.

　3）Kaplan L: What is the origin of the common bean?, *Economic Botany* 35:

---

*19　川エビと大豆を甘辛く煮付けたもの。

240–254, 1981.

4）星野利江：中南米各地の食文化．グアテマラ，世界の食文化 13．中南米
（山本紀夫　責任編集，石毛直道　監修），pp 83–90，農山漁村文化協会，東京，2007.

5）ミシェル・ルケーヌ（大貫良夫　監修，冨樫瓔子・久保　実　訳)：コロンブス，202 pp，創元社，大阪，1992.

6）Piergiovanni AR, Lioi L: Italian common bean landraces: History, genetic diversity and seed quality. *Diversity* 2: 837–862, 2010.

7）立石博高：世界の食文化 14．スペイン，286 pp，農山漁村文化協会，東京，2007.

8）21 世紀研究会編：食の世界地図，331 pp，文春新書（文藝春秋），東京，2004.

9）WHO Working Group: Glucose-6-phosphate dehydrogenase deficiency, *Bull World Health Organ* 67: 601–611, 1989.

10）アカデミー・ユニヴェルセル・デュ・カスレ日本支部：オック地方の美味なるもの，カスレ，http://www.pachon. co.jp/jpn/pachon/Cassoulet/index. html（2019 年 10 月 18 日アクセス).

11）ローマ日本人会：ムール貝パスタ入りのインゲン豆スープ，https://www.roma-nihon.it/ 情報コーナー / 簡単 - クックパッド /16-3 インゲン豆スープ /（2019 年 10 月 20 日アクセス).

12）李　薰：マニラ・ガレオン貿易における中国人の登場とその役割：フィリピンにおける中国系メスティーソの生成を中心に．三田商学研究，58（2），179–197, 2015.

13）平川祐弘：マテオ・リッチ伝 1，306 pp，東洋文庫（平凡社），東京，1969.

14）島田勇雄　訳注：本朝食鑑 1（人見必大　著），308 pp，東洋文庫（平凡社），東京，1979.

15）貝原益軒：大倭本艸 巻之四穀類，1701（中村学園大学図書館貝原益軒アーカイブ，https://www.nakamura-u.ac.jp/institute/media/library/kaibara/archive01.html（2019 年 10 月 24 日ダウンロード).

16）日本豆類協会：いんげんまめ（総論）．https://www.mame.or.jp/syurui/feature/syurui_04.html（2019 年 10 月 30 日アクセス).

17）北海道庁：麦類・豆類・雑穀便覧．H30 豆類編，https://www.pref.

hokkaido.lg.jp/ns/nsk/mamemugi/mamemugibinran.html，2019 年 10 月 27
日アクセス．

18）日本豆類協会：豆の消費．https://www.mame.or.jp/seisan/syouhi/（2019
年 10 月 26 日アクセス）．

19）吉田よし子：マメな豆の話．世界の豆食文化をたずねて，273 pp，角川ソ
フィア文庫（KADOKAWA），東京，2018.

20）政府統計の総合窓口（e-Stat）：平成 29 年産野菜生産出荷統計，https://
www.estat.go.jp/stat-search/files?page=1&layout=datalist&toukei=005002
15&tstat=000001013427&cycle=7&year=20170&month=0&tclass1=0000010
32286&tclass2=000001032933&tclass3=000001121095（2019 年 10 月 26 日ア
クセス）．

21）池上俊一：世界の食文化 15．イタリア，268 pp，農山漁村文化協会，東
京，2003.

22）今村規子：あん．食文化と伝統に学ぶ，食品加工総覧 7（追録 1 号），pp
760.6–760.9，2004.

23）渡辺篤二監修：豆の事典，238 pp，幸書房，東京，2000.

24）日本豆類協会：豆の種類，https://www.mame.or.jp/syurui/（2019 年 10
月 31 日アクセス）．

第6章　ワインの伝来と南蛮菓子

　日本人が本格的に西洋人と交流を始めたのは戦国時代です。1543年に種子島に漂着したポルトガル人は日本に鉄砲を伝え，1549年にはフランシスコ・ザビエル（Francisco de Xavier, 1506 〜 1552年，図6-1）が鹿児島においてキリスト教の布教を開始しました。鉄砲とキリスト教の伝来が日本社会に与えた影響はきわめて大きいものでした。南蛮，とくにポルトガルの目的は，交易とキリスト教の布教でしたが，彼らがもたらした食材，献立，嗜好品，服装などは日本人の生活に大きな影響を与えました。この章では，ポルトガル人によってもたらされたワインと菓子について述べてみたいと思います。

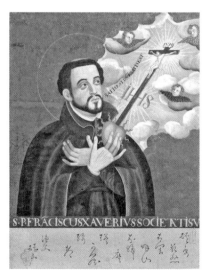

図6-1　フランシスコ・ザビエル
（作者不詳，神戸市立博物館所蔵）
神戸市立博物館の許諾を得て掲載した。

1. 南蛮貿易

⑴ 南蛮とは

　中国の中心部である中原に暮らす漢族は，周囲に暮らす漢族以外の異民族を四夷（北狄，東夷，西戎，南蛮）と呼んでいました。したがって南蛮とは，中原を制した王朝が南方の異民族に対して用いた蔑称ということになります。このような世界の中心に自分たちを据える中華思想は，日本にも取り入れられ，『日本書紀』の時代には「蛮」という語が朝鮮半島南部や奄美・琉球を指す語として用いられました。16世紀にポルトガル人との間に交易が始まると，彼らが日本から見て南方のマカオから訪れていたため南蛮人と呼び，交易によってもたらされたものを「南蛮」と呼ぶようになります。しかし，彼らがもたらした文物の新規性ゆえに，もともとは蔑称だった「南蛮」は，現在の「舶来」と同様の外国の上等な品物の意味になりました。なお，のちに日本に現れるイギリス人やオランダ人は紅毛人と呼ばれていますので，南蛮人というのは西洋人一般ではなく，ポルトガルなどの南欧系の西洋人を指すといえます。

⑵ 南蛮貿易の実態[1,2]

　南蛮貿易は実質的にはポルトガルとの交易です。16世紀，ポルトガルはインドの海岸沿いに拠点を形成し，1511年には当時の貿易拠点であったマレー半島のマラッカ王国を占拠しました。マラッカ王国は，明の忠実な朝貢国であり，琉球とは交易を通じた友好国でした。したがって，マラッカ王国の占領は，明，東南アジア諸国，琉球のポルトガルに対する警戒心を高め，結果としてポルトガルのアジアでの活動は停滞します。

　当時，明は海禁政策をとっており，周辺国との交流は朝貢という形式のみが許されていました。したがって，朝貢を行わない日本との交易も正式には行われていませんでした。ただし，東南アジア各地で日本と明の商人は交易を行っており，いわゆる日本人町も形成されていました。15世紀，明は倭寇の跋扈（ばっこ）を防止するため，東南アジア，中国，日本を結ぶ交易

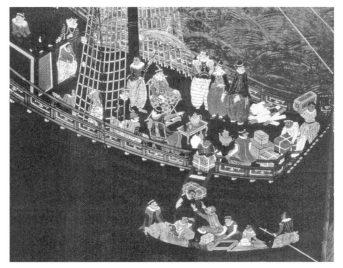

図6-2　交易のため日本に到着し積み荷を下ろすポルトガル人
（作者不詳，リスボンのカルースト・グルベンキアン美術
館所蔵）

を，朝貢を熱心に行う琉球に委ねていました。しかし，1511年のポルトガ
ルによるマラッカ王国の占領によって，東南アジアにおける琉球の拠点は消
失し，琉球は交易の中心から外れます。この結果，再び倭寇（後期倭寇）が
跋扈するようになりました。なお，この後期倭寇は，日本人ではなく中国の
私的商人が中心であり，ポルトガルなど様々な国の人間が加わったものでし
た。

　このような状況下，1557年に明によってポルトガル人のマカオへの居留
がようやく認められます。ポルトガルは明，東南アジア，日本などアジア各
国間の中継貿易を，マカオを拠点に行います。そして，日本の銀で中国の生
糸を購入し，莫大な利益を得るようになりました。やがてマカオと日本との
間にも定期航路も開設されます。マカオの責任者であるカピタン・モール
（Capitão-mor）[1]が派遣する正式な交易船だけでなく，ポルトガル商人によ

＊1　ポルトガルの在外領土の管理者の役職名である。

101

る民間の交易船が平戸，長崎，薩摩，府内（大分）など九州各地，さらに堺を訪れました（図6-2）。

　日本から輸出されたものの大半は中国向けの銀でしたが，それ以外に螺鈿などの工芸品，日本刀，水産物なども輸出されました。さらには日本国内の合戦で生じた日本人の捕虜などが奴隷として輸出されたといいます[*2]。一方，日本が輸入したものは生糸，絹織物，綿織物，陶磁器，漢方の生薬など，中国の文物が中心でした。これらの交易品以外に，ポルトガル人をはじめとする乗組員の食糧や嗜好品として積まれていた新大陸原産のカボチャ・トウモロコシ・タバコ，唐辛子，中国の西域原産のスイカ，さらには本章の主題であるワインや南蛮菓子につながるポルトガル菓子などももたらされました[3]。

(3) キリスト教[1,2]

　ポルトガルとアジア各国との交易にはイエズス会によるキリスト教の布教が関わっています。1534年に結成されたイエズス会は，その目的の一つに世界各地での布教活動があり，各地に優秀な宣教師を派遣しました。フランシスコ・ザビエルはその一人であり，ポルトガル王の要請によって，1541年にインドのゴアに赴き，その後，みずからの興味から1549年に日本を訪れ布教活動を行いました。

　交易船に乗っていたイエズス会の宣教師は布教を円滑に進めるため，交易の仲介をすることもあったようです。つまり，南蛮貿易とキリスト教の布教は切り離せないものであったのです。宣教師の活動の結果，九州各地の大名の中に，キリスト教に改宗する者が現れます。なかでも大村純忠（1533～1587年）は，領内のいくつかの土地を教会に寄進しており，その中には長崎が含まれていました。純忠が教会に土地を寄進したことについては，ポルトガルとの交易という利益目当ての面もありますが，いわゆる天正遣欧少年使節を大友宗麟（1530～1587年），有馬晴信（1567～1612年）とともに派

＊2　戦争で獲得した捕虜を奴隷として売買することは，西洋，東洋を問わず，当時の世界では普通に行われていた。

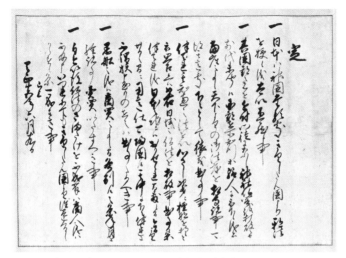

図 6-3　豊臣秀吉によるバテレン追放令（作者不詳，平戸市の松浦
　　　　史料博物館蔵の松浦家文書より）
　松浦史料博物館の許諾を得て掲載した。

遣するなど，信仰心に由来する部分も大きかったと思われます。

　長崎は，ポルトガル船の寄港地であり，純忠が 1580 年に教会に寄進した
ことにより治外法権が認められたイエズス会の自治領となりました。その
後，九州を平定した豊臣秀吉（1537 〜 1598 年）は 1587 年に突如としてバ
テレン追放令（図 6-3）[3] を布告し，翌年，長崎を直轄領とします。秀吉の後
を継いだ徳川家康（1543 〜 1616 年）も長崎を天領とし，ポルトガルとの交
易を継続しました。しかし，1634 年，徳川幕府はポルトガルとの交易を出
島という人工島に限定するようになります。そして，1639 年には，それま
でポルトガルがマカオから運んでいた中国生糸をオランダや中国商人が安定
して供給できる目処が立ったこともあり，ポルトガルとの交易は終焉を迎え
ました。徳川幕府がポルトガルとの交易を絶った最大の理由は，交易とキリ

　　　───────────────
＊3　秀吉がバテレン追放令を出した理由については諸説あるが，直前までポルト
　　ガル人宣教師と歓談しており，突発的な感情の高まりによって，ポルトガル人に
　　対する潜在的な不満が噴き出したともいわれている。

スト教の布教が不可分であったことにあります。

2. 日本語に残るポルトガル語[3-5)]

　ポルトガルと日本との交易は 100 年足らずでしたが，この間にポルトガルから伝わった言葉は多く，ポルトガル語の痕跡を残しつつ日本語になっているものがあります。一部異論もありますが代表的なものとして，本章の主題である菓子に関連するカステラ castella，コンペイトウ confeito，カルメラ・キャラメル caramelo，ビスケット biscoito，ボーロ bolo，菓子以外の食べ物としてパン pão，テンプラ tempero，嗜好品や娯楽品であるタバコ tabaco，カルタ carta，衣料に関するカッパ capa，ラシャ raxa，メリヤス meias，ボタン botão，襦袢 gibão，楽器であるチャルメラ charamela，オルガン orgão，生活用品のコップ copo，ビードロ vidro（ガラスのことでビー玉に受け継がれている），シャボン sabão，じょうろ jorro などがあります。さらに，小舟を意味するバッテラ bateira は大阪のばってら寿司，先端を意味するポント ponto は京都の先斗町（ぽんとちょう）に受け継がれています。

3. 戦国武将が飲んだワイン

⑴ 日本へのワイン伝来

　カトリックではミサにおける聖体拝領において，パンをキリストの身体，赤ワインを血液として信者に分け与えます。すなわち，宣教師は自分たちの飲用だけでなく，布教においても赤ワインを必要としていました。実際，1549 年に日本で最初にキリスト教の布教を行ったザビエルは，ミサに用いるワインをインドから運びいれています[6)]。一般には，ザビエルがこのワインを薩摩の領主島津貴久（1514 〜 1571 年）に献上したといわれていますが[7)]，その出典とされる『日本教会史』[8)] を探してもその記述は発見できません。ザビエルは 1551 年に天皇に布教の許可を得るため京都に赴き，その帰り道に山口で大内義隆（1507 〜 1551 年）にワインを献上しています[8)]。

京都へ向かうさいにも山口に寄っていますが，このときにはたいした贈り物
をしていません。山口と京都を往復する中で，有力者に贈り物をすることの
重要性を教唆されたと思われます。ザビエルは常にワインを所持しています
から，薩摩において彼が島津貴久にワインを献上した可能性は高いのです
が，贈り物の重要性を認識していない時期なので，贈っていない可能性もあ
ると思います*4。

　ところで，大手の酒造メーカーであるキリンとサントリーはそれぞれの
ホームページの中で，近衛政家（1444〜1505年）が著した日記『後法興院
記』に，近衛家の人間が1483（文明15）年に「チンタ」を飲んだという記
述があるとしています[9,10]。ポルトガル語で赤ワインを「vinho tinto」と言
うことから，「チンタ（珍陀）」はポルトガル人が持ち込んだ赤ワインのこ
とと理解されています[5,11]。しかし，『後法興院記』のどこを見てもチンタ
を飲んだという記述は見つけられません。氏名不詳の研究者のブログによ
れば[12]，『後法興院記』の中に「カラサケ二百疋等令拝受」という記述があ
り[13]，このカラサケが中国に由来する唐酒と見なされ，いつのまにか中国を
経由して日本にもたらされた珍陀酒と考えられるようになったということで
す*5。ポルトガルがマラッカ王国を占領したのが1511年ですから，1483年
の時点でポルトガル人が赤ワインを中国に伝えた可能性は低いでしょう。な
お，上記のブログは，『後法興院記』の「カラサケ」とは「干鮭」のことで
あり，これを唐酒と見なすこと自体が誤りとしています[12]。また，唐酒につ
いても，伏見宮貞成親王（1372〜1456年）による『看聞御記』の1435年
正月二十八日の条に「初三献之時唐酒被出気味如砂糖其色殊黒」とあること
から，土中で長期間保存した蒸留酒に甘味を加えたシャム（タイ）産の甘い

---

*4　「日本教会史」などの宣教師の書簡をもとにした資料は，すべての書簡を網羅
　　しているわけではなく，また邦訳にさいしても取捨選択が行われているため，島
　　津貴久に関する記述がないとはいいきれない。

*5　本書では個人のブログやHPは出典が不確かであるため，俗説の例とする場
　　合を除いて，原則として引用しないことにしているが，このブログは研究者によ
　　るものであり，『後法興院記』にチンタの記述がないことを指摘していることか
　　らあえて引用した。

黒色の酒と考えるのが妥当とされています[14]。

　他方，相国寺の季瓊真蘂（1401 ～ 1469 年）が著した『蔭涼軒日録』の1466（文正元）年 8 月 1 日条にある「南蕃酒」をワインと見なす説があります[9]。しかし，上記のブログを執筆した研究者は，「南蕃」とは日本の南，すなわち琉球から東南アジア全般を指しており，これをワインとみなすのはあまりにも単純かつ乱暴な解釈だとしています[15]。なお，江戸時代の 1732年に刊行された『万金産業袋』では，米と麹から製造する味醂のような酒を南蛮酒 *6 としています[3,5]。

(2) 天下人とワイン

　南蛮人，とくに宣教師は赤ワインを所持していますから，彼らと接触した戦国大名の中に赤ワインを飲んだ人物が出現するのは当然です。ただし，天下統一を目指した織田信長（1534 ～ 1582 年）が赤ワインを飲むシーンはしばしばテレビドラマなどに登場しますが，信長が赤ワインを飲んだことを史実としては確認できません。

　天下人でワインを飲んだことが明白なのは豊臣秀吉です。イエズス会による 1587（天正 15）年の日本年報には，ルイス・フロイス（Luís Fróis, 1532 ～ 1597 年）が当時のイエズス会総長に宛てた手紙が掲載されており，その中に当時のイエズス会日本支部の代表であったガスパール・コエリョ（Gaspar Coelho, 1530 ～ 1590 年）が博多に滞在していた豊臣秀吉を訪れた様子が記されています。そして，秀吉がコエリョの船に乗り込み，船内で洋楽器の演奏を楽しみ，糖菓とポルトガル産のワインを賞味したと述べられています[16]。

　聖体拝領ではキリストの血として赤ワインを信者に分け与えます。また，当時，ワインをポルトガル語の赤を意味する tinto から珍陀酒と呼んでいたことから，宣教師が大名らに献じたワインが「赤」であることは確実です。秀吉に献上されたワインはポルトガル産とありますので[16]，それはアルコー

　＊6　この味醂のような南蛮酒は大正年間まで京都市内で製造・販売されていた[5]。

ル度数が高く，保存性にすぐれた甘みの強いポートワインであったかもしれません[*7]。江戸時代になると，国内でヤマブドウからワインの製造が行われますが，1697 年刊行の『本朝食鑑』ではワイン（葡萄酒）について「年を経たものは濃紫色も蜜のようで，味はオランダの知牟多（チムタ）に似ている。世間では，これを珍賞している。」と記しています[17]。すなわち，日本人が好むワインの特徴は，赤みと甘味の強いポルトガルのポートワインの特徴に一致しています。日本で最初に大衆に受容されたのがポルトガルのポートワインを模した「赤玉ポートワイン（現，赤玉スウィートワイン）」[18] であったのも当然だったのです。

(3) 交易品としてのワイン

　日本に渡来した宣教師が所持していたワインは聖体拝領と彼ら自身が飲むためのものであり，本格的な交易品ではなかったと考えられます。ポルトガルはマカオを利用できるようになると，インドのゴアからヨーロッパの文物を中国に運んでおり，16 世紀にインドのゴアから中国（マカオ）に向かう船の積載品リストの中に，スペイン産ワイン 150 から 200 樽（1 樽は約 800 リットル）を見ることができます[1]。しかし，このワインも交易品としては日本に届いていないと思われます。

　日本に対する交易品としてのワインは，17 世紀に入ってから，宣教師を乗せていないイギリスやオランダの商船によって運ばれました。この頃に持ち込まれていたのはスペインやフランスのワインです。ポルトガルのポートワインではなかったのですが，ワインの保存技術の向上もあったのか，大名や役人の口には合ったらしく，平戸のオランダ商館にワイン目当ての大名，幕府役人が頻繁に訪れていたという記録が残っています[3]。西洋の窓口が長崎・出島に限定されて以降も，ワインは日本側が発注する代表的な交易品でした。大名や役人があまりにもワインを所望するため，出島においてワイン

---

*7　当時，ヨーロッパのワインをアジアに運ぶには喜望峰をまわって，インド洋に入り，インドのゴアを経由しなければならなかったことから，品質の劣化は避けられない。

が不足することもしばしばあったようです。

4. 南蛮菓子

　先にも述べたように，ポルトガル交易の主体は日本の銀と明の生糸との交換でした。したがって，ポルトガルは自分たちの食べ物を日本に輸出するということをまったく視野に入れていませんでした。しかし，日本に住むようになったポルトガル人は，入手できる食材を用いてポルトガルの献立を再現しようと努力します。再現されたポルトガルの献立の中には菓子類がありました。この菓子類は，ポルトガル人が去った後，日本人によって手が加えられ，今日では和菓子に分類される南蛮菓子として引き継がれています。ここでは代表的な南蛮菓子である金平糖，カステラ，ボウロ，カルメ焼きを紹介します。

(1) 金平糖

　代表的な南蛮菓子である金平糖（図6-4左）のもとになったのは，コンフェイト（confeito，図6-4右）[*8] という菓子です。1569年にルイス・フロイスは，当時豊後にいたベルショール・デ・フィゲイレド（Melchior de Figueiredo，1528？〜1597年）にあてた書翰の中で，織田信長に謁見した様子を述べ，「予はコンフェイト入のフラスコ一つ及び蝋燭数本を贈りたり」と記しています[19]。このコンフェイトは，当時，日本では糖果とも呼ばれており，先に紹介したように，豊臣秀吉もワインとともに賞味しています[16]。

　コンフェイトは，コリアンダーやアニスの小さな種子を芯にして，砂糖を付着させたものであり，金平糖との外見上の違いは，透明感がなく，角のような突起がほとんどないという点です[20]。コンフェイトは嵩張らず，かつ保存性もあったためか，宣教師やポルトガル商人は日本人への贈り物としてこれを持ち込み，江戸時代の1639年にポルトガルとの交易が途絶えるまで，

＊8　コンフェイトス（confeitos）という表記も多いが，本書ではコンフェイトに統一する。

108

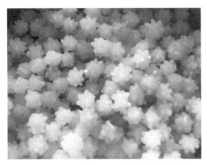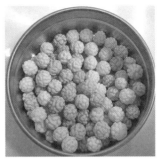

図 6-4　金平糖（左）とコンフェイト（右）
コンフェイトは株式会社宇治園から購入して撮影した。宇治園のものは金平糖として販売され
ているが，外見はポルトガルで販売されているコンフェイトにきわめて類似している。

様々な人の手を経て大名や朝廷に届けられました。そして，ポルトガルとの
交易がなくなった 17 世紀の後半になると，日本でもこれを製造するように
なります。コンフェイトの製法を習わなかった日本人が，試行錯誤によっ
て，今日のような透明感があり，かつ角のような特徴的な突起を持つコン
フェイトを完成させ，金平糖という漢字名が生じました。当初の金平糖は，
芥子の実や胡麻を芯にしていましたが，やがて小粒の飴玉やザラメ糖を芯に
するようになります[3]。

　日本では，傾斜のついた大きな釜に入れたごく小さなザラメ糖に濃い砂糖
シロップをかけ，これを加熱しながらゆっくり混ぜるという方法で金平糖を
製造しています。ザラメに砂糖の結晶が付着して一定の大きさの粒ができれ
ば，さらにシロップをかけ，加熱しながらゆっくり混ぜるという操作を繰り
返し，2 週間以上かけて粒を少しずつ大きくするのです。一方，ポルトガル
のコンフェイトは，鍋に小さな種子を入れて加熱し，そこにシロップをかけ
て沸騰させ，いったん火を止めてから，串でかき混ぜるという操作を 5 日程
度繰り返すことで製造されています[20]。ゆっくり混ぜ，時間をかけて結晶の
成長を待つ日本式と，かき混ぜることで砂糖を付着させ，短期間で粒を大き
くするポルトガル式との違いが，透明感や角状の突起物の有無に関わるので
しょう。

現在，コンフェイトも金平糖も，多様な菓子類の中ではあまり目立たないためか，消費量は多くありません。しかし，着色したシロップを用いることで鮮やかな色彩のものが製造できるので，祝いの場で利用されることも多いようです。

(2) カステラ[20-22]

　ほぼ砂糖だけでできているコンフェイトは，湿気にさえ注意すれば長期の保存に耐えるため，日本国外で製造したものを直接持ち込むことが可能でした。ポルトガルとの交易が途絶え，日本人がしばらくの間コンフェイトを製造できなかったことは，宣教師らが所有していたコンフェイトが輸入品であり，日本人にコンフェイトの製造法を伝授していなかったことを示しています。これに対して，小麦粉，卵，砂糖などを主原料に香辛料や乳製品を加えて製造する多くの焼き菓子類は，水分含量も高く，東アジアの気象条件においては腐敗やカビの発生が避けられないため，長期間保存ができません。し

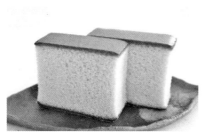
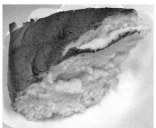
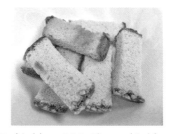

図6-5　カステラ（上左），パオンデロー（上右），ビスコチョ（下）
パンデローは京都市にあるポルトガル菓子店 Castella do Paulo，ビスコチョは株式会社福砂屋から購入し，いずれも筆者が撮影した。

110

たがって，ポルトガルの焼き菓子は，平戸，長崎，府内（大分）のように，長期にわたってポルトガル人が暮らした場所において製造され，その製造技術は日本人に伝わったと思われます。

　もっとも代表的な南蛮菓子であるカステラ（図 6-5 上左）は，元になった菓子が特定できていません。起源として有力なのはポルトガルのパオンデロー（Pão de Ló，図 6-5 上右）とスペインのビスコチョ（Bizcocho，図 6-5 下）[*9] です。パオンデローもビスコチョも地域ごとに様々なタイプがありますが，食感が日本のカステラに近いのはパオンデロー・ミニョット（Pão de Ló Minhoto）だといわれています[20]。図 6-5 上右のは京都市のポルトガル菓子専門店で購入したパオンデロー・ミニョットですが，味も食感もカステラにきわめて近いものでした。

　カステラのもとになった菓子が日本で宣教師によって製造されたと考えるならば，それをポルトガルやスペインの特定の菓子に比定することはあまり意味がないかもしれません。宣教師が学び・修行をしたのは修道院ですが，修道院では日本の禅寺と同じように，修行僧が食事をつくっていました。入手可能な食材を美味しく大量に調理する工夫が求められ，修道院ごとに独特のものが誕生したと考えられます。その証拠に，修道院が発祥のワイン，チーズ，菓子類は今日でも数多く存在しています。修道院を経て日本に渡来した宣教師は，日本で入手した小麦粉，砂糖，卵などを使ってカステラの元になった分厚くて軟らかい焼き菓子を製造したと思われます。出身地あるいは修行した修道院ごとに焼き菓子は少しずつ異なるでしょうから，焼き菓子の詳細はそれを製造した宣教師に委ねられたでしょう。日本に来たイエズス会の宣教師の出身地はほとんどがポルトガルとスペインですので，今日のカステラのルーツは，イベリア半島に存在する軟らかい焼き菓子の「最大公約数的なもの」とするのが妥当ではないでしょうか。

　江戸時代初期に刊行された『南蛮料理書』には「かすてぼうろ」という記

*9　ビスコチョにも様々なタイプがあるが，「二回焼く」という意味があり，元々は乾パンのようなものであった[21]。図 6-5 下のものは，株式会社福砂屋がカステラの切り落としなどを再度焼いて製造したものである。

述があり，「卵，砂糖，小麦粉をこね合わせ，鍋に紙を敷いて粉をふり，その上にこねたものを入れて，鍋の上下に火を置いて焼く」としています[23]。次項で述べますが，「ぼうろ」とは小麦粉，砂糖，卵などを用いたクッキーのような硬い焼き菓子を指しています。これに対して，「かすてぼうろ」は粉をふった紙の上に生地を置き，上下から火を通していることから，厚みのある軟らかい菓子であるとみなせます。したがって「かすてぼうろ」こそが，カステラのルーツにあたるものであり，前頁で述べたイベリア半島各地にある軟らかい焼き菓子の最大公約数的なものと思われます。

　カステラの名前が文献に登場するのは，1625年刊行の『太閤記』における「宣教師が下戸には「かすていら」といって菓子を配りながら布教した」という記述です。宣教師が配ったとされる菓子を，『太閤記』が対象とする秀吉の時代に実際に「かすていら」と呼んだかは疑問ですが，少なくとも1625年には「かすていら」という名称が存在していたことになります。さらに，1626年に二条城に行幸した後水尾天皇（1596〜1680年）にカステラが献じられたという記録があります。南蛮貿易の終焉は1639年ですが，天皇に献じられた菓子は宣教師ではなく，日本人が製造したと考えるのが妥当でしょう。つまり，1625年までには「かすてぼうろ」が日本人の焼く「かすていら」という名称の菓子に変化していたのです。

　カステラの名前の由来は，11世紀から18世紀にかけて今日のスペインに相当する地域に存在したカスティーリャ（Castilla）王国のポルトガル語発音である「カステラ（Castella）」であるとされています。「ぼうろ」には菓子という意味もあります。当時のイベリア半島の大半を支配していたのがカスティーリャ王国ですから，カステラのルーツを，カスティーリャ王国の菓子を意味する「かすてぼうろ（Bolo de Castella）」と呼んだのはきわめて自然なことだと思います。

(3) ボウロ

　上でも述べましたがボウロ（Bolo, 図6-6上）とは，小麦粉，砂糖，卵などを混ぜた生地を焼いたビスケットのような硬い菓子を指します[20]。カステ

ラの元になった軟らかい焼き菓子よりも素朴なものであり，こちらのほうが歴史は古いと思われます。それゆえ，ボウロの元の意味が「菓子」なのだと思います。カステラのように大々的な普及は認められませんが，今日でもこれを受け継いだ南蛮菓子を見ることができます。

　現在，国内で販売されているボウロには，小麦粉ではなく蕎麦粉や片栗粉を原料に用いたものが多く認められます。前者は「そばほうろ，図6-6下左)」と呼ばれ，京都の老舗蕎麦屋が販売する京銘菓の一種として親しまれています。後者の片栗粉を用いたものは「たまごぼうろ」と呼び，図6下右のような小粒のものは，口に入れると優しく溶けるので離乳食にも用いられています。この小粒のたまごぼうろですが，「衛生ボーロ*10」という商品名のものを子供の頃によく食べた記憶があります。

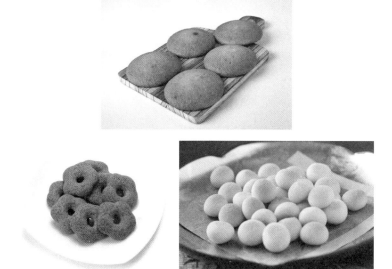

図6-6　ボウロ（上），蕎麦ぼうろ（下左），卵ぼうろ（下右）

---

*10　1893（明治26）年創業の西村衛生ボーロ本舗（京都市）の商品で現在も販売されている。

(4) カルメ焼き

　砂糖を少量の水とともに加熱して溶かし，一定温度以上になったら重曹を加えてかき混ぜ，炭酸ガスの発泡によって膨らんだ状態で固めたものをカルメ焼き（カルメラ焼き，軽焼き，図6-7左）といいます。サクサクした食感，濃厚な甘味，焦げた砂糖の香ばしい風味を持った砂糖菓子であり，その語源はポルトガル語の「甘いもの（caramelo）」です。今日の日本では，祭などの露店で実演販売される駄菓子として扱われています。独特の金属製の容器を用いてつくられますが，焼き方にコツがあり，素人がつくるのはかなり難しいものです。

　現在，重曹は工業的に廉価なものが製造されていますが，合成法が発明される19世紀以前は，天然の鉱石から得られていました。この鉱石は，ナイル川の河口やモンゴル高原など，特殊な場所にしかありません。したがって，ポルトガル人が日本を訪れた時期，日本にもポルトガルにも廉価な重曹は存在していなかったと思います。一方，カルメ焼きは，泡立てた卵白（メレンゲ）を加えて作る場合があります。現在のポルトガルに存在するススピーロ（suspiro，図6-7右）はメレンゲを焼いた甘い菓子であり，カルメ焼きに近い食感のものです[3]。このようなメレンゲを焼いた甘い菓子はヨーロッパ各地に存在しており，16世紀にはすでに誕生していたという説もあります[*11]。今日のようなメレンゲが南蛮貿易の時代に存在したかは不明ですが，カルメ焼きとヨーロッパ各地にあるメレンゲ菓子は共通のルーツを持つといえるでしょう。

　先に紹介した『南蛮料理書』には，カルメ焼きの作り方として「氷砂糖に卵白を加え煮て，鍋をおろし，摺り粉木ですり，膨れたら布団をかぶせておく」と記されています[23]。布団をかぶせるのは余熱で卵白がゆっくり固まるのを待つということですが，はたして「摺り粉木でする」だけで膨らむのでしょうか。ヨーロッパの水には炭酸を含んだ発泡性のものが多く，調理にも用いられます。この炭酸水を「摺り粉木でする」さいに加えると，一時的に

*11　泡立てた卵白と砂糖でつくる「ズッケ・マリターテ」という菓子が16世紀にイタリアのアブルッツォ地方で誕生していたとされる[24]。

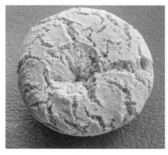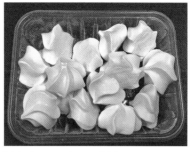

図6-7　カルメ焼き（左）とススピーロ（右）

ススピーロは有限会社セルヴィパンがススピーロの名称で販売しているメレンゲ菓子を購入し，筆者が撮影した。

気泡が発生するので，タイミングが良ければ卵白が気泡を含んでメレンゲのような状態になるかもしれません。長崎近郊の小浜や島原には炭酸泉がありますので，ポルトガル人が紹介したのは砂糖入りの卵白に炭酸水を加えて焼いたものだったのかもしれません。

文献

1）岡美穂子：商人と宣教師　南蛮貿易の世界. 382 pp, 東京大学出版会，東京，2010.

2）渡辺京二：バテレンの世紀. 478 pp, 新潮社，東京，2017.

3）江後迪子：南蛮から来た食文化. 219 pp, 弦書房，福岡，2004.

4）小松寿雄，鈴木英夫編：新明解語源辞典. 1014 pp, 三省堂，東京，2011.

5）新村　出：新編 琅玕記. 282 pp, 旺文社文庫，東京，1981.

6）河野純徳訳：聖フランシスコザビエル全書簡. 766 pp, 平凡社，東京，1985.

7）キリンホールディングス：布教がもたらしたブドウ酒. https://museum.kirinholdings.com/person/wine/01.html（2022年1月7日アクセス）.

8）ジョアン・ロドリゲース（佐野泰彦，長南　実訳，伊東隆夫，土井忠生注解）：日本教会史下（大航海時代叢書Ｘ），711 pp, 岩波書店，東京，1970.

9）キリンホールディングス：ワインと日本人. https://museum.kirinholdings.com/history/cultural/07.html（2021年12月24日アクセス）.

10）サントリーホールディングス：日本ワインの歴史. https://www.suntory.

co.jp/wine/nihon/column/rekishi01.html（2021 年 12 月 24 日アクセス）.

11) 安高啓明：長崎出島事典. 417 pp, 柊風舎, 東京, 2019.

12) Wallerstein（我が九条）：近衛政家はワインを飲んだのか. https://wallerstein.hatenadiary.org/entry/20160720/1468981933（2016 年 7 月 20 日更新, 2021 年 12 月 27 日アクセス）.

13) 平泉　澄（校訂）：後法興院記（近衛政家著）上巻. 784 pp, 至文堂, 東京, 1930.

14) 藤本義一：渡来した洋酒五百年. 日本醸造協會雑誌 71: 511–514, 1976.

15) Wallerstein（我が九条）：『蔭涼軒日録』の「南蕃酒」. https://wallerstein.hatenadiary.org/entry/20161107/1478521100, 2016 年 11 月 7 日更新（2021 年 12 月 27 日アクセス）.

16) 村上直次郎訳, 柳谷武夫編輯：イエズス会日本年報下（新異国叢書 4）. 297 pp, 雄松堂書店, 東京, 1969.

17) 島田勇雄 訳注：本朝食鑑 1（人見必大 著）, 308 pp, 東洋文庫（平凡社）, 東京, 1979.

18) サントリーホールディングス：赤玉の歴史. https://www.suntory.co.jp/wine/original/akadama/history/（2022 年 1 月 12 日アクセス）.

19) 村上直次郎訳, 渡辺世祐註：耶蘇會士日本通信上（異国叢書Ⅱ）. 461 pp, 駿南社, 東京, 1927.

20) ドゥアルテ智子：ポルトガル菓子図鑑. 239 pp, 誠文堂新光社, 東京, 2019.

21) 株式会社福砂屋企画：カステラ文化誌全書. 239 pp, 平凡社, 東京, 1995.

22) こうめい事務所企画・編集：カステラ読本. 187 pp, 株式会社カステラ本家福砂屋, 長崎, 2005.

23) 鈴木晋一, 松本仲子　編訳注：近世菓子製法書集成 2. 408 pp, 東洋文庫（平凡社）, 東京, 2003.

24) ほーしー：フランスのメレンゲ菓子は, いつ, 誰が生み出したのか. https://parismasse.net/?p=530（2021 年 6 月 10 日更新, 2022 年 2 月 2 日アクセス）.

第7章　日本における豚の飼育と豚肉食

　牛，羊，山羊，豚，馬，犬，猫など，家畜になった哺乳動物はいくつかあります。これらの中で，豚は最初から食べることを意図して家畜化されたという点で，牛や羊とは異なっています。この章では，豚肉と日本人の関係について論じてみます。

1. 家畜としての豚

(1) イノシシの家畜化

　豚 *Sus scrofa domesticus* はイノシシ *Sus scrofa* を家畜化したものですが，家畜化の時期については諸説あります。イノシシは，シカとともに主要な狩猟対象ですので，石器時代の遺跡からはその骨片が多数出土しています。しかし，いくつかの特徴的な部位が残っている場合を除くと，骨片からイノシシと豚を判別することは難しいといわれています。

　幼獣を短期間飼育してから肉として利用すること，メスを繁殖用に残す場合が多いことを考えますと，出土した骨片において若いオスの比率が高ければ，飼育管理されたイノシシである可能性が高いといえます。ブライアン・フェイガンの『人類と家畜の世界史』は，現在のトルコ領にある紀元前10,000 年頃のハラン・チェミ遺跡において，多数の若いイノシシのオス個体の骨片が出土していることから，この地でイノシシが飼育管理されていたことは確実であると述べています[1]。一方，現在のパレスチナ東部のヨルダン渓谷にあるエリコの紀元前 8000 年頃の遺跡からは，周辺の野生イノシシに比較して明らかに小型化し，かつ豚の特徴を持つ骨片が出土しています[2]。さらに紀元前 7,000 年のスイスアルプスの遺跡からは，現在の豚小屋のような建物が出土しています[2]。また，現在の中国浙江省東部においては，紀元

117

前 5000 〜 4500 年頃に存在した新石器時代の河姆渡（かぼと）文化の遺跡から明らかに豚といえる骨片が出土しています[3]。イノシシの分布域がアフリカ北部からユーラシア大陸全域に広がっていることから，その家畜化は複数の地域で，紀元前 10,000 年から 5000 年にかけて，個別に生じたと考えるべきでしょう。

　状況証拠によって「飼育管理された可能性の高いイノシシ」であると判断された場合であっても，それが今日見るような家畜の豚とは言い切れません。飼育を放棄されて野生化した豚に剛毛が生えるなど，容易に先祖返りすること，豚とイノシシのハイブリッドであるイノブタに繁殖能力が存在することなどを考えますと，イノシシから豚に至るプロセスは一直線ではなく，とくにその初期においては「行きつ戻りつ」であったと想像できます。

　豚の家畜化が一直線でないのは，初期の豚が完全な飼育ではなく，半野生の状態で飼育されていたからです。現在のスペインのイベリコ豚のように，一定期間は森に放すということが行われていたため，野生イノシシと豚の混血が日常的に生じていたのです。実際，現在の野生イノシシの DNA にも程度の差こそあれ，家畜である豚の DNA が混じっています。イノシシから豚への外見上の変化，すなわち，四肢の短縮，胴体の延長，剛毛の消失，長い耳，押しつぶされたような顔面などは，徐々に進行したものと思われます。

(2) 食糧としての価値

　食料需給表によれば，図 7-1 に示すように，現在の日本における食肉消費は，豚肉，牛肉，鶏肉がほぼ 2：1：2 の比率です[4]。豚肉と鶏肉の消費が牛肉を上回る理由は，主に価格にあると思われます。豚肉が牛肉に比較して廉価になるのは，生産に時間と手間がかからないからです。表 7-1 は豚，牛，鶏の繁殖と成長を比較したものです[5]。豚は牛に比較して，成熟期間が 2 分の 1，妊娠期間が 2.5 分の 1 であることに加えて，年間産子数は 20 倍，穀物飼料を与えた場合の飼料効率は 3 倍にもなります。出荷時の体重に年間産子数を乗じると牛が 621 キログラム，豚が 2150 キログラムとなり，豚が 3.5 倍大きくなります。これに飼料効率を乗じれば豚肉が牛肉に比較して 10 倍

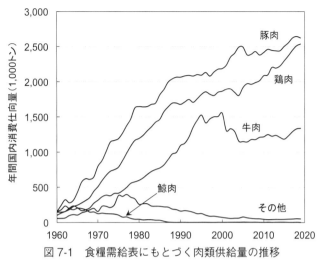

図 7-1　食糧需給表にもとづく肉類供給量の推移

令和元年度食料需給表（品目別類年表＞肉類）[4] より必要なデータを抜き出して作成した。

以上も効率の良い食糧であることが理解できます。

　ヨーロッパの農家では春先に子豚を購入し，これを秋まで残飯や野菜の切れ端を用いて飼育し，さらに森に放してドングリを食べさせて 100 キログラム近くにまで肥育しました。そして冬に入る前に解体して，ハムやソーセージに加工し，保存食としたのです。歩留まり（可食率）が 60 パーセントだったとしても 1 頭で 60 キログラム，3 頭もいれば 180 キログラムにもなることから，数名の家族の冬の糧として欠かすことのできないものだといえます。キリスト教がローマ帝国に浸透するなかで，その原型であるユダヤ教に存在していた豚肉のタブーを放棄したのは必然だったといえます。

　表 7-2 に主な肉類の栄養素含有量をまとめてみました[6]。いずれの肉もたんぱく質含有量は約 20％です。豚肉の特徴は，牛や羊肉に比較してビタミン B_1 が多いことです。成人のビタミン B_1 の推奨摂取量は 1 日あたり 1.1 〜 1.4 ミリグラムですので，豚肉を 150 グラム食べれば，ほぼ充足できる計算になります。豚肉をハムに加工しても B_1 の損失はあまり生じません。かつて日本海軍は，食事を洋食に切り替えたことによって，B_1 欠乏である脚気

表 7-1　豚，牛，鶏の繁殖と成長の比較[5]

	豚	牛	鶏
初回交配月齢（月）	8	15 ～ 16	6
妊娠（孵卵）期間（日）	114	285	21
初産月齢（月）	12	25 ～ 26	7
1 回の分娩頭（卵）数	10	1	1
年間産子（卵）数	20	0.9	225
飼料効率（kg）*	3 ～ 3.5	10 ～ 11	2.2 ～ 2.3
出荷時月齢（月）	6 ～ 7	30	1.5 ～ 2
出荷時重量（kg）	105 ～ 110	690	2.7

＊体重 1kg の増加に必要な穀物飼料

表 7-2　主な畜肉 100 グラムあたりの栄養素含有量[6]

	牛肉	馬肉	豚肉	羊肉	鶏肉
エネルギー（kcal）	223	110	150	225	121
たんぱく質（g）	19.1	20.1	22.7	19.8	24.4
脂質（g）	15.1	2.5	5.6	15.0	1.9
ビタミン B_1（mg）	0.09	0.24	0.80	0.16	0.06
鉄（mg）	2.5	4.3	0.7	2.7	0.4

牛肉はヒレ・赤肉，馬肉は赤肉，豚肉はロース・赤肉，羊肉はマトン・ロース，鶏肉は胸
肉・皮なしの数値を日本標準食品成分表より引用した。

の予防に成功しましたが，その功績の多くはおそらくハムに帰すると思われ
ます。

　また，豚肉は，肉と脂身が明瞭に分かれているため，脂身を避けて食べれ
ば，牛や羊肉に比較して低エネルギーということになります。一方，鉄の含
有量は，肉の色を見れば明らかなように，馬，牛，羊肉が高く，豚肉は低い
値になります。しかし，鉄の過剰摂取が種々の慢性疾患の発生を促進すると
いう報告が提示されていることを考慮しますと[7]，貧血者が多い若年女性を
除けば，豚肉は廉価でかつヘルシーな肉とみなすこともできるのです。

⑶ 豚肉のタブー

　先に少し触れたように，ユダヤ教には豚肉に対するタブーが存在します。
ユダヤ教の聖典である旧約聖書の中のレビ記には食物規定が記されており，
食べても良い獣の条件として，「反芻をする」ことと「蹄が割れていること」
を述べた上で，イノシシを食べてはいけない獣として例示しています[8]。豚
はイノシシを家畜化したものですから，当然，食べてはいけない獣となりま
す。旧約聖書が豚ではなくイノシシを例示したのは，ユダヤ人にとって豚が
馴染みのない家畜であったことを示しているのでしょう。

　ユダヤ人がユダヤ教を体系化したのは，紀元前 6 世紀のバビロン捕囚時代
です。中東では，先に紹介したように，家畜化されたイノシシの骨片が紀元
前 1 万〜数千年の遺跡から出土していますが，ユダヤ教が体系化された時期
には気候変動のため乾燥化が進行していました。乾燥地域では，農耕を行い
つつ豚を飼育することは難しく，羊を用いた放牧または遊牧生活が基本とな
ります。ユダヤ教が豚を食べても良い獣のリストに入れなかったのは，豚が
自分たちの暮らしには適さない家畜であることを認識していたからでしょ
う。一方，豚肉が主要な食糧であるヨーロッパ社会においては豚肉を食べな
いことが非合理的です。ゆえにユダヤ教の一派としてスタートしたキリスト
教は，ユダヤ人以外の信仰を受け容れるプロセスの中で，豚肉のタブーを放
棄したのです。これに対して，ヨーロッパに暮らしたユダヤ人は自らのアイ
デンティティを維持し，ヨーロッパ社会に埋没・同化することを避けるた
め，あえて豚肉のタブーを継続しました。ユダヤ人は，豚肉のタブーを正当
化するために，豚肉が不浄であることをあげていますが，後付けの理屈であ
ることは明らかです。

　一神教であるユダヤ教，キリスト教，イスラム教は，神の意思の伝達者で
ある「預言者」について異なる解釈をしています。ユダヤ教は，預言者は現
れていないとしており，司祭となる律法学者が神の意思を推量し，人々を指
導しています。キリスト教はイエスが神そのものであるとする三位一体論を
採用し，イスラム教はアブラハムに始まるユダヤ教の主要な伝道者とイエス
を過去の預言者として位置付けた上で，自らの始祖であるムハンマドを最

後，すなわち最新の預言者であるとしています。乱暴な表現になりますが，イスラム教の立場は，旧約聖書と新約聖書を否定はしないものの，これらが記しているのは神の意思の古いバージョンであり，最新かつ正しい意思はコーランの中にあるというものでしょう。キリスト教が旧約聖書にあった豚肉のタブーを放棄したことはすでに述べましたが，イスラム教はそれを継承しました。イスラム教における食のタブーは，ユダヤ教の食物規定と同一ではありませんが，相当な影響を受けているように見えます。イスラム教が拡大した西アジアや北アフリカなどの乾燥地域では，中東同様に豚の飼育は難しく，豚肉を食材のリストに加えないことに不都合はありませんでした。他方，今日，イスラム教は乾燥地域だけではなく，東南アジア諸国においても主要な宗教となっています。これらの地域では，豚は主要な家畜ではありますが，ヨーロッパのように依存しなければならない食糧ではありません。いいかえると，東南アジアにおける豚はいくつかある動物性たんぱく質源のひとつであり，食べることを我慢しても食生活が成立したのです。

2. 日本における養豚と豚肉食

(1) 古代から戦国時代まで

　一般に日本人は，鶏は別として，食用家畜を持たなかった世界でも稀な民族とされています。しかし，古代においては「家畜化したイノシシ＝豚」を飼育していました。

　考古学的な研究では，①縄文時代の遺跡からは，シカとイノシシがほぼ1：1の割合で出土するが，弥生時代に入るとイノシシの比率が急増する，②弥生時代の遺跡から出土するイノシシは若い個体が多く，それらの多くは骨の形態から，実際には豚と判定される，③イノシシと豚の中間的な形態の骨片は出土していない，ということが確認されており，弥生時代におそらく大陸から，家畜としての豚が持ち込まれたと推定されています[9]。ただし，この弥生時代の豚飼育は，厳密な管理がされておらず，飼育放棄もしばしば行われていたため，古墳時代や奈良時代には小規模なものになったと思われ

ます[10]。前にも述べたように，飼育放棄され「野に放たれた豚」はイノシシと混血したと考えられており，結果として日本産イノシシと豚とをDNAを用いて峻別する試みを難しくしています。

　古墳時代の遺跡からは渡来人がもたらしたと考えられる豚の骨片が出土しています。『播磨国風土記』は，仁徳天皇（5世紀頃）の時代に日向から豚を飼いたいと申し出るものがあり，播磨での養豚が許されたと記しています[11]。また，同じ仁徳天皇の時代には，多くの養豚技術を持った渡来人が日本にやってきて，その居住区域が「百済郡」と命名され，今日に伝わる「猪飼野」という地名が成立したと考えられています[10]。なお，日本では中国と同様に豚を「猪」と表現する場合があり[*1]，そのことが日本における養豚や豚肉食の歴史を文献でたどることを難しくしています。

　渡来人を中心にした養豚はその後も継続しており，675年に天武天皇から出された肉食禁止の勅令の中でも豚肉は対象とされていません[12]。この禁止令は，稲作に役立つ牛や馬の保護を目的としたものであり，禁止期間も稲作が行われる4月～9月に限定されていました。したがって，この勅令で指定されなかった動物（イノシシやシカなど）の肉を食べることは禁止されておらず，豚肉を食べることも認められていました。しかし，仏教思想が浸透するにつれて，肉食そのものが廃れていき，奈良時代末期には食肉を得ることを目的とした養豚は日本社会において消滅したと考えられています。狩猟によって獲得したシカやイノシシ，あるいは年老いて用をなさなくなった馬を食べることは継続しましたが，シカ肉を「もみじ」，イノシシ肉を「ぼたん」，馬肉を「さくら」と呼び変えていたことでもわかるように，肉食そのものを忌み嫌う風習が明治初期まで日本社会を覆ったのです。なお，平安時代の百科事典である『和名類聚抄』には，豚（猪）の記述があります。ただし，これは動物としての記述であり，食べ物としての記述ではありません。ちなみに，イノシシは同じ巻において「野猪」という中国式名称で記載されていま

＊1　中国では「豚」は「豚肉」を示しており，動物としての「豚」を示すのは「猪」である。「豚」の文字が中国で廃れているのは，中国では肉といえば豚肉をさすことも影響しているのであろう。

す。

　戦国時代に日本を訪れたポルトガルやスペインの宣教師にとって，肉や乳製品を欠いた食生活は大きな苦痛であったと容易に想像できます。それでも，キリスト教に改宗した大名らは，宣教師の影響を受けて積極的に肉食を行いました。第4章で紹介したように，大友宗麟（1530〜1587年）の治めていた府内（現在の大分市）では，1557年にポルトガル宣教師のガスパル・ヴィレラ（1525？〜1572年）が，1頭分の牛肉と米を煮込んだ料理を日本人にふるまったという記録があります[12]。現在，大分県臼杵市に存在する黄飯がこれを継承したものと考えられることから[13]，ヴィレラのふるまった料理はパエリアのようなものだと思われます。同様の牛めしは，キリシタン大名ではありませんが，当時，豊前小倉城を拠点としていた細川忠興（1563〜1646年）も食べています[13,14]。しかし，これらの大名が口にしたのも牛肉であり，豚肉の記録はありません。牛は農耕用に飼育されていたので入手することは可能でしたが，養豚が平安時代までに絶えていたので豚を入手することはできなかったのでしょう。

　このように文献を見る限り，平安時代以降は江戸時代中期まで，日本人が豚を飼育したり，豚肉を食べたりした記録は残っていません。ヴィレラをはじめとする宣教師の手紙をまとめた『耶蘇会士日本通信　豊後編』にも，野猪（イノシシ）を入手したことは記されていますが[12]，豚についての記載はありません。ところが，戦国時代の大分の街のゴミの中から，東南アジアと同系の豚の骨が出土しています[3]。戦国時代の大分には，上記のように多数の南蛮人が居住しており，豚肉の需要は高いですから，東南アジアや中国から南蛮人専用の食べ物として豚が運び込まれていたと考えられます。時代は下がりますが，江戸時代中期に日本を訪れたカール・ツンベルク（1743〜1828）は『日本紀行』に，交易のために長崎に来る中国人が生きた豚を運んでくると記しています[15]。なお，戦国時代末期の日本語を収録した『日葡辞書』には「Cacho＝豚」と記されており[16]，豚または豚肉が存在していたことが窺えます。日本語の歴史資料にある「猪」のいくつかが「豚」である可能性を検討し，文献と考古学資料との間の離齬を埋める必要があります。

(2) 江戸時代

　琉球では本土と同様に弥生時代の遺跡から豚の骨片が出土しており，本土のような肉食を忌避する文化もなかったことから，養豚が継続して行われていた可能性があります。しかし，今日のアグー豚につながる本格的な養豚は，約600年前に中国（明）から小型の豚が導入されたことがきっかけです[17]。琉球では，豚以外の多くの獣の肉も利用されており，牛肉食も盛んでした。しかし，中国の影響を受けたことと，牛を農耕用家畜として位置付けてその食用を禁止することが行われた結果，次第に豚が肉食の中心となりました。この琉球の豚肉食は，江戸時代になると琉球を侵略した薩摩に伝わり，今日の豚汁に相当する薩摩汁という郷土料理が誕生します[18]。

　同じく江戸時代，長崎の出島に暮らすオランダ人のために，先にも述べたように中国人が大陸から豚を運び入れて飼育し，オランダ人自身も出島においてハムやソーセージを製造しました。当時の出島でのオランダ人の生活を描いた絵巻物には，豚の屠殺やソーセージ作りが描かれています（図7-2）。やがて豚肉の利用は長崎に住む日本人にも拡大して，豚肉を用いた南蛮料理や卓袱（しっぽく）料理が長崎料理として認識され，豚の角煮などが食され

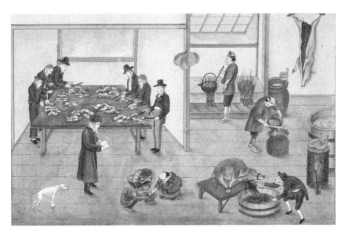

図 7-2　長崎出島における豚の解体とソーセージの製造

長崎歴史文化博物館所蔵の『唐蘭館絵巻』中の「蘭館図・調理室図」を許諾を得て掲載した。

るようになります。江戸時代の小倉城のゴミから多数の豚の骨が出土していることから[19]，長崎で発生した豚肉食，あるいは薩摩の豚肉食は北部九州に伝播していたのかもしれません。

　このように江戸時代の九州では，豚の飼育や豚肉食が進行していたと考えられます。では，江戸はどうだったでしょうか。1697年に刊行された『本朝食鑑』では，平安時代の『和名類聚抄』と同様に，豚を「猪」，イノシシを「野猪」と記載し，イノシシに関して，「その肉の味は甚だ甘美で，牛鹿の肉よりも優れている」とする一方で，豚に関しては，「残飯などで容易に飼育することができるが，その肉は猛犬を養うのに適している」と述べるのみで，人が食べることについては記していません[20]。もっとも，犬を養うためだけに豚を飼育することは考えられませんので，『本朝食鑑』の記述は17世紀の後半頃から，江戸近辺でも養豚が行われ，豚肉食が普及し始めていたことを示すものといえるでしょう。

　1712年刊行の『和漢三才図絵』には，図7-3のように豚が収載され[21]，1746年に刊行された『黒白精味集』には，湯引き，吸い物，煮物，焼き物など，豚の様々な調理方法が記載されています[22]。このように18世紀には，薩摩や長崎の豚肉料理が薩摩藩士や蘭学者によって江戸に紹介されたと思わ

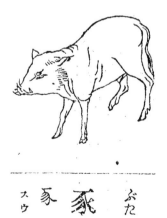

図7-3　『和漢三才絵図』に収
　　　　載された豚

れます。折しも，江戸市中に存在した獣鳥肉取り扱い（販売と料理提供の両方）店であった「ももんじ屋（百獣屋）」*2 が次第に認知され始めており，肉食全般に対する忌避感も次第に薄れていきます。

(3) 明治以降[23)]

　明治維新以降，政府による肉食の奨励という後押しもあり，国内での肉食は急速に拡大します。1872（明治 5）年には，政府が雇った外国人の指導のもと，西欧の飼育法を取り入れた養豚が始められました。その後，各地の試験場でも西欧流の養豚が広まり，米国産チェスターホワイト，英国産サフォーク，バークシャーなどの品種が導入されました。試験場で生産された子豚は，民間に払い下げられ，西洋品種を用いた養豚がさらに拡大します。明治後半には，軍（とくに海軍）の食料として豚肉の需要が急速に高まり，養豚業も大いに活性化しました。明治から大正にかけて飼養の中心であったのはバークシャー，中ヨークシャー種であり，主として食品産業から出る廃棄物や家庭から出る残飯を飼料に用いました。このため，食品産業が盛んな地域や残飯が多く出る都市部で養豚が盛んになりました。なお，当時の豚肉の食べ方は，ベーコンやハム，缶詰など加工食品が主体です。

　昭和に入ると，耕地に家畜の糞尿を厩肥として還元する有畜農業が奨励され，奨励金が交付されるようになりました。このような背景もあり，1939（昭和 14）年には戦前最高の 115 万に近い頭数の豚が国内で飼育されていました。しかし，第二次世界大戦が長引くにつれて飼料事情が悪化し，さらに都市部が爆撃によって破壊されたこともあり，養豚は一気に衰退して終戦直後の全国の飼養頭数は 8 万強にまで減少しました。その後，飼料事情の好転，食生活の欧米化が後押しとなって，養豚は徐々に復興します。また品種においても，1960（昭和 35）年にアメリカより欧米原産の大型種が導入され，在来の中ヨークシャー，バークシャーとの交雑により肉豚生産が行われるようになりました。その後は，栄養価の高い飼料が米国から入ってきたこ

＊2　もともとは近郊の農山村部で猟師が得た獲物に由来する肉を販売した。

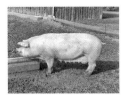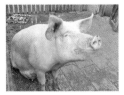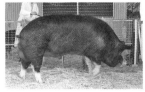

図 7-4　主な豚の品種
　　　（左, ランドレース；中, 大ヨークシャー；右, バークシャー）

ともあって, ランドレース, 大ヨークシャーなどの大型種が発育や繁殖能力
の点で注目を集め, 従来飼養されていた中型種の中ヨークシャー, バーク
シャーに取って代わるようになります。平成 28 年の農林水産省畜産統計に
よると, 国内の養豚頭数は 134 万 5 千であり, 戦前の最盛期を上回っていま
す。

　現在, 国内で飼育されている品種は, ランドレース（図 7-4 左）, 大ヨー
クシャー（同中）, デュロック, バークシャー（同右）, ハンプシャー, 中
ヨークシャーなどです。ただし, 実際に豚肉として供給されているものの大
半は, これらのうち 3 つの品種を交配させた「三元豚（三元交配豚）」です。
交配することによって, 発育がよくなり, 肉質にばらつきがなくなるからで
す。ただし, バークシャーは「黒豚」の名称で単一品種の豚肉としても流通
しています。

3. 日本の豚肉料理

(1) ハム

　明治に入り, 国内でもハムの製造が行われるようになります。伊藤ハムの
ホームページには, 1872（明治 5 年）に長崎の片岡伊右衛門がアメリカ人か
ら骨付きハムの製法を教わり, ハムの製造を始めたこと, 翌年には, 北海
道開拓使庁で養豚業の一環としてハムの試作が行われたとあります[24]。ただ
し, 一般に国産ハムの元祖といわれているのは, 1874 年, 当時の神奈川県
鎌倉郡でホテル経営をしていたイギリス人のウィリアム・カーティスが始め

たハムづくりです。このカーティスの技術が複数の日本人に伝えられ[*3]，その中から，斉藤満平が，1887年に操業許可を得て横浜の戸塚に初めてのハム製造工場を設立しています[25]。その後，ハム製造の技術が飛躍的に向上したことと，軍（とくに海軍）からの大量注文もあって，日本のハム産業は繁栄します。ただし，これらのハムは一般国民からみれば贅沢品であり，簡単に食卓に上るものではありませんでした。今日のように一般の食卓に上るようになったのは，1960年代から70年代に進行した食生活の欧米化の結果なのです。

　現在，日本農林規格は加熱ハムを，骨付きハム，ボンレスハム，ロースハム，ショルダーハムに分類し，非加熱ハムをラックスハムと定義しています[26]。この非加熱ハム，いわゆる生ハムの製造が許可されたのは1982（昭和57）年のことです。ただし，国際的には，生ハムは，薫煙処理しているもの（ラックスハム）としないもの（プロシュットやハモン・セラーノなど）に分かれます。日本農林規格が，非加熱のいわゆる生ハムを，薫煙処理していないものも含めて「ラックスハム」と定義しているため，市場では混乱が生じています。一方，日本の食品衛生法では，生ハムを低温薫煙ハムと呼称し，63℃で30分間の加熱殺菌を行っていない非加熱食肉製品にあたるとして，食中毒菌や腐敗菌の増殖を抑制するため，製造温度，製品の水分活性，保存などに関する規格基準を厳しく設定しています。

（2）トンカツ

　トンカツの起源と歴史については，岡田哲氏の優れた著作[18]があります。以下はその内容を著者なりに要約したものです。

　仔牛，羊，豚の骨付き肉や背肉などを適切な大きさにカットしたものをフランス語ではコートレット（côtelette），英語ではカットレット（cutlet）といい，やがてこれを塩・胡椒で味付けし，小麦粉，卵黄，パン粉をまぶしてバターで両面をきつね色に焼き上げた料理を同じ名称で呼ぶようになりまし

＊3　カーティスの技術を受け継いだのが「鎌倉ハム」というブランドである。

表 7-3　欧州のコートレット類の共通した特徴[17)]

---

1. 骨付き肉が基本だが，ウインナーシュニッツェルのように骨を抜いた肉を用いるものもある。

2. 筋繊維を切って柔らかくするのと，火の通りをよくするために，叩いて薄くした肉を用いる。

3. パン粉はさらさらした細粉である。パン粉を付けず小麦粉のみの場合もある。

4. 用いる油脂はバターまたはヘット（牛脂）で，オリーブ油の場合もある。

5. 油で揚げるのではなく，炒め焼きといった方が正しい調理である。

た。欧州各国にコートレットに相当する料理が存在しますが，表 7-3 に示すような共通した特徴がありました。日本ではこのコートレットもしくはカットレットを詰めてカツレツと称しました。福沢諭吉（1835 ～ 1901 年）が 1860 年に著した『増訂華英通語』は cutlet を吉列（カツレツ）として採録しています。

　明治に入ると肉食の奨励もあり，欧州各国に存在していたコートレットに該当する料理を参考にして，自己流でビーフカツレツやチキンカツレツが作られましたが，牛鍋のようには普及しませんでした。そのような中，1895（明治 28）年に銀座の洋食店である「煉瓦亭」が刻みキャベツを添えたポークカツレツを売りだしました。煉瓦亭の主人であった木田元次郎は，①骨を抜いて食べやすくする，②天ぷらのようにたっぷりの油で揚げる，などの工夫を行ないました。このポークカツレツは廉価で，量も十分であったため，日本人・外国人のいずれの評判もよく，看板メニューとなりました。その後，1907（明治 40）年頃になると，ポークカツレツは流行のメニューとなり，大正時代には，コロッケ，カレーライスとともに三大洋食の一翼を担うようになります。そして，1929（昭和 4）年に東京上野の「ポンチ軒」の料理人であった島田信二郎が分厚い豚肉を油で揚げ，これを平仮名で「とんかつ」と命名するのです。

　煉瓦亭のポークカツレツは欧州のコートレットと今日のトンカツの中間的

なものです。ポークカツレツがトンカツに進化するさい，豚肉の厚みは相当
に増しています。つまり，この間に，分厚い豚肉に十分に火を通す技術や，
揚げに用いる油にラードや植物油を用いることなどが確立したといえます。
このあたりは，日本の料理人の研究心と技術力の高さを物語っています。今
日，トンカツは箸を使って食べること，定食になった場合にはご飯と味噌汁
がつくことなど，西洋料理というよりも日本料理といってもいい形態で食さ
れています。トンカツのチェーン店を訪れれば，様々な国の人がトンカツを
美味しそうに食べる光景を目にすることができます。日本に留学経験がある
バリ島のホテル従業員（インドネシア人）が「トンカツが美味しかった」と
懐かしそうに語るのを聞いたこともあります。トンカツは万人受けする料理
として，今後，さらに世界に受け容れられるでしょう。

(3) カツ丼

　カツ丼には卵でとじたものを飯に乗せるタイプと，ソースカツ丼に代表さ
れる調味液に浸したカツを飯に乗せるタイプがあります。前者はおそらく親
子丼の変形であり，後者は一種の洋食といえます。

　卵とじカツ丼のルーツとして，早稲田大学のそばにあった蕎麦屋「三朝
庵」が，1918年に親子丼をヒントにして，余ったトンカツ[*4]の処理法とし
て考案したという説が有力です[27]。しかし，19世紀末に東京で考案された
親子丼は，現在も営業している浅草の料理屋「玉ひで」において，客が勝手
に軍鶏鍋の残りを卵でとじて飯に乗せたことに由来するものであり，1954
年頃までは現在のような半熟卵でとじたものではなく，卵に完璧に火が通っ
ていたものでした。鶏肉を半熟卵でとじた親子丼は，1903年に大阪の内本
松次郎が博覧会の目玉料理として考案したものです。ゆえに，三朝庵がカツ
丼のヒントにしたのは，浅草発の親子丼ではなく，大阪風の親子丼と考える
方が妥当ではないでしょうか。1903年に考案された大阪風親子丼が，1918
年頃に東京の蕎麦屋の献立において一般的であったかを検証すべきでしょ

---

*4　トンカツという名称の誕生が1929年なので，余っていたのはポークカツレツ
　　ということになるだろう。

う。大阪風親子丼の考案時期と三朝庵での卵とじカツ丼考案の間には 15 年ものタイムラグがあります。親子丼の変形である他人丼（鶏肉を牛肉に置換したもの），きつね丼（鶏肉を油揚げに置換したもの，京都は衣笠丼），木の葉丼（鶏肉を蒲鉾に置換したもの）などが，いずれも関西発祥であることを考慮しますと，卵とじ系カツ丼のルーツも関西である可能性は否定できないと思います。

　一方，ソースカツ丼は，ドイツ帰りの高畠増太郎が東京の早稲田で経営していたレストラン「ヨーロッパ軒[*5]」において，1913 年にウインナーシュニッツェル（オーストリアの仔牛肉を用いたカツレツ）にウスターソースをかけ，ご飯に乗せて提供したものがルーツであるという説が有力です。今日では，ウスターソース以外に，ドミグラスソース，味噌だれ，出汁で味付けをした葛餡など，カツにかける調味液は多彩であり，もはや洋食の面影を失っているものも多くあります。

⑷ 豚汁

　豚肉と野菜，豆腐などを煮込み，味噌で味付けした汁物，端的にいえば豚の入った味噌汁を豚汁と呼んでいます。豚以外の具材には，地域・家庭ごとに違いがあります。地域で得られる動物性・植物性の食材を鍋に放り込み，適当に味付けをして煮て食べるという行為は，洋の東西を問わず行われてきました。豚肉が容易に入手可能になれば，この煮物・汁物の具材として豚肉を利用し，肉の臭みを隠すために味噌で味付けをすることは自然な流れでしょう。豚汁の具材に地域ごとに違いがあるのは，その地域にもともと存在していた煮物・汁物に豚肉を加えたからだと思われます。つまり，豚汁のルーツは多様であり，先に述べた薩摩汁は多様なルーツのひとつに位置付けるのが妥当と思われます。

　豚汁の読み方として，「とんじる」と「ぶたじる」の両方があります。NHK が 2005 年に 20 歳以上 2000 人を対象に行ったアンケート調査によれ

＊5　ヨーロッパ軒は現在でも高畠の故郷である福井市および敦賀市で営業している。

ば，日本全体で「とんじる」が54%，「ぶたじる」が46%であり，地域でわけると大まかには，東日本では「とんじる」，西日本と北海道では「ぶたじる」が多いということです[28]。ただし，大手牛丼チェーンなどでは，「とんじる」と称し，インスタント商品でも「豚汁」もしくは「とん汁」と表記するなど，「ぶたじる」派の旗色はNHK調査の時点よりも悪化しているように感じます。もっとも各種の辞典や辞書においては，「とんじる」と「ぶたじる」は拮抗しており，「ぶたじる」は善戦しています。個人的には「ぶたじる」で育ってきたので「とんじる」には相当な違和感があります。しかし，筆者の所属する大学の生協食堂でも，「ぶたじるをください」と注文すると，必ず「とんじるですね」という返事が戻ってきます。大げさかもしれませんが，「とんじる」派のこのような理不尽な仕打ちには心が折れそうになります。

　豚足という用語はありますが，豚を用いた料理において豚を「とん」と読ませるのは「とんかつ」の出現以降だと思います。つまり，豚汁の読み方としては，「ぶたじる」が初期値であり，「とんじる」による侵略は関東の牛丼チェーンの陰謀だろうと考えます。なお，関西では牛肉のカツレツを，ビーフカツレツを縮めた「ビフカツ」と称するのが正当ですが，最近になって東京の企業が「牛カツ（ぎゅうかつ）」という呼称を用いて全国展開を図っています。「とんじる」による「ぶたじる」の駆逐と同じことが「ビフカツ」にも降りかかるのではないかと危惧しています[*6]。

⑸ 豚まん

　様々な具材を発酵させた小麦粉（通常は薄力粉）の生地で包み，これを蒸して調製する「中華まん」の起源が，中国の三国時代（220年頃）にさかのぼるといわれています。新宿中村屋のホームページには，蜀の名将であった諸葛孔明が暴風雨のために増水した川を渡るさい，小麦粉を水で練って皮を作り，羊と牛の肉を包んで調製した饅頭を人頭の代わりに水神に捧げたとこ

＊6　先日（2022年1月）にもNHKのアナウンサーが「牛カツ」と述べていたことから，この危惧は現実のものになりつつある。

ろ，見事に風雨が鎮まったと紹介しています[29]。ただし，この逸話の真偽については定かではありません。三国時代の後，6世紀に執筆された料理書である「齋民要術」には，肉類を包んで蒸すものとして，米または米粉を用いる「ちまき」の記載はありますが，饅頭は見当たりません[30]。

　現在の中国では，饅頭は具の入っていないものを指し，具の入っているものは包子（パオズ）と称しています。中華まんが一般に広く普及したのは，1927年に新宿中村屋が，「天下一品支那饅頭」という名称で，豚肉入りを1個6銭，餡入りを4銭で販売してからですが[29]，包子が日本に導入されたのは明治末から大正期に横浜や神戸に中華街が成立した頃でしょう。たとえば，神戸南京町の「老祥記」は，1915年に創業者の曹 松琪が天津包子を日本人向けにアレンジしたものを「豚饅頭」として売り出したとしています[31]。

　中華まんの具材として豚肉を用いたものが「豚まん」ですが，全国的には

表7-4　家計調査（二人以上の世帯）における牛肉，豚肉，鶏肉の消費年額（単位：円）の都道府県庁所在市および政令指定都市ランキング[31]

順位	肉類すべて		牛肉		豚肉		鶏肉	
	都市名	消費額	都市名	消費額	都市名	消費額	都市名	消費額
1	奈良	92,987	京都	38,018	横浜	34,967	岡山	19,082
2	和歌山	92,556	和歌山	37,752	福島	33,239	福岡	18,992
3	京都	91,951	奈良	37,330	さいたま	32,694	大分	18,978
4	大津	89,491	大津	36,029	川崎	32,658	京都	18,624
5	堺	88,499	大阪	33,673	相模原	32,455	大津	18,552
6	岡山	84,706	堺	33,498	新潟	32,330	宮崎	18,317
7	神戸	84,704	北九州	33,034	静岡	32,044	奈良	18,245
8	大阪	84,697	神戸	32,506	浜松	31,797	北九州	18,213
9	北九州	84,290	津	32,158	奈良	31,630	山口	18,098
10	広島	84,197	徳島	31,118	山形	31,535	堺	18,055
	全国	89,900	全国	21,641	全国	29,735	全国	15,471

2015 〜 2017 年の平均値である。

「肉まん」の名称が優勢であり，豚まんと呼んでいるのは関西を中心とした
西日本です。その理由については，様々なメディアで取り上げられているよ
うに，西日本では「肉」は牛肉を指すため，豚肉入り中華まんを「肉まん」
とすると一種の偽装表示に当たるからです。「肉じゃが」や「カレーライス」
に入れる肉も，東の豚肉に対して西は牛肉であり，関西のうどん屋の定番献
立である「肉丼」，「肉うどん」，「他人丼」が使用するのが牛肉であるのも，
関西を中心とした西日本では「肉＝牛肉」という感覚が一般的だからです。
この関西における「肉＝牛肉」を裏付けるデータとして，総務省による家計
調査（二人以上の世帯）の中の，牛肉，豚肉，鶏肉に関する都道府県庁所在
市及び政令指定都市ランキング[32]を表 7-4 に示します。近畿地方の各都市
が牛肉消費の上位に並んでいます。

文献

1 ）ブライアン・フェイガン（東郷えりか訳）：人類と家畜の世界史．357 pp,
河出書房新社，東京，2016.

2 ）ライアル・ワトソン（福岡伸一訳）：思考する豚．358 pp，木楽舎，東京，
2009.

3 ）松井　章：人間と家畜－動物考古学の立場から－．野生から家畜へ（松井
章 編），pp 195–220，2015.

4 ）農林水産省：令和元年度食料需給表＞品目別累年表＞肉類．e-Stat 政府統
計の窓口，https://www.e-stat.go.jp/stat-search/files?page=1&layout=data
list&toukei=00500300&tstat=000001017950&cycle=8&tclass1=00000103289
0&tclass2=000001151387&cycle_facet=cycle&tclass3val=0（2021 年 9 月 10
日アクセス）.

5 ）熊本県畜産広場：食肉の基礎知識，kumamoto.lin.gr.jp/shokuniku/
kisochisiki/kachiku_seisan/hikaku.html（2018 年 6 月 18 日アクセス）.

6 ）文部科学省科学技術・学術審議会資源調査分科会（報告）：日本食品標準
成分表 2015 年版（七訂）．589 pp，全国官報販売協同組合，東京，2014.

7 ）Ko C, Siddaiah N, Berger J, Gish R, Brandhagen D, Sterling RK, Cotler
SJ, Fontana RJ, McCashland TM, Han SH, Gordon FD, Schilsky ML,
Kowdley KV: Prevalence of hepatic iron overload and association with

hepatocellular cancer in end-stage liver disease: results from the National Hemochromatosis Transplant Registry. *Liver International* 27: 1394–1401, 2007.

8）共同訳聖書実行委員会：旧約聖書レビ記. 11.1-47, 日本聖書協会, 東京, 1987.

9）新美倫子：弥生文化の家畜飼育. 食料の獲得と生産（設楽博己, 藤尾慎一郎, 松木武彦 編）. pp. 95-103, 同成社, 東京, 2009.

10）石黒直隆：DNA 分析による弥生ブタ問題. 食料の獲得と生産（設楽博己, 藤尾慎一郎, 松木武彦 編）, pp 104-116, 同成社, 東京, 2009.

11）長崎県食肉衛生検査情報発信委員会：食品衛生検査情報「豚々」No. 44, 2008.

12）村上直次郎訳註：耶蘇会士日本通信 豊後編上, 419 pp, 帝国教育會出版部, 東京, 1936（国立国会図書館デジタルコレクション, https://dl.ndl.go.jp/info:ndljp/pid/1878829, 2021 年 11 月 1 日ダウンロード）.

13）松尾雄二：文献にみる牛肉料理について. 畜産の研究 67: 967-971, 2013.

14）堀尾拓之, 横山智子：室町・安土桃山時代の食文化について. 名古屋経済大学自然科学研究会会誌 49: 35-50, 2016.

15）山田珠樹訳註：ツンベルグ日本紀行. 503 pp, 駿南社, 東京, 1928.

16）土井忠生, 森田　武, 長南　実（編集・翻訳）：邦訳日葡辞書. 862 pp, 岩波書店, 東京, 1980.

17）沖縄県アグーブランド豚推進協議会：「沖縄アグー豚」ってどんな豚？, okinawa-agu.com/how.html（2018 年 7 月 4 日アクセス）.

18）岡田　哲：明治洋食事始め. とんかつの誕生. 261 pp, 講談社学術文庫（講談社）, 東京, 2012.

19）松井　章：総合討論「日本の猪と豚」. 人間と家畜－動物考古学の立場から－. 野生から家畜へ（松井　章 編）, pp 227-228, 2015.

20）島田勇雄（訳注）：本朝食鑑 5（人見泌大 著）, 368 pp, 東洋文庫（平凡社）, 東京, 1981.

21）寺島良安（編）：和漢三才絵図 中之巻. 中近堂, 東京, 1885（国立国会図書館デジタルコレクション, https://dl.ndl.go.jp/info:ndljp/pid/898161, 2021 年 9 月 13 日ダウンロード）.

22）松下幸子：江戸料理読本. 287 pp, ちくま学芸文庫（筑摩書房）, 東京, 2012.

23）日本養豚協会：日本の養豚の歴史，http://www.jppa.biz/rekishi2_2.html （2018 年 7 月 6 日アクセス）．

24）伊藤ハム：日本でハムやソーセージが造られるようになったのはいつ頃？, http://www.itoham.co.jp/information/omoshiro/010.html （2018 年 7 月 8 日アクセス）．

25）Wikipedia：「鎌倉ハム」, https://ja.wikipedia.org/wiki/ 鎌倉ハム （2018 年 7 月 8 日アクセス）．

26）農林水産省：ハム類の日本農林規格，www.maff.go.jp/j/jas/jas_kikaku/ pdf/kikaku_09.pdf （2018 年 7 月 8 日アクセス）．

27）吉田宗弘：うどん・そば屋における「きつね」，「たぬき」，「どんぶりもの」の地域差．食生活研究 38: 1-11，2018.

28）NHK：ためしてがってん「シリーズわが家の味 [2] うまさ最大級！豚汁の新鉄則」(2005 年 11 月 2 日放送), http://web.archive. org/web/20051105040909/http://www3.nhk.or.jp:80/gatten/ archive/2005q4/20051102p.html （2018 年 7 月 9 日アクセス）．

29）新宿中村屋：中華まん，https://www.nakamuraya.co.jp/pavilion/ products/pro_003.html （2018 年 7 月 10 日アクセス）．

30）田中静一，小島麗逸，太田泰弘　編訳：斉民要術－現存する最古の料理書－（新装版）．360 pp, 雄山閣，東京，2017.

31）南京町老祥記：老祥記の軌跡，http://roushouki.com/kiseki/ （2018 年 7 月 10 日アクセス）．

32）総務省：家計調査（二人以上の世帯）品目別都道府県庁所在市及び政令指定都市ランキング（平成 27 年（2015 年）～ 29 年（2017 年）平均），https://www.stat.go.jp/data/kakei/5.html （2018 年 7 月 10 日アクセス）．

第8章　めで鯛

　日本列島は四方を海に囲まれており，人々は海産物を重要なたんぱく質源として利用してきました。日本の食生活は，米食が中心という点においてはアジア型食生活に分類されますが，淡水魚ではなく海産魚への依存度が大きいという点では，東南アジアや中国長江流域の食生活とは異なっています。このため，日本の食生活を他地域にはない独立したものであるとする考え方もあります。本稿では，日本人の食生活を特徴づける海産物の中で，タイ（鯛）[*1] に焦点をあててみます。

1. 生物，および水産資源としてのタイ

　日本人が食生活において鯛と呼んでいるのは，スズキ目スズキ亜目タイ科に属するマダイ（英名，red seabream）*Pagrus major*（図8-1上）のこ

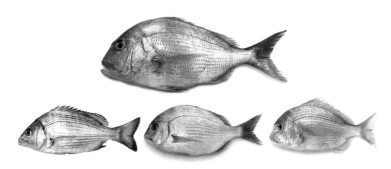

図8-1　マダイ（上），クロダイ（下左），チダイ（下中），キダイ（下右）

＊1　食材として述べる場合は「鯛」，生物として述べる場合は「タイ」と表記する。

とです。アカアマダイ *Branchiostegus japonicus*[*2]，イシダイ *Oplegnathus fasciatus*，キンメダイ *Beryx splendens* などのように，和名にタイを含む魚種[*3] は多いのですが，一般的な日本の市場において流通している魚種の中でマダイと同じタイ科に属するのは，クロダイ（チヌ）*Acanthopagrus schlegelii*（図 8-1 下左），チダイ（ハナダイ）*Evynnis tumifrons*（図 8-1 下中），キダイ（レンコダイ）*Dentex tumifrons*（図 8-1 下右）の 3 種にすぎません。この中で，チダイとキダイは，マダイの代わりに「尾頭つきの鯛の塩焼き」などに利用されています。このような利用の場合，これらをチダイやキダイであることを認識する人はほとんどないことから，チダイとキダイも食材としての鯛の中に含めていいでしょう。

　マダイは，市場に流通しているものは 30〜70 センチ程度ですが，最大で 120 センチ程度にまで成長する大型の魚種であり，小魚，甲殻類，頭足類，貝類などの小動物を餌としています。成魚は日本各地の沿岸域の水深 30〜200 メートルの岩礁や砂礫底に生息しています。

　平成 30 年漁業・養殖業生産統計[1)] によると，タイ科魚種の年間総漁獲量は 25,323 トン，この中でマダイは 16,075 トンを占めています。都道府県別では，表 8-1 に示すように，東シナ海，瀬戸内海，日本海に面した県において漁獲量が多く，太平洋沿岸では南ほど多くなります。また，養殖マダイの生産量は 60,736 トンであり，漁獲量を大幅に上回っています。

　マダイは，日本各地の沿岸域以外に，台湾や朝鮮半島沿岸，東シナ海，南シナ海にも分布しています。一方，オーストラリア海域で漁獲されるゴウシュウマダイ（英名 Australasian snapper）*Pagrus auratus*，地中海，東大西洋沿岸，カナリア諸島，イギリス諸島，西大西洋沿岸，カリブ海に分布するヨーロッパマダイ（英名 common seabream）*Pagrus pagrus* はいずれも

＊2　市場においてアマダイと称し，関西でグジといわれている魚種には，アカアマダイ以外にシロアマダイ *Branchiostegus albus*，キアマダイ *Branchiostegus auratus* があるが，もっとも漁獲量が多いのはアカアマダイである。

＊3　このようなタイ科ではないにもかかわらずタイの和名を持つ魚種を「あやかり鯛」という。

表 8-1　平成 30 年漁業・養殖業生産統計にもとづく都道府県別マダイ漁獲量

都道府県	漁獲量（トン）	都道府県	漁獲量（トン）
長崎	2,156	新潟	565
福岡	1,904	大分	486
愛媛	1,436	愛知	483
兵庫	1,344	香川	446
島根	910	石川	428
山口	729	広島	400
熊本	659	その他	3,555

日本のマダイの近縁種であり，食味もほとんど変わりがありません。30 数年前に家内と訪れたギリシア・アテネのレストランにおいて，勧められるままに注文した「鯛の塩焼き」もヨーロッパマダイであったと思われますが，その食味は日本のマダイとまったく同じものであったことを記憶しています。

2.　いつから食べていたか

　四方を海で囲まれた日本では，古くから魚を中心とした海産物が食生活に深く取り入れられてきました。図 8-2 に示すように，日本各地の縄文時代以降の遺跡から出土している魚骨の中には，明らかにマダイやクロダイ由来と同定できるものが含まれています[2]。たとえば，青森県の三内丸山遺跡においては，体長が 1 メートル近いマダイの骨が出土しています。この遺跡から出土した骨（図 8-3）は，幅が最大約 20 センチに達しており，ばらばらになっていないことから，3 枚におろすなどの調理が施された可能性が指摘されています[3]。これらのことは，日本列島に人が居住を開始した時期から，マダイをはじめとするタイ科の魚が食されていたことを示しています。

　遺跡からの出土物を定量的に分析した研究では，縄文期においては摂取たんぱく質の約 40 パーセントを魚介類に依存していたと見積もっています[4]。

沿岸部に生息し，大型の魚種であるマダイは，縄文人にとってきわめて価値の高い漁獲物であったと推察できます。

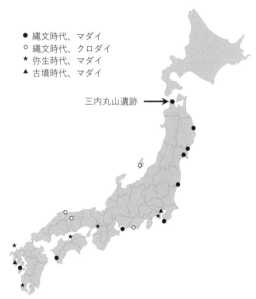

● 縄文時代、マダイ
○ 縄文時代、クロダイ
★ 弥生時代、マダイ
▲ 古墳時代、マダイ

三内丸山遺跡 →

図 8-2　マダイまたはクロダイの骨が出土し
ている縄文〜古墳時代の遺跡
文献[2) に記載されていた図を参考に作成した。

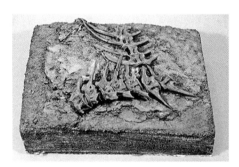

図 8-3　青森県三内丸山遺跡で出土したタイ
の骨（三内丸山遺跡センター所蔵）
三内丸山遺跡センターの許諾を得て掲載した。

3. 文献に現れる鯛と名前の由来

⑴ 万葉集と古事記

　『万葉集巻十六』には，長忌寸意吉麻呂（ながのいみおきまろ，生没年不明）[*4] が詠んだ「醬酢（ひしほす）に，蒜（ひる）搗（つ）きかてて，鯛願ふ，我れにな見えそ，水葱（なぎ）の羹（あつもの）」という一首があります。「薬味を添えた醬酢に鯛を浸して食べたいが，眼前にあるのは水葱の煮物である」という意味であり，宴会において供された食べ物が貧弱で，本音では鯛を食べたいという気持ちが表現されています[5]。作者の長忌寸意吉麻呂は生没年不明ですが，大宝年間に詠んだ歌があることから[6]，持統・文武天皇時代（690 ～ 707 年）に詠まれたものと考えることができます。

　一方，712 年に太安万侶（おおのやすまろ，？～ 723 年）が編纂した『古事記』の海幸彦・山幸彦の件には「是を以ちて海神，悉に海之大小魚を召し集へて，問ひて曰はく，『若し此の鉤を取れる魚有りや。』といひき。故，諸

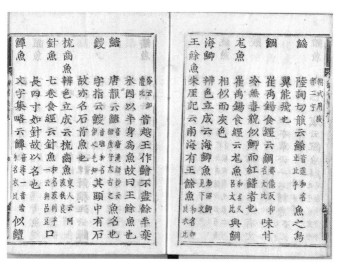

図 8-4　『和名類聚抄巻十九鱗介部・龍魚部』に収録された鯛と海鯽

の魚ども白さく，『頃者赤海鯽魚，喉に鯁ありて，物得食はずと愁ひ言へり。故，必ず是れ取りつらむ。』とまをしき。」という記述があり，「海神が，大小の魚を集めて釣り針を取ったものがいないか尋ねたところ，魚たちから『赤海鯽魚が，喉に骨が刺さり，ものが食べられないと悩んでいると言っていました。おそらく，これが取ったのでしょう。』という返事があった。」と現代語訳されています[7]。

　平安時代の承平年間（931〜938年）に源順（911〜983年）によって編纂された『和名類聚抄』には，図8-4に示すように「鯛」が収載され，そこには，和名が「太比＝タヒ（イ）」であること，および「味甘冷無毒貌似鯽而紅鰭者也（無毒ですっきりした甘味があり，姿は鯽に似ていて，ヒレは赤い)」と記述されています。「鯽」は，フナのような平たい体型の魚種を指す漢字です。さらに，『和名類聚抄』の同じページ（図8-4）には「海鯽」が収載され，「知沼（チヌ[*5]，クロダイのこと）」と記されています。

　以上のことは，『古事記』にある「赤海鯽魚」が「赤いチヌ」，すなわち鯛（おそらくマダイ）であること，そして平安時代には「タイ」という呼称が定着していたが，万葉集や古事記が成立した飛鳥〜奈良時代初期には「タイ」の呼称は存在したものの十分には定着していなかったことを示しています。汽水域から川を遡って分布できるクロダイが，沿岸の底部に分布するマダイよりも捕獲しやすかったことは容易に想像できます。日本人にとってタイ科の魚種のデフォルトはクロダイ（チヌ）であり，マダイは赤いチヌとして認識され，やがて「タイ」という名称で呼ばれるようになったのでしょう。

⑵ 和名「タイ」の由来

　タイという和名の由来について，海洋生物環境研究所[*6]は以下の4つの説

＊5　クロダイは，古名称が「茅渟（チヌ）の海」である大阪湾において大量に捕獲されたため「チヌ」と呼ばれた。

＊6　海洋生物環境研究所のHPでは，タイの語源，および鯛という漢字の由来に関する記事を，『二階堂清風：釣りと魚のことわざ辞典，360pp，東京堂出版，1998』からの転載としているが，同書中に該当する記述は見つけられない。

を紹介しています[8]。なお，各説に対するコメントは筆者の感想です。

①905年から編纂が開始され927年に完成した延喜式の中で鯛を平魚とも記載していることを根拠として，体型が平らであることを意味する平魚（タイラヲ，またはタヒ）に由来するという説。漢字の読み方としても，平＝タ，魚＝ヒは妥当であり，代表的な国語辞典である「大言海」も採用している説です。もっとも有力かつ広く流布している説といえるでしょう。

②「めでたい」に由来するという説。ただし，一般には「タイ」と「めでたい」は独立して成立した言葉であり，たまたま語呂が合っていたために鯛を縁起物にしたと考えられています。したがって，「めでたい」をタイの語源とするのは無理があります。

③朝鮮半島において「道味（トミ）」と呼ばれていたのが，日本で「タイ」に変化したとする説。奈良時代までに多くの渡来人が日本に到達していることが根拠とされています。マダイの骨が縄文時代の遺跡から出土していることから，その呼称も日本で誕生したと考えるのが自然ですが，先に紹介したように，古事記において鯛を「赤海鯽魚＝赤いチヌ」としていることから，古い名称は「赤チヌ」であり，渡来人が多くなって以降，チヌから独立した名称である「タイ」が出現した可能性も考えられます。したがって，「タイ」という呼称の成立に渡来人がかかわっているという説には捨てがたいものがあります。

④魚の王様を意味する「大位（タイイ）」に由来するという説。なお，この説では鯛を海の魚の王者とし，鯉の由来を川魚の王者を意味する「小位（コイ）」としています。神前で食材に直接手を触れず，右手に庖丁，左手にまな箸を持ち，切り分けて並べる包丁式においては，鯛または鯉が使われており，魚の中で鯛と鯉が別格であることは明らかです。鯛と鯉を対にするのは面白い説なのですが，そもそも鯉の語源として「小位」を採用する研究者はあまりいないようです。

(3) 漢字の鯛

「鯛」という漢字の由来を考えるには旁（つくり）に用いられている「周」

の意味を考える必要があります。海洋生物環境所では「『周＝あまねく』であり，タイが日本のどこでもいつでも捕れたため」という説と，「周の字に扁平の意味があり，タイの体型が扁平であったから」という説を紹介しています[8]。

　『和名類聚抄（図 8-4）』の鯛には，「崔禹錫食経云鯛（崔禹錫食経がいうところの鯛）」と記述されています。崔禹錫食経とは，「崔禹錫という人物」が記した「食用にする動植物を収録した中国の本草書（食経）」のことです。現物は失われていて存在しませんが，成立は六朝から唐代と考えられています[9]。ただし，内容の多くはオリジナルなものではなく，それ以前から存在した書物からの引用です。六朝から唐代の王朝は中国の北方内陸部に源があり，海産魚には馴染みが薄いと思われます。中国において食される魚種の多くが川魚であることを考えると，崔禹錫が「鯛」を今日の魚種としてのタイと認識していたかは疑問があります。

　バランスがとれるという意味の調和の「調」の旁が「周」であるように，周の字は象形的には「方形（四角）の盾（たて）を四等分して彫刻の点を加えた形」を示し，緻密な模様が行き渡っている様を表現しています[10]。従って，「鯛」という漢字はバランスのとれた体型に美しい模様が一面に施されている魚を意味することになります。タイが他の魚に比較して体型や色彩の点で秀でていると感じた人たちが「鯛」の字を充てたのでしょう。つまり，鯛という漢字と魚種としてのタイを結びつけたのは，縄文時代からタイを食してきた日本人，もしくは朝鮮半島または中国の沿岸部の人とするのが自然だと思います。

4. 鯛と日本文化

⑴ 縁起物としての鯛

　結婚式の披露宴，正月料理，乳児のお食い初めなどに尾頭付きの鯛の塩焼きは欠かせないものです。鯛の体型がバランス良く美しいこと，沿岸魚の中では大型であり資源としての価値が高かったこと，「めでたい」との語呂が

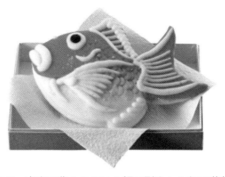

図8-5 富山で作られている鯛の形をした細工蒲鉾
株式会社「梅かま」のホームページ掲載の画像を同社の許諾を得て
掲載した。

合っていること，に加えて，日本では赤が魔除けの色と認識されていたこと
も縁起物として重宝された理由と考えられます。

　鯛が入手できない山間地域では，鯛の形を模したものが「飾り鯛」として
作られています。たとえば，世界文化遺産に指定されている岐阜県の白川村
では藁で作った鯛が結納の贈答品として用いられています[11]。また，鯛の形
を模した菓子類も各地に存在しています[11]。「たい焼き」もこのような流れ
を汲んだものといえます。富山では，図8-5のような，蒲鉾で鯛の形を表現
した細工物が縁起物として作られており，今日でも結婚式の引き出物などに
用いられています[*7]。

(2) ゑびす

　七福神に含まれる「ゑびす（恵比寿，恵比須，恵美須，戎，夷，蛭子）」
はエビスビールのロゴ（図8-6）にもあるように鯛を抱えています。「ゑび
す」は七福神の中で唯一の日本古来の神（他の神はインドまたは中国由来）
であり，日本神話におけるイザナギ，イザナミの子である蛭子命（ひるこ
のみこと），もしくは大国主命（おおくにぬしのみこと）の子である事代主

＊7　細工蒲鉾自体の歴史は意外に新しく，高度経済成長期以降である[12]。

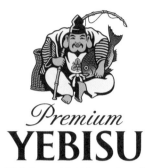

図 8-6　ヱビスビールのロゴ
サッポロビール株式会社の許諾を得て掲載した。

神（ことしろぬしかみ）であるとされています[13]。しかし，一方では日本の外から渡来した海神，豊漁をもたらす漁業神，神的な漂着物（漂着神，寄り神），市場の神とも扱われてきました[13]。

　「西宮ゑびす」とも呼ばれる兵庫県西宮市の西宮神社は，「ゑびす（蛭児大神）」を祀る神社として有名であり[*8]，日本各地に存在する「ゑびす神社」の総本社です。この神社の由緒には，漁師が網で引き揚げた神像を家に持ち帰って祀っていると，「吾は蛭児の神である。日頃丁寧に祀ってもらって有り難いが，ここより西の方に良き宮地がある。そこに遷し宮居を建て改めて祀ってもらいたい。」という御神託があったと記されています[14]。蛭児の神とは，先に述べた蛭子命のことですが，蛭（ヒル）のような手足のない状態で誕生したために海に流されたとされています。つまり，この由緒は「ゑびす」が日本神話にある蛭子命のことであり，かつ漁師が海から引き揚げたという点において「海神」，「漁業神」，「漂着神」でもあることを示しています。なお，西宮神社の由緒には，「平安時代後期に西宮が西国街道の宿場町として開け，市が立つようになると，それまで漁業の神として信仰されていた「ゑびす（蛭児大神）」が「市の神」，そして商売繁盛の神様として灘五郷の一つである西宮郷の銘酒ととともに隆盛を極めるようになった」と記され

＊8　西宮神社は第一殿において蛭児大神，第二殿において天照大御神と大国主大神，第三殿において須佐之男大神を祀っている。

ています[14]。

　「ゑびす」に「戎」や「夷」の字を当てる事例があるのは，この神が異郷の地からやってきたことを反映していると思われます。「ゑびす」は日本以外の神も含めた多様な神様の一種の集合体と考えるべき存在ですが，今日では，「豊漁と商売繁盛を主る神」として一般庶民に馴染み深いものとなっています。「ゑびす」がいつから鯛を抱えたのかについての資料は発見できていませんが，抱えた理由は，鯛が縁起物であることに加えて「ゑびす」が漁業神であったことが関係しているのでしょう。

(3) 鯛車

　張り子または木製の鯛に車をつけて引き回すようにしたものを鯛車といいます。佐賀県の唐津神社の秋季例大祭である「唐津くんち」の曳山（図8-7左）のように大きなもの，新潟市巻町の提灯のような作りに車が付いて子供たちが引いて歩くもの（図8-7中），鹿児島県霧島市隼人町の10センチ足らずの大きさの郷土玩具（図8-7右）など，大きさは様々です。新潟の引き提灯はもともと唐津くんちと同様の大きな曳山（山車）であったものが，風紀上の理由などで祭りそのものが禁止になり，その代用として行われるようになったものとされています[15]。鹿児島と同様の小さな郷土玩具タイプのものは，埼玉県鴻巣市，鳥取市，新潟県三条市，島根県大社町などにも存在しています。これら小型の郷土玩具の中には，モデルとなった曳山がかつて存在

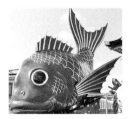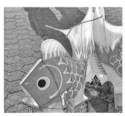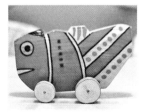

図8-7　様々な鯛車：唐津くんちの曳山（左），新潟市巻町の提灯タイプの鯛車（中），鹿児島県隼人の郷土玩具（右）
右の郷土玩具は個人のブログに掲載されていた画像を許諾を得て掲載した。

したものが含まれています。

　鯛車の中で，祭りにおける曳山は，元来，赤い色に厄除の効果があること
から，一種の厄払いとして神輿の通り道を清めるということが主眼であった
と思われます。引き提灯や小型の山車の中には，現在ではお盆の最後に引か
れるものがあり，厄払いから精霊送りへと意味が変化したものといえます。
一方，鴻巣市のものは，同地が雛人形などの生産地であり，玩具生産が盛ん
であったことから，縁起物として鯛をモチーフにしたものが造られたと考え
られます。

　このような各地の鯛車の中で鹿児島県隼人のもの（図8-7右）は，その地
にある鹿児島神宮の主祭神の一人が彦火火出見尊（ひこほほでみのみこと，
山幸彦）であることから，先に述べた『古事記』の海幸山幸の項にあった
「釣り針を飲み込んだ鯛」をモチーフにしたものと考えられます。

5. 消費量における地域差

　表8-2は，家計調査[16]において集計されている県庁所在地または政令指
定都市ごとの鯛またはマグロの消費量について，上位10位までを示したも
のです。鯛の消費が西日本，マグロの消費が東日本に偏っていることは明ら
かです。購入金額で見ると，鯛では関西圏の都市（神戸，大津，京都），マ
グロでは首都圏の政令指定都市がさらに上位となり，関西圏の人が鯛，首都
圏の人がマグロに対して高い購入意欲を有していることがうかがえます。関
西圏や西日本の人が鯛をよく消費するのは，瀬戸内海をはじめとして沿岸漁
業が盛んであり，鯛などの多様な白身魚が入手可能であったことを反映して
います。逆に，東日本では，西日本ほど魚の消費が多くなかったところに，
マグロが大量に市場に流入したため，マグロの消費量が増大したと考えられ
ます。

　寿司のネタについても，江戸前ではマグロへのこだわりが強く，関西など
の西日本では鮮度の良い鯛をはじめとする白身魚に対するこだわりが強いと
いわれています[17]。しかし，近年にインターネット上で公開されている各種

150

表 8-2　タイまたはマグロの消費量が多い県庁所在地または政令指定都市（上位
　　　　10 位まで）

タイ		マグロ	
消費量（g/ 年）	購入金額（円 / 年）	消費量（g/ 年）	購入金額（円 / 年）
全国平均　　511	全国平均　　1,054	全国平均　　2,104	全国平均　　5,476
佐賀市　1,836	佐賀市　2,867	静岡市　5,059	静岡市　12,294
熊本市　1,480	熊本市　2,473	甲府市　3,700	甲府市　9,379
長崎市　1,457	長崎市　2,273	宇都宮市　3,409	横浜市　8,954
大分市　1,131	福岡市　2,198	前橋市　3,237	宇都宮市　8,668
鹿児島市　1,130	松山市　2,109	相模原市　3,110	東京都区部　8,626
松山市　1,089	大津市　2,080	川崎市　3,088	川崎市　8,485
北九州市　1,045	神戸市　2,003	さいたま市　3,057	千葉市　7,995
福岡市　1,031	京都市　1,945	千葉市　2,973	さいたま市　7,710
高松市　　976	北九州市　1,941	東京都区部　2,898	相模原市　7,692
和歌山市　965	大分市　1,920	横浜市　2,889	前橋市　7,363

家計調査（二人以上の世帯）品目別都道府県庁所在市及び政令指定都市ランキング（2016 年（平成 28 年）
～ 2018 年（平成 30 年）平均）[16] より抜粋

の「好きな寿司ネタランキング」では，関西をはじめとする西日本において
もマグロ類，サーモン類，ハマチ，エビ，イカなどが上位であり，鯛をは
じめとする白身魚の姿は見えません[18]。チェーン店方式の回転寿司において
は，味を落とすことなく冷凍保存が可能で，かつ廉価であるマグロやサーモ
ンのような魚種が回転レーンの大半を占めていることの影響でしょう。とく
に東日本では鯛の消費量がもともと少なかったこともあり，寿司屋における
鯛の地位は相当に低いと想像されます。関西をはじめとする西日本において
も，鯛は回転寿司のレーンを流れてはいますが，筆者の感覚ではこれを手に
する客はそれほど多くないように感じます。カウンターの向こうで職人が握
るタイプの店では，鯛などの白身魚の需要はまだまだ大きいと思われます
が，回転寿司による寿司の大衆化によって寿司ネタの東西差は急速に小さく
なっているといえるでしょう。

6. 鯛料理

鯛はクセのない白身の魚であるため，調理に特別な配慮を必要としません。したがって，刺身や塩焼き，煮物，揚げ物などの形態で食されています。地中海地方においても，ヨーロッパマダイはイタリア・ナポリ料理のアクアパッツァ*9や南仏料理のブイヤベース*10などに用いられています。

(1) 鯛めし，鯛素麺，鯛茶漬け

一般的な鯛めしは，一度焼いた鯛（焼いていない生のものを使う場合もある）をほぐさずに，洗った米の上に乗せ，昆布の出汁で炊き上げたものであり，瀬戸内地方を中心とした西日本各地に存在しています。神功皇后が朝鮮出陣の道中に瀬戸内海の漁民から献上された鯛を乗せて飯を炊いたという故事が伝承されています[20]。

一方，宇和島市を中心とした南予地方には，鯛の刺身を生卵が入ったタレに浸け，それをご飯に乗せて食べるという鯛めしも存在しています。このタイプは「宇和島鯛めし」と呼ばれ，もともとは宇和海の日振島を根拠地にしていた伊予水軍が考え出したものです[21]。船上で食べる漁師の賄い料理の一種ですが，近年では名物料理となっており，松山では一般的な鯛めしと宇和島鯛めしの両方を食べることができます。

東海道線の小田原駅や大船駅などでは，鯛の出汁で炊いた飯*11の上に鯛のおぼろ*12を乗せたものを鯛めしと称し，駅弁として販売しています。た

---

*9　魚介類をトマトとオリーブオイルなどとともに煮込んだもの。

*10　マルセイユのブイヤベース憲章では，岩礁に棲む魚種を4種類使うことになっている。鯛は岩礁にも棲むが，この定義には当てはまらないとされており，正当なブイヤベースには使えないとされている[19]。

*11　鯛の出汁で炊くのは一例であり，実際には様々なタイプがある。

*12　「おぼろ」とは白身魚や海老を生の状態ですり鉢を用いて細かくすり潰し，味を付けてから煎ったものを指す。よく似た「そぼろ」は魚や獣鳥肉の挽肉をほぐして味をつけ，汁気がなくなるまで炒ったものである。そぼろの語源は「粗おぼろ」である。おぼろの方が細かくて湿り気が多い。

だし，鯛のおぼろにキンメダイを用いている場合もあります。

　鯛素麺（鯛麺）は鯛めしの素麺版といっていいもので，姿煮にした鯛を素
麺とともに盛り付け，鯛の煮汁を用いたタレをつけ汁または掛け汁として食
べるものです。鯛めし同様に，瀬戸内から西日本各地に見られる料理です。
広島では，鯛を煮るさいに醤油，砂糖，味醂などを加えることで，煮汁をそ
のままタレとして用いています。なお，懐石料理における鯛そうめんは素麺
ではなく，鯛のすり身を小さな穴から熱湯の中へ麺状に押し出したものであ
り，魚そうめんの一種です。

　鯛茶漬けとは，一般には胡麻ダレに漬けた鯛の刺身を飯に乗せ，熱い出汁
を掛けたものを指します。今日では，居酒屋や和食を提供する店の多くがメ
ニューに加えていますが，元来は出汁ではなく白湯やお茶を掛けていまし
た。鯛めし，鯛素麺と同様に鯛の水揚げの多い地域の郷土料理であり，長崎
県と新潟県のものが有名です。とくに新潟は，各地に鯛車が存在しており，
東日本の中では特異的に鯛との結びつきが強い地域といえます。

(2) 小鯛を使った料理

　体長 10 センチまでのキダイの幼魚を三枚におろし，薄塩・酢締めにして，
小さな杉樽に笹の葉とともに詰めたものを「小鯛のささ漬け」といいます。
福井県小浜市の郷土料理であり，製造業者ごとに昆布で味付けを行うなどの
工夫が行われています。明治後半に若狭湾でキダイが大量に獲れたさいに小
浜の魚商人であった池田喜助が京都の取引先と共同で開発したものであり，
当初はヒバの葉を乗せて蓋をしていたのが，やがて笹の葉をあしらうように
なったとされています[22]。「ささ漬け」の名称としては，昭和初期に喜助の
子孫である池田喜代二が品評会に「小鯛笹漬け」として出品した記録が残っ
ていますが，「ささ」と命名した由来については，①幾重にも重なるささ漬
の身が笹の葉のようだから，②笹の葉をあしらっているから[*13]，③鶏のささ
身のような形だから，などの諸説があり，喜助の店を継承している会社の

---

*13　開発当初は笹ではなくヒバの葉が添えられており，笹が添えられていたから
　　「ささ漬け」というのではないかもしれない。

HP においても真相は不明としています[22]。なお，農林水産省の地理的表示保護制度には「若狭小浜小鯛ささ漬」の名称で登録されています[23]。

「小鯛ささ漬け」の小鯛はキダイの幼魚ですが，東日本では，キダイ以外のマダイ，チダイも含めて体長 10 センチ程度の鯛を総称して「小鯛」もしくは「カスゴ（春子・春小）」と呼び，酢で締めたものは江戸前寿司の定番ネタになっています。東京周辺ではカスゴの旬が桜の季節であるため，これを「桜鯛」とも称しています。

関西においては，小鯛は主に「チャリコ」と呼ぶマダイの幼魚を指しています。大阪寿司のひとつに数えられている「小鯛雀鮨（こだいすずめずし）」は酢で締めた小鯛を使った押し寿司です。もとの雀鮨は，浪花江鮒（なにわえぶな，ほらの子）で作られた保存を目的とした半なれ鮨であり，1670 年頃には大阪の名産であったという記録があります。雀鮨の名は魚の腹にすし飯を入れた姿が雀に似ていることに由来しています。1653 年創業の「鮨萬」は，1781 年にこの雀鮨を宮中に献上するにあたり，小鯛を用いたところきわめて評判がよかったことから，小鯛雀鮨を専門に扱うようになり，今日に至っています[24]。

一方，和歌山には大阪の雀鮨とは別個に「小鯛雀寿司」が存在しており，和歌山駅の駅弁としても有名です。この寿司に関しては，源平時代に平維盛（1159 ～ 1184 年）が紀州にこもったさいに振舞ったといわれる兵食であり，尾をつけたまま握った形が「ふくら雀」のように見えることから雀寿司と呼ばれるようになったという説が紹介されていますが[25]，寿司の歴史を考えた時に，源平時代にこのような寿司が存在したとは考えられません。和歌山市駅前にある 1810 年創業の「本家小鯛寿司 角清」は，紀州藩主の徳川治宝（はるとみ，1771 ～ 1853 年）が，背開きにして頭や尾鰭の付いた小鯛の腹に寿司飯を入れた形が雀の姿に似ていたので「雀寿司」と命名したと伝えています[*14]。この店の雀寿司は和歌山駅の駅弁とは異なり，現在でも尾が付いており，原型に近いものと考えられます。様々な魚が獲れる大阪湾や紀淡

---

*14　この店の雀寿司の折り詰めの包装紙には「雀鮓」と表記されている。

海峡の沿岸では，これらを保存するために様々な魚種の半なれ鮨が作られ，その流れの中で「小鯛雀鮨」と「小鯛雀寿司」が別個に成立したと考えるのが自然でしょう。

　押し寿司を笹で包んだ「笹寿司」，柿の葉で包んだ「柿の葉寿司」は各地に存在し，小鯛をネタに使ったものもあります。とくに紀ノ川や熊野川の上流域である和歌山県伊都地方や，奈良県吉野地方に存在する柿の葉寿司は，もともと塩漬けサバを用いた半なれ鮨であったと考えられており，先に述べた雀鮨と同様に一種の保存食として発達したものと考えられます[26]。

(3) 鯛の揚げ物と徳川家康

　江戸幕府を開いた徳川家康（1543 ～ 1616 年）は鯛の天ぷらの食べ過ぎが原因で亡くなったという俗説があります。ただし，天ぷらという言葉が誕生し，定着したのはもう少し後ですので[*15]，家康の時代に鯛の揚げ物をどのように呼んでいたのかは不明です。

　医師の早川智は，揚げ物の摂食から亡くなるまでの 4 カ月という期間が長過ぎることから，脂質分の多い揚げ物によって体調を崩したのは，胆石のような胆道系の障害で脂質の消化が不十分なために，膵臓への負担が増して急性膵炎を起こした可能性が高い，つまり鯛の揚げ物で体調を崩したことは病気の原因ではなく結果であると指摘し，家康の死因は胆道系または膵臓の腫瘍であろうと考察しています[27]。肥満であった家康が，晩年に食欲不振となってげっそりと痩せたことや，死ぬまでの 4 ヶ月の間に病状が軽快と増悪を繰り返していることも胆道系もしくは膵臓の腫瘍の存在と矛盾しないと述べています。

　江戸時代は，それまで燃料であった菜種油などの植物油の生産量が増加して廉価となり，一般庶民もこれを食用にすることが可能となった時期です。油揚げなどの油を使った食材も広まり始めた時期であり，小麦粉の衣をつけ

[*15] 「てんぷら」という名称が初めて登場するのは，1669 年刊行の『料理食道記』[28]，現在の天ぷらとほぼ同じ調理法のものが最初に登場するのは 1748 年に刊行された『歌仙の組糸』[29] である。

て油で揚げた，現在の天ぷらに通ずるものが一種のブームになっていたことは容易に想像できます。鯛のような淡白な白身魚を油で揚げたものは，当時の人にとっては，まさに新規かつ美味な献立だったのでしょう。人一倍慎重な性格であった家康も鯛の揚げ物のおいしさには抗えなかったといえます。

文献

1）農林水産省：平成 30 年漁業・養殖業生産統計＞海面漁業生産統計調査. e-Stat（政府統計の総合窓口），https://www.e-stat.go.jp/stat-search/files?page=1&layout=datalist&toukei=00500216&tstat=000001015174&cycle=7&year=20180&month=0&tclass1=000001015175&tclass2=000001136043（2019 年 2 月 9 日アクセス）.

2）金子浩昌：魚介と日本人. 週刊朝日百科　世界の食べ物 102 号（末廣恭雄責任編集），pp 29-33, 朝日新聞社，東京，1982.

3）永山久夫：日本人は何を食べてきたのか. 192 pp，青春出版社，東京，2003.

4）川幡穂高：縄文時代の環境. その 1 －縄文人の生活と気候変動－. 地質ニュース，659 号，11-20，2009.

5）奈良県広報広聴課：はじめての万葉集 vol. 26. 県民だより奈良，平成 28年 6 月号，https://www.pref.nara.jp/43798.htm（2020 年 2 月 29 日アクセス）.

6）真下　厚：長意吉麻呂応詔歌の讃歌性. 論究日本文学（立命館大学）52, 14-23，1989.

7）萩原浅男校注・訳：古事記（完訳 日本の古典 1），374 pp，小学館，東京，1983.

8）海洋生物環境研究所：かいせいけん海の豆知識 vol 1, 魚名の由来（その1）. https://www.kaiseiken.or.jp/umimame/umimame01.html（2020 年 2月 25 日アクセス）.

9）中橋創太：『崔禹錫食経』の研究. https://square.umin.ac.jp/mayanagi/students/05/nakahashi/index.html（2020 年 3 月 1 日アクセス）.

10）白川　静：字通. 2094 pp，平凡社，東京，1996.

11）印南敏秀：海の儀礼食（鯛）から－瀬戸内海を中心とした鯛文化－. 愛知大学綜合郷土研究所紀要 59, 150-157, 2014.

12）若井　憲：富山県で独自に進化！幸せをシェアする「かまぼこ」を掘り下げてみる．ローカルの暮らしと移住 vol. 026，Web マガジン『コロカル』，マガジンハウス，東京 2019，https://colocal.jp/topics/lifestyle/local/20190618_126149.html（2019 年 3 月 3 日アクセス）．

13）米山俊直：えびす信仰の三源泉 －海神・市神・福神のルーツとその融合－．大手前大学社会文化学部論集 2: 139–152, 2002.

14）西宮神社：御由緒．https://nishinomiya-ebisu.com/history/index.html（2020 年 3 月 3 日アクセス）．

15）新潟中心商店街協同組合公式サイト　新潟ふるまち Official web：古町鯛車発祥の歴史．https://ssl.niigata-furumachi.jp/introduction/f-taiguruma/t-1/（2020 年 3 月 4 日アクセス）．

16）総務省統計局：家計調査（二人以上の世帯）品目別都道府県庁所在市及び政令指定都市ランキング（2016 年（平成 28 年）～ 2018 年（平成 30 年）平均）．https://www.stat.go.jp/data/kakei/5.html（2020 年 3 月 4 日アクセス）．

17）東京すしアカデミー：江戸前寿司とは 関西寿司との違い．2016，https://www.sushiacademy.co.jp/archives/c351（2020 年 3 月 4 日アクセス）．

18）株式会社京樽：すしに関する調査 2019．PRTIMES，2019，https://prtimes.jp/main/html/rd/p/000000002.000038885.html（2020 年 3 月 4 日アクセス）．

19）Wikipedia：ブイヤベース．https://ja.wikipedia.org/wiki/ ブイヤベース（2021 年 12 月 4 日更新，2022 年 3 月 5 日アクセス）．

20）風早活性化協議会：北条鯛めし．https://hojo-kazahaya.jp/hojo/taimeshi.html（2020 年 3 月 5 日アクセス）．

21）中国四国農政局：宇和島鯛めし．https://www.maff.go.jp/chushi/chisanchisyo/dentou/ryouri/38ehime/hyugamesi.html（2020 年 3 月 5 日アクセス）．

22）小浜海産物株式会社：小鯛ささ漬のお話．小鯛ささ漬の若狭小浜 丸海，2017，https://www.sasazuke.com/entry/20170116/1484553948（2020 年 3 月 6 日アクセス）．

23）農林水産省：若狭小浜小鯛ささ漬．地理的表示保護制度（GI）＞登録産品一覧＞登録の公示（登録番号第 45 号），https://www.maff.go.jp/j/shokusan/gi_act/register/45.html（2020 年 3 月 6 日アクセス）．

24）総本家小鯛雀鮨 鮨萬：おおさかすしとすし萬. http://www.sushiman.co.jp/history.php#history（2020 年 3 月 6 日アクセス）.

25）小林しのぶ：小鯛雀寿し. 小林しのぶが選ぶ絶対食べたい駅弁 vol 13, とれたび，交通新聞社, https://www.toretabi.jp/gourmet/queen_vol13/01.html（2020 年 3 月 6 日アクセス）.

26）株式会社中谷本舗：柿の葉寿司＞由来・歴史. https://www.izasa.co.jp/product/kakinohasushi01.html（2020 年 3 月 6 日アクセス）.

27）早川　智：戦国武将を診る　源平から幕末まで，歴史を彩った主役たちの病. 190 pp, 朝日新聞出版，東京，2016.

28）奥村久正：料理食道記下. 1669（吉井始子編：食物本草本大成第 4 巻. 566 pp, 臨川書店，京都，1980 に復刻）.

29）冷月庵谷水：歌仙の組糸. 1748（吉井始子監修：江戸時代料理本集成資料編第 1 帙，臨川書店，京都，1978 に復刻）.

第9章　苦かったキュウリ

　2019年のキュウリの年間生産量は約55万トンであり，果菜類の中ではトマトの約72万トンには及ばないものの，ナスの約30万トンを大きく上回っています[1]。キュウリは日本人の日常の食卓を彩る野菜としての地位を確立しているといえるでしょう。本章では，日本におけるキュウリの歴史と食べられ方の変遷を述べてみます。

1. 日本への伝来

(1) 胡瓜と黄瓜

　キュウリ *Cucumis sativus*（図9-1上左）は北西インドのヒマラヤ山脈の麓が原産地といわれます[2]。アジアのキュウリは華南系と華北系に分類されます。華南系は低温には強いのですが，高温で日が長くなると雌花がつきにくくなり，実がほとんどできません。一方，華北系は低温には弱いのですが，高温長日でも雌花がつきます。一般には，キュウリの中国への伝来ルートは二種類であり，一つはインドから東南アジアを経由して華南系が伝播したルート，もう一つは，華北系を西域から中国に伝えたルートとされてきました[3]。このため，華南系を南伝種，華北系を北伝種と呼ぶことがあります。ところが近年の遺伝子レベルでの研究では，キュウリの原型は一定の日長時間[*1]のもとで結実する華南系であり，日長時間が変化することに適応した華北系は華南系から分かれたとしています[4]。キュウリの原産地であるインド北西部は低緯度であって日長時間の季節変化が小さいので，そこに育っ

＊1　日の出から日没までの時間を意味する。ほとんどの生物は日長時間によって季節を判断している。たとえば，本来なら春に羽化するチョウの蛹を室内の照明下におくと，春になったと勘違いして真冬に羽化することがある。

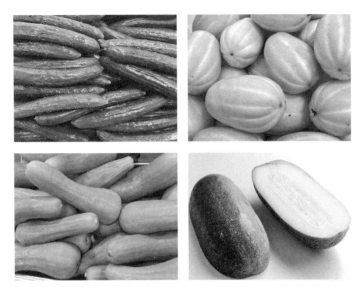

図9-1 キュウリ（上左），マクワウリ（上右），シロウリ（下左），
トウガン（下右）

たキュウリの原種は華南系の形質を持っていたと思われます。中国の華南地
域は原産地と同緯度ですので，この原種はインドから東南アジア，さらに華
南地方にまでは自然に分布を拡大できますが，華北では夏に日が長くなるの
で，実がつきにくくなります。

　中国では，西方もしくは北方で活動する異民族を胡人と呼んでいます。
キュウリの漢字表記が「胡瓜」であるのは，これが中国西域の民族によって
もたらされたことを意味しています。古代に中国の西域で活躍した異民族の
活動範囲はきわめて広いので，彼らがヒマラヤ山脈の麓にあった華南系キュ
ウリの中国への伝来に関わることは十分にあり得るでしょう。以上より，
キュウリ分布の人為的な拡大は中国西域の民族によるものであり，中国伝来
後に華南系から日が長くても実がなる華北系キュウリが生じたと考えるのが
妥当だと思います。そして，インド北西部にあった華南系キュウリを中国に
伝えた可能性が高いのは，古代に中国の西域で活躍した民族の匈奴だと思い
ます。

　中国の五胡十六国時代の後趙（319 〜 351 年）の創建者である石勒（274
〜 333 年）は，自身が胡人であったことから，「胡」の字を嫌がり，完熟し
たキュウリが黄色であることに因んで，胡瓜の表記を「黄瓜」に変えさせた
といわれています[5]。胡瓜を黄瓜に改めさせたのが石勒であるなら，4 世紀
前半には胡瓜の名称が定着していたことになります。匈奴が活躍したのは紀
元前 4 世紀頃から紀元 5 世紀ですが，中国に胡瓜が伝わったのは匈奴と漢族
が頻繁に接触した前漢の時代（前 202 〜 8 年）でしょう。漢の武帝（前 156
〜前 87 年）の命を受けて匈奴をはじめとする異民族と交渉・交流した張騫
（？〜前 114 年）がキュウリを中国にもたらしたという俗説がありますが[*2]，
時期とルートとしては間違っていないと思います。

(2) 在来のウリ

　西域から伝わったキュウリが胡瓜と命名されたのは，当時の中国に別のウ
リが存在していたからです。現在，ウリの仲間には，甘くて果実として扱わ
れるメロン，ハミウリ，マクワウリ（図 9-1 上右），スイカ，甘味がほとん
どなくて漬物や煮物・炒め物に利用するシロウリ（図 9-1 下左），カツラウ
リ，ゴーヤ，トウガン（図 9-1 下右）などがありますが，この中のメロン，
ハミウリ，マクワウリ，シロウリ，カツラウリは *Cucumis melo* という同じ
学名の植物であり，広義には「メロン」と総称されます。この広義のメロン
の原産地については諸説ありますが[2,6]，総合するとインドから北アフリカ
にかけての地域と考えられます。この広義のメロンは各所で栽培化され，東
西に拡散する中で，多様な形質を持った変種が生じました[2,6]。南アジアか
ら北アフリカにあったものは西や北に拡散し，甘味の強い今日のメロンに変
化します。これに対して，インドにあったものは東に拡散し，中国において
甘味がなく加熱調理してから食べる「瓜」と，甘味があり生で食べる「甜
瓜」に分かれました。甘い方のウリに修飾語が付いていることから，中国で
は甘くないウリが標準ということになります。

＊2　たとえば，図 9-4 右の博物画の中の説明には，張騫が西域で持ち帰って胡瓜と
　　呼んでいたものが 581 年建国の隋の時代に黄瓜に改められたとある。

日本では瀬戸内海の島などにおいて，栽培メロンと交配可能な「雑草メロン」と呼ばれる小型のウリが発見されており，これが日本で栽培されているマクワウリ*3 やシロウリなどの原種と考えられています[7,8]。この雑草メロンは，弥生時代の遺跡からも種子が発見されており，本格的な水田稲作の伝播とともに日本に伝わったと推定できます[7,8]。

　日本で栽培されている甘いウリであるマクワウリは，古代から貴重な甘味であり，戦後の高度経済成長期までは相当量の消費がありました。古典に登場するウリの多くは生で食べられていることから，マクワウリを指していると考えられます。すなわち，日本では中国と異なり，甘いウリを標準としたのです。一方，シロウリには表皮が緑のものと白いものがあり，以下に述べるように平安時代では区別していましたが，今ではいずれもシロウリと呼んでいます。なお，シロウリの「シロ」は表皮の色ではなく，甘くないウリの誕生が中国華南地域である越の地であり，この越をシロと訓読みしたことによるという説があります[9]。たしかに10世紀前半に刊行された『本草和名』には「越瓜」が収載されていますが，和名は都乃宇利（つのうり）となって[10] おり，真相は不明です。

(3) 和名類聚抄の中のウリとキュウリ

　10世紀前半に刊行された百科事典である『和名類聚抄』には図 9-2 に示すように，数多くのウリが収載されています[11]。この中で，「青瓜」と「白瓜」はシロウリ，「斑（まだら）瓜」はマクワウリ，保曽（ほぞ）という和名が与えられている「熟瓜」は熟したマクワウリと考えられます。また，加豆宇利（かずうり）という和名が与えられている「寒瓜」は，その次の加毛宇利（かもうり）という和名が与えられている「冬瓜」と同じもので，トウガン *Benincasa hispida* のことです。一番左にある「㼎㼇」は和名「多知布宇利（たちふうり）」と記されています。「㼎」も「㼇」も小さなウリを意味する字であり，説明にも「小瓜名也」とありますので，栽培ウリの原種であ

---

*3　マクワウリの名称は最初に栽培された美濃の真桑村に因んでいるといわれる。

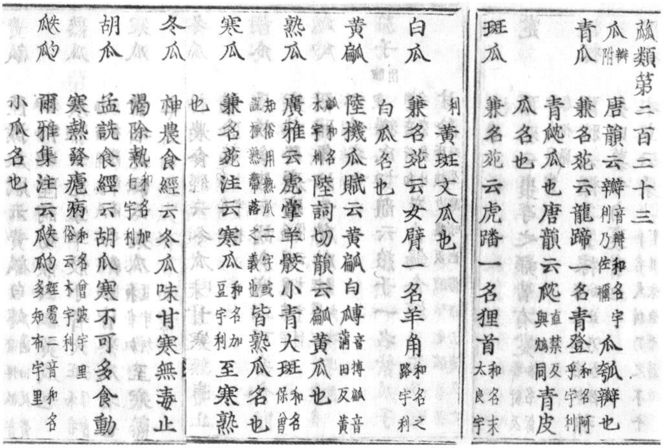

図9-2　『和名類聚抄巻九菓蓏部蓏類』に収載されているウリ類

り，小型のウリである上述の雑草メロンのようなものかもしれません。

　キュウリについては，「胡瓜」と「黄瓜」の両方が収載され，いずれも和名を黄宇利（きうり）としています。ただし後述しますが，古代の黄瓜についてはマクワウリを指している可能性があり，これをキュウリと断定することはできないと思います。ほぼ同時期に刊行された『本草和名』には「胡瓜」のみが収載され，和名を加良宇利（からうり）として，大陸から渡来したウリであることが強調されています[10]。以上より，少なくとも『和名類聚抄』や『本草和名』の刊行された10世紀前半には，キュウリが日本に伝わっており，キウリもしくはカラウリと呼んでいたと考えられます。

(4) キュウリの伝来時期

　万葉集に「瓜食めば子ども思ほゆ　栗食めばまして偲はゆ　何処（いづく）より来たりしものそ　眼交（まなかい）にもとな懸（かか）りて安眠しなさぬ」という山上憶良（660〜733？年）の歌が収載されています。このウリについては，子供に食べさせていたことと，藤原宮跡や平城宮跡からその種子が発見されていることからマクワウリであると解釈されています[12]。甘いマクワウリは子供が食べるような菓子の一種という位置付けであったの

163

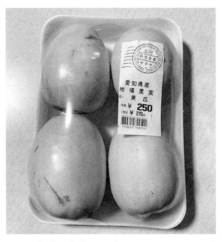

図9-3　黄瓜の名前で販売されているマクワウリ
個人のブログ（https://ameblo.jp/ingar/entry-12628609606.html）
掲載の画像を許諾を得て掲載した。

でしょう。

　正倉院文書や平城宮跡から出土した木簡の中に黄瓜という記載があり，これをもって奈良時代にキュウリが存在・普及していたとする説があります[13]。しかし，奈良時代においてはウリの中で黄瓜がもっとも高値で取引されて人気があったこと[14]，および図9-3のように，現在でも表皮が黄色一色のマクワウリを黄瓜の名称で販売している場合があることから，この黄瓜はマクワウリの可能性が大きいでしょう。先の『和名類聚抄』において，「胡瓜」以外のウリは表皮の色，大きさ，収穫時期，熟し状態によって分類されていることから，黄瓜は表皮が黄色のウリという意味であり，これがキュウリなのかマクワウリなのかを断定することはできないと考えます。やはり「胡瓜」という記載がなければ，キュウリと断定はできないのです。

　このように，奈良時代の記録からは明確なキュウリの存在が確認できません。ただし，大陸から伝わった食材や加工食品が文献に登場するまでにタイムラグがあるのは普通です。このタイムラグは，伝わったものの普及の程度によって変わるでしょう，普及が早ければ短く，遅ければ長くなります。ま

た，時代が古いほど情報伝達のスピードも遅くなるので，タイムラグは長いでしょう。これらのことを考えれば，キュウリはやはり遣唐使によって奈良時代に伝わった可能性が大きいと思います。そして，日本のキュウリの古い品種の多くが華南系であること，および中国の日本への交易ルートとして長江下流域，すなわち華南地域が重要であることから，最初に伝わったのは華南系キュウリであると考えられます。

2. 完熟キュウリ

　黄瓜の名称が与えられたことでわかるように，東アジアではキュウリを完熟させ，表皮が黄色になってから食べていました。時代は下がりますが，戦国時代に日本を訪れたイエズス会宣教師のルイス・フロイス（1532 ～ 1597年）は，「われわれの間ではすべての果物は熟したものを食べ，胡瓜だけは未熟なものを食べる。日本人はすべての果物を未熟なまま食べ[*4]，胡瓜だけはすっかり黄色になった，熟したものを食べる」と記しています[15]。

　しかし，日本人は完熟させたキュウリを食べあぐねたようです。『和名類聚抄』や『本草和名』とほぼ同時期に成立した『延喜式』には，野菜類の漬物についての記述があり，その中にウリはありますが，キュウリは見当たりません[16]。おそらく熟したキュウリが示す強い苦味が嫌われたのでしょう。一方，室町時代の『庭訓往来』には，「胡瓜」の文字が見え，その後に「甘漬」と書かれています[17]。句読点のない漢字のみの記載をどのように読み取るのかは難しいのですが，これを「胡瓜甘漬」，すなわち一体のものと考えると，完熟キュウリの苦味を抑える食べ方が工夫されていたといえます。ただし，この時代，甘味は貴重品ですから，甘い味付けをしてキュウリを食べた人は限られていたと思います。

　戦国時代の医師である曲直瀬道三（1507 ～ 1594 年）が原作者だといわれる『宣禁本草』という書物が1629 年に刊行されています。この書物は，食

＊4　これが何を指しているのかは不明である。

べ物の効用や食べ合わせなどを記したものですが，キュウリについては「本来は薬用であって，毒があるのでたくさん食べてはいけない」としています[18]。ただしこの書物は「毒」という文字を頻繁に使っていますので，「毒＝苦味」くらいに受け取るべきでしょう。しかし『宣禁本草』の影響はきわめて大きく，たとえば，貝原益軒（1630 ～ 1714 年）は，晩年に刊行した『菜譜』の中で，「これ瓜類の下品なり。味良からず，かつ小毒あり」と記し[19]，さらに徳川光圀（1628 ～ 1701 年）にいたっては，「癗瓜という。甚だ穢れ多し。毒多くして能無し。植えるべからず。食べるべからず」とキュウリをこき下ろしています[20]。同じように表皮が黄色のマクワウリが甘いのに，キュウリは完熟させても苦いだけの価値のないウリとみなされていたのでしょう。

3. 未熟キュウリ

　江戸時代の後半になると，このようなキュウリに対する低い評価も次第に変わっていきます。宮永正運（1732 ～ 1803 年）が 1789 年に刊行した『私家農業談』には，「下品な瓜であるが，他の瓜よりも早い時期になり始め，初物として和えものや漬物として食べる」と記されており[21]，一般の人がキュウリを食べ始めたことがうかがえます。ただし，この記述だけでは，このキュウリが私たちの食べている未熟なものかは分かりません。

　江戸時代中期以降になると，動植物を精密に描いた博物画が日本各地で制作されます。図 9-4 左は讃岐高松松平家の五代目であった松平頼恭（1711 ～ 1771 年）が平賀源内（1728 ～ 1779 年）らに制作させた博物図譜である『写生画帖：菜蔬』に描かれたキュウリです[22]。太くて半分黄色くなっており完熟間近な状態に見えます。これに対して，図 9-4 右の毛利梅園（1798 ～ 1851 年）が描いた『草木実譜』の中のキュウリは，現在食べられているのと同じ未熟なものです[23]。二種類のキュウリの絵が描かれた正確な年は不明ですが，『写生画帖：菜蔬』は注文主の松平頼恭の没年である 1771 年以前には完成していたでしょうし，『草木実譜』は作者の毛利梅園が博物画を描き

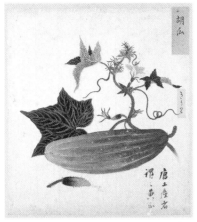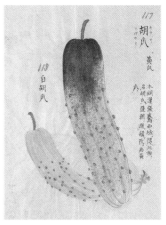

図 9-4　キュウリを描いた博物画（左，『高松松平家博物学図譜　写生画
　　　　帖 菜蔬（高松松平家歴史資料，香川県立ミュージアム保管）』よ
　　　　り；右，毛利梅園『草木実譜』より）
左の博物画は公益財団松平公益会および香川県立ミュージアムの許諾を得て掲載した。

始めたのが 23 歳といわれるので[24]，1821 年以降と考えられます。先に紹介
した宮永正運による『私家農業談』が二つの博物画誕生の間である 1789 年
ですから，キュウリを未熟な状態で食べることが始まったのは 1780 年代以
降であり，それが定着したのは 19 世紀半ばといえそうです。

　毛利梅園のキュウリの博物画（図 9-4 右）には「キウリ」という文字が見
えます。このことは，19 世紀前半においても「キュウリ」という呼称がま
だ成立していなかったことを示しています。「キウリ」→「キュウリ」への
変化は 19 世紀後半以降に生じたといえるでしょう。

　未熟なキュウリを食べるようになった理由として，それまで水分の少ない
品種を食べていたのが，水分含量の高い別の品種が登場したからだという
説があります[25]。たしかに 18 世紀の末あたりから，漬物などに適した毛馬
キュウリなどの品種が盛んに栽培されています[13]。しかし，毛馬キュウリは
水分の少ない華南系であり，水分含量が高い華北系が大規模に日本に入った
のは明治以降です[3]。したがって，品種が変わったから食べ方が変わったの
ではなく，品種とは無関係に食べ方が変わり，みんなが食べるようになって

167

水分含量の高い品種が選択されたと考えるべきでしょう。

　江戸時代は戦乱がなくなり，とくに都市部では生活が安定するようになります。そうすると，それまでのとにかく空腹を満たせばいいという食生活が，次第においしいものを求める食生活に変化します。食材においても，それまで高価であった油や砂糖が廉価に入手可能になり，甘い菓子や油を使った献立が普及し始めます。キュウリについても，ウリの中で最初に収穫ができる，栽培しやすいなど，入手しやすい食材でしたので，これを美味しく食べる方法が考えられたのでしょう。未熟なものであれば苦味が少なく，これを夏場に冷やして食べれば爽快であることに気づいたのだと思います。こうして未熟なキュウリを食べる習慣が拡大して，キュウリに対する需要が高まり，品種改良も進んだのでしょう。そして，明治以降に水分の多い華北系の品種が大規模に導入され，さらに戦後に生野菜を食べる習慣が定着することで消費はいっそう高まり，一気に果菜の主役に躍り出たのだと思います。

4. キュウリと文化

(1) 河童

　河童は，亀，カワウソ，猿，水死体などを外見上のモデルとした日本の妖怪です。図9-5に示すように，呼称，外見，性格などは様々であり，地域や時代によっては水神として認識されている場合もありますが，水辺に棲む妖怪であるため，高温や乾燥に弱いということは共通しています[26]。キュウリを使った巻き寿司を「かっぱ巻き」と呼んでいるように，今日では「キュウリは河童の好物」という認識が定着しており，河童にキュウリを供える行事が各所で行われています。

　河童がキュウリを好むのは，キュウリの水分含量が高く，かつ食べると体を冷やすことに由来したものでしょう。ただし，キュウリを未熟の状態で食べるようになったのは19世紀後半の江戸時代末期ですから，河童とキュウリの組み合わせは，比較的新しいものであり，おそらく明治以降のものといえます。河童を描いたものは古くから存在しますが，キュウリをともに描い

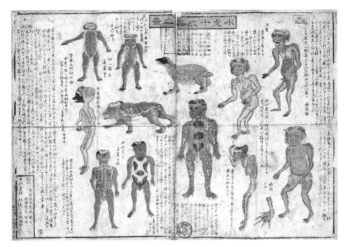

図9-5　河童を描いた博物画
江戸時代後期に坂本浩雪が描いたとされる『水虎十弐品之圖』である。

ているのは最近のものであり，江戸時代以前には見当たりません。一方，岩手県や新潟県などには，河童とキュウリにまつわる古い伝承が存在しており[26]，キュウリの普及が江戸時代末期であることと矛盾しているように見えます。九州のいくつかの地域には，キュウリではなくナスやマクワウリと河童にまつわる伝承が残っていることから[26]，岩手や新潟における河童の伝承も，もとはキュウリ以外の野菜にまつわるものであったと考えられます。

⑵ キュウリ封じ（キュウリ加持）と精霊馬

　キュウリ封じとは，真夏の土用の丑の日に様々な厄災をキュウリに封じ込めて祈祷し，そのキュウリを川に流したり，土中に埋めたりする行為であり，病気平癒や災難除け，悪癖を直すためのものとされています。中国で行われていたものを空海（774〜835年）が伝えたとされ，京都の神光院など，空海を祖とする真言宗系寺院の行事ですが，現在では他の宗派でも行っている場合があります。キュウリを用いるのは，水分含量が高くて，様々な厄災を抱えることができるからというような説明がされています[27]。しかし，こ

れまで述べてきたように，熟していないキュウリが一般に広まったのは江戸時代末期ですので，キュウリの立場から見れば，この行事が現在のような形式で実施できるのは明治以降ということになります。実際，キュウリ封じを実施している寺院の多くは，神光院などのように近年になって復活させたとしていることが多く，明治より前にこの行事が行われていたという確証は得られません。愛媛県の世田薬師のように，江戸時代から三百年以上にわたって行われてきたと称している場合もありますが[28]，三百年前に現在のような熟していないキュウリは普及していませんので，キュウリ以外のものを使っていたと考えるしかないでしょう。福岡県筑紫野市の椿花山武蔵寺（ちんかさんぶそんじ）では「ウリ封じ」という行事が行われおり[27,29]，原型に近いものと思われます。ただし，食材を大量に廃棄することにつながる行事ですから，行われるようなったのは庶民の生活に余裕ができた江戸時代半ば以降

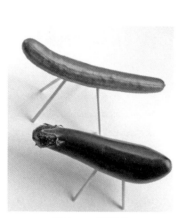

図9-6　精霊馬

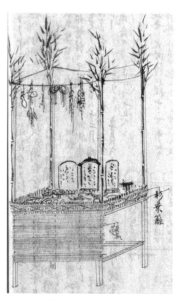

図9-7　『守貞謾稿巻二十七』に描かれた盆飾り
位牌の右横に精霊馬らしきものが見えるが，使われている野菜の種類は見分けられない。

でしょう。

　お盆には先祖の霊を送迎するため，精霊馬（図9-6）という飾り物がナス
とキュウリで製作されます。ナスが牛，キュウリが馬を表現しています。盂
蘭盆（うらぼん）に先祖の霊を迎えて弔う行事は古代から存在しており，平
安時代では様々な食材を供えていたのみだったのが，鎌倉時代以降に先祖の
霊を送迎するための迎え火や送り火が始まり，江戸時代になると霊の乗り
物としての精霊馬が出現します[30]。ただし，キュウリ封じの場合と同様に，
キュウリを用いることができるのは江戸時代末期以降であり，それ以前は別
のもので馬を表現していたと思います。喜田川守貞（1810〜？）が1837年
から30年かけて執筆した『守貞謾稿』の中に図9-7のような盆飾りが描か
れており，その中に精霊馬も見えるのですが[31]，残念ながら小さく描かれて
いるので使われている野菜がキュウリであるとは断定できません。

⑶ キュウリ断ち

　京都の祇園祭では，祭礼の期間中，祭に関わる人はキュウリ断ちをすると
いいます。同様のキュウリを食べない風習は，博多祇園祭が行われる福岡に
も存在しています。このような風習が現在でも存在して，実践する人がいる
ことは，京都に生まれ育った筆者はよく知っています。八坂神社の神紋のひ
とつでもある五瓜唐花（ごかにからはな，図9-8）は，祇園祭の祭神である
素戔嗚尊（すさのおのみこと），あるいは牛頭天王を表す紋でもあり，キ
ュウリの断面と似ています。すなわち，キュウリ断ちの由来は，キュウリの断

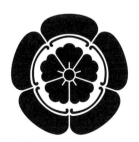

図9-8　五瓜唐花紋

面と八坂神社の神紋が類似していることにあります。

　キュウリの一般への普及時期を考えると，この風習についても行われるようになったのは比較的新しいと思います。ただし，図9-8に示した五瓜唐花紋に似ているということであれば，タブーにすべき食材はキュウリに限定されないでしょう。つまり，キュウリ断ちの起源が江戸時代以前に遡れるのであれば，マクワウリやシロウリなどが対象であったと考えざるを得ません。マクワウリの収穫時期は祇園祭よりもやや遅いので，初夏から収穫ができるシロウリが第一候補かと思います。ある食材について，それをタブーであることをわざわざ言明するということは，その食材を多くの人が利用していることが前提です。また，穀物や大豆のような食生活上必須のものはタブーにすることができません。その意味では，ウリ類は普及はしているが必須の食材ではありませんので，タブーの対象にはちょうど良いものといえるでしょう。

文献

1）農林水産省：令和元年産野菜生産出荷統計，https://www.data.go.jp/
data/dataset/maff_20210302_0050，2021（2022年2月6日アクセス）.

2）邑田　仁 監修：APG牧野植物図鑑Ⅰ. 649 pp，北隆館，東京，2014.

3）姥　智子 編：こだわり野菜づくり品種ガイドブック夏野菜編. 122 pp，
学研パブリッシング，東京，2015.

4）山川邦夫：野菜の作型と品種形態. 第22回果菜類（4）ウリ科野菜. タキ
イ最前線夏号，pp 65-68，2015.

5）篠田　統：中国食物史. 387 pp，柴田書店，東京，1974.

6）森下昌三：マクワウリ・メロン. 食品加工総覧10，pp 617-623，農山漁
村文化協会，東京，2000.

7）藤下典之：本邦各地の遺跡から出土したウリ科栽培植物の遺体について−
特に遺跡の編年と *Cucumis melo* の種子の大きさ−. 考古学・美術史の自然
科学的研究（古文化財編集委員会編），pp 223-233，日本学術振興会，東京，
1980.

8）藤下典之：メロン（Ⅱ）：メロン仲間の系譜，日本への渡来. 日本食品保
蔵科学会誌34: 31-40, 2008.

9）北村英三：シロウリ．加工の歴史・動向と農村加工．食品加工総覧 10，
　　pp 253–257，農山漁村文化協会，東京，2000．

10）多紀元簡：本草和名下冊（深江輔仁　撰），1796（国立公文書館デジタル
　　アーカイブ，https://www.digital.archives.go.jp/file/1245507.html，2022 年
　　2 月 9 日ダウンロード）．

11）那波道圓：倭名類聚鈔巻十七菓蓏部蓏類．倭名類聚抄巻九（源　順
　　撰），1617（国立国会図書館デジタルコレクション，https://dl.ndl.go.jp/
　　info:ndljp/pid/2544224?tocOpened=1，2022 年 2 月 8 日ダウンロード）．

12）小島康之，木下正俊，佐竹昭広　校注・訳：萬葉集二，427 pp，小学館，
　　東京，1984．

13）なにわ特産物食文化研究会編．なにわ大阪の伝統野菜．271 pp，農山漁村
　　文化協会，東京，2002．

14）関根真隆：奈良朝食生活の研究．534 pp，吉川弘文館，東京，1974．

15）ルイス・フロイス（岡田章雄　訳注）：ヨーロッパ文化と日本文化．199
　　pp，岩波文庫（岩波書店），東京，1991．

16）土山寛子，峰村貴央，五百蔵良，三舟隆之：『延喜式』に見える古代の漬
　　物の復元．東京医療保健大学紀要 11: 1–8，2016．

17）石川松太郎　校注：庭訓往来，362 pp，東洋文庫（平凡社），東京，1973．

18）雛知苦齊（曲直瀬）道三　編：宜禁本草　乾．1629（国立国会図書館デジタ
　　ルコレクション，https://dl.ndl.go.jp/info:ndljp/pid/2558176?tocOpened=1，
　　2022 年 2 月 10 日ダウンロード）．

19）貝原益軒（筑波常治　解説）：花譜・菜譜，155 pp，八坂書房，東京，1973．

20）三木之幹，宮田清貞，牧野和高　編：桃源遺事．138 pp，茨城県国民精神
　　文化講習所，水戸，1935．

21）宮永正運：私家農業談巻三，四．1789（国立国会図書館デジタルコレク
　　ション，https://dl.ndl.go.jp/info:ndljp/pid/2555318，2022 年 2 月 13 日ダウ
　　ンロード）．

22）香川県立ミュージアム：高松松平家博物学図譜　写生画帖　菜蔬．121 pp，
　　香川県立ミュージアム，高松，2012．

23）毛利梅園：草木実譜（国立国会図書館デジタルコレクション，https://
　　dl.ndl.go.jp/info:ndljp/pid/2537209，2022 年 2 月 13 日ダウンロード）．

24）磯野直秀：『梅園画譜』とその周辺．参考誌研究 41: 1–19，1992．

25）宮崎正勝：知っておきたい「食」の日本史．237 pp，角川ソフィア文庫

（角川書店），東京，2009.

26）石川純一郎：河童の世界. 307 pp，時事通信社，東京，1985.

27）吉野りり花：日本まじない食図鑑. 154 pp，青弓社，東京，2016.

28）宗教法人栴檀寺：世田薬師. www.setayakushi.or.jp/index.html（2022 年 2 月 19 日アクセス）

29）椿花山成就院武蔵寺：年中行事，http://www.tendai924.com/buzouji/（2022 年 2 月 20 日アクセス）

30）阿部　泉：史料が語る年中行事の起源. 伝承論・言い伝え説の虚構を衝く. 322 pp，清水書院，東京，2021.

31）喜田川季荘（守貞）編：守貞謾稿巻二十七（国立国会図書館デジタルコレクション，https://dl.ndl.go.jp/info:ndljp/pid/2592413?tocOpened=1，2020 年 2 月 20 日アクセス）.

第10章　日本で栽培野菜として発展したゴボウ

　ゴボウ（牛蒡 *Arctium lappa*，図10-1左）は日本を代表する根菜です。子供の頃，泥で汚れたダイコンとニンジンとゴボウが連れ立って風呂屋に行き，ダイコンはひたすら体を洗い続けたので白くなり，ニンジンは熱い湯に浸かり続けたために赤くなり，ゴボウは湯にも浸からず，体も洗わず，ひたすら風呂場で遊び続けていたため黒いままになったと聞いたことがありました。調べてみると，細かな展開は様々ですが，日本の民話として語り継がれてきたもののようです[1,2]。この章では，このゴボウを様々な角度から取り上げてみます。

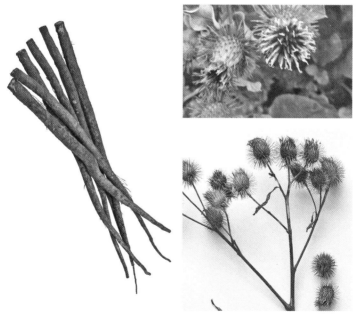

図 10-1　ゴボウの根（左），花（上右），果実（下右）

1. 生物としてのゴボウ

　キク科ゴボウ属の多年草であるゴボウは，コーカサス地方からシベリアにいたる地域が原産地とされており[*1]，現在ではアジア，ヨーロッパ，北アメリカの温帯地域の道端や空き地にも自生しています[3]。繁殖力が強く，栽培されているものが野生化し，「野良ゴボウ」として大繁殖する事例もあります。とくに北海道では，野良ゴボウを「北海道ブルーリスト2010」においてカテゴリーA3（生態系などへの影響が報告または懸念される外来種）に区分しており[4]，実際に札幌市の円山公園ではボランティアによる駆除作業が行われています[5]。栽培ゴボウの地上部は1メートル程度の高さですが，野良ゴボウは人間の背丈を超える高さにまで成長します。にもかかわらず，その根は栽培ゴボウのように太く長くはなりません。

　ゴボウは6〜7月にアザミに似た総苞にトゲのある紫色の花（図10-1上右）を咲かせます。野生の状態では，このトゲのある総苞のためにゴボウの実（図10-1下右）は強力な「ひっつき虫」となります。面ファスナー（日本での有名な商品名：マジックテープ®）を開発したスイスのジョルジュ・デ・メストラル（George de Mestral, 1907〜1990年）は，そのヒントを自身の服や愛犬にくっついたゴボウの実から得たといわれています[6]。

2. 利用の歴史と実態

(1) 中国および欧米での利用

　中国や欧米ではゴボウの実や根を薬用として利用していますが，日本のように積極的に食用とはしていません。

　中国ではゴボウの実を「牛蒡子」と称し，漢方薬の素材として用いています。中国南北朝時代の医学者である陶弘景（456〜536年）が著したといわ

＊1　ゴボウの原産地についてはユーラシア大陸北部とする記述，西アジアから地中海沿岸とする記述，など様々である。どれが定説なのか，筆者には判別できなかった。

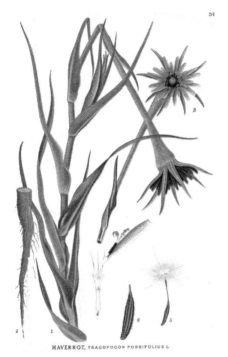

HAVERROT, TRAGOPOGON PORRIFOLIUS L.

図 10-2　『Nordens Flora 第 3 版（Lindman CAM 著）』
に描かれたサルシファイ（バラモンジン）

れる『名医別録』に，ゴボウの実は「悪實（あくじつ）」の名称で収載され，
「目を明らかにし，中を補し，風傷を除く」と記されています[7]。「悪實」の
名称は，図 10-1 下右にあるようにトゲの多い果実の様子が「格好の悪い実」
とみなされたことに因んでいます。今日でも，牛蒡子は，解熱・解毒・去
痰・鎮咳作用があることから，風邪や皮膚病に効果があるとされる漢方に配
合されています。さらに漢方では，ゴボウの根も「牛蒡根」と称し，食欲増
進，胆汁分泌促進，発汗利尿に効果があるとしています[8]。中国においてゴ
ボウを食用作物のリストに掲載しているのは，唐末五代に記された『四時纂
要』，北宋時代の『種藝必用』，および南宋時代（13 世紀中頃）の『山家清
供』であり，これ以降は薬用の記述しかありません[9]。このことは中国では
ゴボウが野菜として発達しなかったことを意味しています。

欧米においてもゴボウの根はメディカルハーブであり，バードックティー（ハーブ茶の一種）として利用されています[10]。なお，根や若芽が食用となるサルシファイ（salsify, 図10-2）は，西洋ゴボウともいいますが，バラモンジン（波羅門参）*Tragopogon porrifolius* というゴボウとは異なるキク科バラモンジン属の植物です[11]。サルシファイは，古代ローマの博物学者であるガイウス・プリニウス・セクンドゥス（Gaius Plinius Secundus, 23 〜 79 年）の『博物誌』にも記載されるなど，欧州で古くから利用されてきた野菜であり，現在でもフランス，ドイツ，イタリア，ロシアで栽培が行われています。ゴボウと同様に生薬としても利用されてきたため，文献などにおいてはゴボウとの混同がしばしば認められます。

(2) 日本での利用と栽培

　大陸原産のゴボウがいつ，どのような経緯で日本列島に進出したのかはよくわかっていません。青森県の三内丸山遺跡をはじめとした縄文時代の遺跡からはゴボウの植物遺体が出土しており，縄文時代に日本列島にゴボウが存在していたことを示しています[12]。ただし，縄文時代のゴボウが栽培されていたものか，野生のものかは論議があるようです。

　平安時代の昌泰年間（898 〜 901 年）に僧侶・昌住が編纂したとされる漢和辞典『新撰字鏡』には，「悪實 支太支須乃弥」とあり（図10-3 上），日本の文献におけるゴボウの最初の記載と考えられています。一方，『新撰字鏡』より約 30 年後の承平年間（931 〜 938 年）に編纂された『和名類聚抄』にも「牛蒡」が収載され（図10-3 下），そこには「本草云悪實」，「和名岐太岐須（きたきす），あるいは宇末不不岐（うまふぶき）」とあります。『和名類聚抄』では「牛蒡」を野菜之部に収載していますが，古代では栽培している蔬菜[*2]を園菜，野生の蔬菜を野菜として区別していますので，少なくとも平安時代までは野生のものが食べられていたと推定できます。

＊2　現在，蔬菜と野菜はほぼ同じ意味で使われているが，もともとは，蔬菜（食用草本）＝野菜（野生食用草本）＋園菜（栽培食用草本）であった。やがて蔬菜＝園菜となったが，野生と栽培の区別が曖昧になるにつれて，蔬菜≒野菜となった。

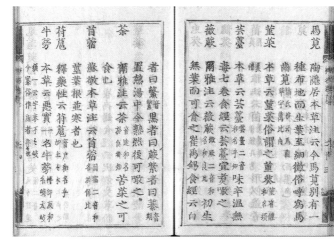

図 10-3　『新撰字鏡下』に収載された悪實（上）と『和名類聚抄巻
　　　　十七菜蔬部野菜類』に収載された牛蒡（下）

　『東寺百合文書』として残されている文永 3（1266）年 12 月の『丹波区大
山庄領家御得分注文書』の中で，「牛房」と「山牛房」が区別して記載され
ており，これが栽培ゴボウの最初の記載とされています[9]。さらに，14 世紀
後半から 15 世紀前半に成立した『庭訓往来』には「煮染牛房」という記載
があり，ゴボウが加熱調理されていたことがうかがえます[13]。以上より，ゴ

ボウは，鎌倉時代から本格的に栽培され，15世紀頃には代表的な野菜として広まっていたといえます。

　ゴボウの漢字表記は「牛蒡」ですが，「牛」はどう考えても「ご」とは読めません。一方，「蒡」は，「旁」に「あまねく」，「大きい」などの意味があるので，どこにでもある大きな草という意味にとれます。『和名類聚抄』では牛蒡の和名（訓読み）を「うまふぶき」としています。「うま」であれば漢字は「午」であり，これなら「ご」と読めます。ここからは私の勝手な推測ですが，古代の日本人の誰かが，中国の書物にあった「牛蒡」の「牛」を「午」と勘違いして「ごぼう」という読み方を考え，さらに「蒡」を日本にある代表的な大きな草であるフキ *Petasites japonicus* とみなし，「うまふぶき」という訓読みを当てはめたのではないでしょうか[*3]。

(3) ゴボウの葉

　ゴボウの葉は「葉ごぼう」または茎と合わせて「若ごぼう」と呼び，食用とされています。種を採取するために栽培されていた「越前白茎」という品種が前身であり[14)]，主に大阪を中心とする関西で食べられてきた野菜です。とくに，大阪八尾のものは「八尾若ごぼう（図10-4）」という特産品として

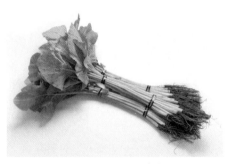

図10-4　八尾若ごぼう

＊3　中国では「牛」に大きいという意味があるので，大きな草という意味で「牛蒡」という漢字が成立し，「牛」を呉音で「ご」と発音するので「ごぼう」と読むというのが定説である。

知られており[15]，シャキシャキとした食感と早春の香りを楽しむ野菜として，「泉州水なす」と同様の地域団体商標に登録されています[16]。八尾若ごぼうは，江戸時代から「矢型」の束で出荷されているため，地元では「やーごんぼ」の愛称で「春を告げる野菜」として親しまれています。

(4) 山ゴボウ

　現在，ゴボウを野菜として積極的に栽培し，利用しているのは韓国の一部と日本のみです。日本でゴボウが栽培野菜として定着したのは，ゴボウに似たアザミ（薊）類（キク科アザミ属）の食習慣が日本に存在したからだと指摘されています[17]。『和名類聚抄』では，園菜之部に「薊」，野菜之部に「大薊」が収載されています。これより，「薊」は栽培種，「大薊」は野生種であ

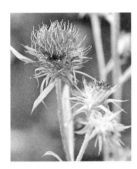
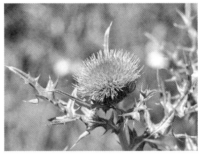
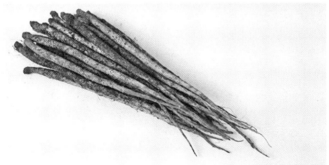

図10-5　モリアザミ（上左），ノアザミ（上右），および「山ごぼう」と
　　　　呼ばれるモリアザミの根（下）

モリアザミの根は北海道厚沢部町のホームページ掲載の画像を許諾を得て掲載した。

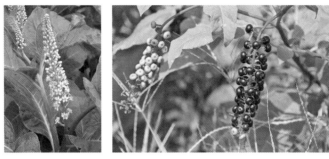

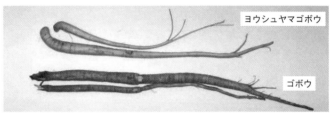

図10-6　ヤマゴボウ（上左），ヨウシュヤマゴボウ（上右），およびヨウシュヤマゴボウとゴボウの根（下）

り，平安時代にはアザミ類が食用とされ，一部は栽培されていたことになります。『和名類聚抄』に収載されているアザミ類が植物学的にどの種を指しているのかは類推の域を出ませんが，今日，食用に栽培されているのがキク科アザミ属のモリアザミ *Cirsium dipsacolepis*（図10-5上左）であり，山菜として食されているアザミ類の中でもっとも広く分布しているのがノアザミ *Cirsium japonicum*（図10-5上右）であることを考えると，「薊」をモリアザミ，「大薊」をノアザミとするのが妥当だと考えます。とくに後者は中国でも「大薊」と呼ばれているので間違いはないと思われます。これらのアザミ類はゴボウと同様に，葉と根が食用に供されており，とくにモリアザミの根（図10-5下）は「山ごぼう[*4]」という商品名で出荷されています。

　ややこしいことにヤマゴボウ科ヤマゴボウ属の中には，標準和名をヤマ

[*4]　「山ごぼう」として出荷されているものには，他にオニアザミ *Cirsium borealinipponense*，オヤマボクチ *Synurus pungens* がある。また，ゴボウ自身が「山ごぼう」の名称で出荷されていることもある。

ゴボウ *Phytolacca esculenta* という中国原産の植物が存在します（図 10-6 上左）。このヤマゴボウの葉はアク抜きをすることで食べることができますが，根は有毒であり，薬用にのみ用いています[18]。近縁のヨウシュヤマゴボウ（アメリカヤマゴボウ）*Phytolacca americana*（図 10-6 上右）は北米原産の植物で，明治初期に日本に進出し，現在では国内の至るところで野生化しています。ブルーベリーのような液果をつけますが，植物全体が有毒です。ヨウシュヤマゴボウの根はヤマゴボウと同様に，ゴボウやモリアザミの根に酷似しています（図 10-6 下）。このため，厚生労働省ではホームページ「自然毒のリスクプロファイル」においてヨウシュヤマゴボウを紹介し，注意を促しています[19]。

3. ゴボウの品種・ブランド[*5]

　ゴボウには大きく分けて長さが 70 〜 100 センチの長根種と 30 〜 50 センチの短根種がありますが，一般的に流通しているものの多くは長根種です。

(1) 滝野川ゴボウ

　滝野川ゴボウは，元禄年間（1688 〜 1704 年）に武蔵国豊島郡滝野川村（現在の東京都北区滝野川付近）で栽培と品種改良が行われた代表的な長根種ゴボウであり[14]，東京特産の伝統野菜として，江戸東京野菜に認定されています。直径 2 〜 3 センチ，長さ 80 〜 100 センチ程度で，特有の香りが高く，弾力性の強い品種です。滝野川村付近は軟質の土壌で水はけがよく，長根種ゴボウの栽培に適していたため，品質の良いゴボウが選別されたといわれています[20]。昭和 20 年以降に品種改良が進んだ結果，多様な派生品種が誕生しており，現在市場に出回るゴボウの多くが滝野川ゴボウから派生したもの（滝野川ゴボウ群と総称）とされているため，一般的にゴボウといえば滝野川ゴボウ群を指すことになります。

＊5　ゴボウの品種やブランドは「○○ごぼう」というように平仮名表記が正式であるが，ここでは他の記述と統一させるためカタカナ表記とした。

(2) 堀川ゴボウ

堀川ゴボウは約400年前から栽培されてきた京都の伝統野菜であり，直径が5〜8センチ，長さ50〜80センチほどの太い品種です（図10-7左）。内部には空洞があり，先端は分岐して枝状に分かれ，ヒビ割れもあります。一般的な長根種に比較してやわらかく，厚めに輪切りにしても味が染みやすいため，煮物に適しています（図10-7右）。

堀川ゴボウは，豊臣秀吉が築いた聚楽第の堀に捨てられていた食べ残しのゴボウが生長し，年を越して大きく育ったことから栽培が始められたといわれています[21,22]。現在の堀川ゴボウは長根種の滝野川ゴボウを特殊な方法で栽培することによって得られています。すなわち，一般的なゴボウは，土の中で下へと長く伸びていきますが，堀川ゴボウは途中で一度掘り上げ，移植することで，横に向かって太く成長させています[14]。このような特殊な栽培によって得られていることから，堀川ゴボウは品種ではなく，ブランド野菜に相当するものといえます。

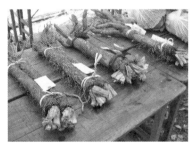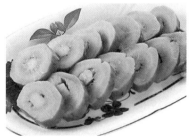

図10-7　堀川ゴボウ（左）と堀川ゴボウを使った料理（右）
堀川ゴボウは中が空洞になっているため，様々な詰め物を入れることができる。
堀川ゴボウは京都府のホームページ，堀川ゴボウを使った料理はJA京都のホームページに掲載されている画像を許諾を得て掲載した。前者については京都乙訓農業改良普及センターの許諾も得た。

(3) その他の品種・ブランド

沢野ゴボウ[14]：石川県七尾市の沢野地区で栽培されている沢野ゴボウは約350年前に京都から伝わったものであり，一般的なゴボウの3倍の太さがあります。かつて加賀藩への献上品とされていたもので，能登野菜に指定され

ています。ぶつ切りにしたごぼうを味噌と酒で 7 日 7 晩炊きあげた「7 日炊き」，蒸し焼きにしたごぼうをたたきほぐし，醤油をつけて食べる「叩きごぼう」などの伝統料理があります。

　大浦ゴボウ[23]：千葉県匝瑳市の指定天然記念物である大浦ゴボウは，匝瑳市大浦地区だけで生産されている直径 30 センチ，長さ 1 メートルに及ぶ巨大ゴボウであり，筒を踏んで潰したような形をしていて，堀川ゴボウと同様に空洞があるのが特徴です。正当な大浦ゴボウは特別に契約した農家だけが栽培して成田山新勝寺に毎年奉納しており，全国から参詣に訪れる信徒に出す精進料理の縁起物として使われています。ただし，実際には契約農家以外で栽培されたものが大浦ゴボウの名称で市場に流通しています。平将門の乱（939 年）において，藤原秀郷（891 ? ～ 958 ? 年）が新勝寺に戦勝を祈願したときに大浦ゴボウが振る舞われ，勝利を収めたことから「勝ちごぼう」として，新勝寺の精進料理の中で珍重されるようになったとされます。

　短根種への期待[24]：上述のように市場に流通しているゴボウは滝野川群を中心とした長根種です。しかし，ゴボウは下に向かって根を伸ばすため，1メートル近くの長さを有する長根種をまっすぐに栽培するには，深い耕土が必要となります[*6]。すなわち，ゴボウを栽培するには深く耕す必要があり，新たな圃場を用意するには相当な手間がかかります。この結果，国内ゴボウの収穫量（13 ～ 14 万トン／年）だけでは国内需要を満たすことができず，毎年数万トンを主に中国から輸入しています。短根種は根が 50 センチ未満であるため，深く耕す必要がなく，かつ成長も早いという利点があります。香りなどの点では，時間をかけて栽培している長根種に及びませんが，大きさが揃いやすく，加工もしやすいため，現在輸入品が多数を占める加工・業務用には十分適用できるものです。このため，浅く耕した圃場で短根種を栽培し，加工・業務用に適した品種の選別が行われています。

＊6　野生化したゴボウの根が細くなるのは土壌が栽培地ほど軟らかくないためである。

4. 成分

(1) 栄養素

　表 10-1 にゴボウの主要成分を食品成分表[25] から抜粋し，他の根菜類と比較してみました。他の根菜類に比較してゴボウの炭水化物濃度とエネルギー量が高いのが目立ちます。これは成分表において，炭水化物量を「水分，たんぱく質，脂質，灰分以外の成分」として，全体からこれらの成分を引くという「差し引き法」で求め，エネルギーの計算においてはこの炭水化物を「エネルギーとして利用できるもの」として計算しているためです。実際にはゴボウの炭水化物の多くは食物繊維であり，エネルギーとして利用可能な炭水化物は根菜類中でもっとも少ない数値になっています。水溶性食物繊維の一部がエネルギーに変換されたとしても，実際のゴボウのエネルギー量は 100 グラムあたりで 10 数キロカロリー程度であり，ダイコンやカブと同程度だと思われます。

表 10-1　根菜類 100 グラムあたりの主要栄養素量

	ゴボウ	ニンジン	ダイコン	カブ
エネルギー（キロカロリー）	58	35	15	18
水分（グラム）	81.7	89.1	94.6	93.9
たんぱく質（グラム）	1.8	0.7	0.5	0.7
脂質（グラム）	0.1	0.2	0.1	0.1
炭水化物（グラム）	15.4	9.3	4.1	4.6
利用可能炭水化物（グラム）	1.0	5.8	2.6	3.0
水溶性食物繊維（グラム）	2.3	0.7	0.5	0.3
不溶性食物繊維（グラム）	3.4	2.1	0.9	1.2
灰分（グラム）	0.9	0.8	0.6	0.6
カリウム（ミリグラム）	320	300	230	280
ビタミンC（ミリグラム）	3	6	12	19

(2) 機能性成分

　ゴボウに含まれる水溶性食物繊維の大半は，ブドウ糖1分子に多数の果糖が結合した構造をもつイヌリンと呼ばれるものです。イヌリンはヒトの消化酵素ではほとんど加水分解されませんが，腸内細菌によって完全に発酵分解され，その過程で生じる短鎖脂肪酸が間接的にインスリン分泌を活性化するため，イヌリンを多く含む食事は糖尿病に対する有効な食事療法の手段として期待されています[26]。イヌリンが大腸で完全に発酵分解されることは，イヌリンが腸内の細菌にとって有益な栄養源であり，効果的なプレバイオティクス[*7]であることを意味しています。

　一方，ゴボウ中の不溶性食物繊維はセルロース，ヘミセルロース，およびリグニンです。これらは，消化酵素はもちろん，腸内細菌によっても分解されません。不溶性食物繊維は腸内で水分を吸収して膨らみ，腸管を刺激して腸のぜん動運動を高め，結果として便の排出を促すことから，これらの摂取は便秘や大腸がんの予防につながると信じられています。

　ゴボウの根には，高い抗酸化能を有するクロロゲン酸，リグナン類，ルチン，ケルセチンなどが含まれています[27]。ただし，リグナン類は，後述のように漢方の牛蒡子および牛蒡根の薬効成分であり，イソフラボン類と同様のエストロゲン作用（女性ホルモンに類似した作用）を有します。したがって，これらの抗酸化成分が生体内で機能を発揮するほどにゴボウを摂取した場合，薬効成分の影響が強く出る懸念があります。

(3) 薬効成分

　先にも述べたように，ゴボウの実と根は，それぞれ牛蒡子，牛蒡根の名称で漢方の素材として用いられています。ゴボウに含まれる薬効成分は，代表的な植物エストロゲンであるリグナン類やステロール類であり，解熱・解

---

*7　プレバイオティクス（prebiotics）は1995年に提唱された用語で，①消化管上部で分解・吸収されない，②大腸中の有益な細菌の栄養源となり，それらの増殖を促進する，③大腸の腸内フローラ構成を健康的なバランスに改善し維持する，④人の健康の増進維持に役立つ，の条件を満たす食品成分を指す。

毒・去痰・鎮咳作用を示します[7]。これらの薬効成分は牛蒡子に高濃度で含有されますが，牛蒡根にも含まれています。

　なお，ゴボウ茶の有効成分に関して，イヌリンとともにサポニン類[*8]を掲げている商品や広告が多くありますが，ゴボウの薬効成分をまとめた総説において示されているのは，リグナン類，テルペノイド類，ポリフェノール類，イヌリン，ステロール類であり，サポニン類は見当たりません[28]。

5. ゴボウを使った料理

　加熱調理したゴボウのもっとも古い記録は，先に紹介した室町時代に成立した『庭訓往来』にある「煮染牛房」です[13]。石川県七尾市の沢野ごぼうを味噌と酒で7日7晩炊きあげた「7日炊き」はこの「煮染牛房」に近いといわれています[17]。この事例でもわかるようにゴボウの調理法として最初に普及したのは「煮る」ことでした。おそらく当時のゴボウがきわめて硬く，十分に煮込まないと食べるのが難しかったのでしょう。しかし，今日ではゴボウの食感や香りを活かした調理法が多くなっています。

(1) 金平（きんぴら）ゴボウ

　繊切り，または笹掻きにした根菜類を砂糖，味醂，醤油などを加えて甘辛く炒めた惣菜を「金平」といい，多くはゴボウを利用しているので「金平ゴボウ（図10-8上左）」と称しています。儀礼食の分布を調べた研究では，金平ゴボウが東日本でハレの日の食事として成立したと考察しています[17]。金平ゴボウという料理名が最初に出現するのは1820年に刊行された『臨時客応接』で，それまでは「伽羅（きゃら）ゴボウ」と呼んでいました[29]。この伽羅ゴボウは，シャキシャキとした食感の滝野川ゴボウが誕生し，食用油，

＊8　サポニンは石鹸のように水の中に油を分散させる界面活性剤としての性質があるため，細胞膜中の脂質成分に作用して，細胞を破壊することがある。活性の強いものを摂取すると蕁麻疹などが生じることがある。河川などでは，魚の鰓を傷つけるため，魚毒性を示す場合がある。

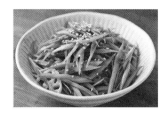
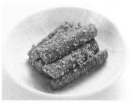
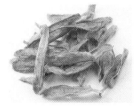
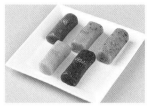
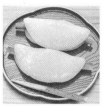

図 10-8　ゴボウを使った料理・菓子（上段は左から金平ゴボウ，叩きゴボウ，
　　　　　下段は左からゴボウチップス，牛蒡餅，花びら餅）
牛蒡餅は形状がゴボウに似ているものでゴボウは使っていない。
牛蒡餅は長崎県平戸市にある有限会社牛蒡餅本舗熊屋のホームページ掲載の画像を許諾を得て掲載した。

砂糖，醤油などが庶民に普及したことで，保存食である伽羅フキの佃煮が変化して誕生した料理と思われます[29]。

　なお，金平は金太郎として知られる坂田金時の息子である坂田金平に由来しているといわれます。その理由として，油で光る繊切りゴボウが坂田金平の油髪を連想させたなど[30]，答をゴボウ側に求めるものがほとんどです。しかし，金平はシチューやスペイン料理のアヒージョなどと同様に一種の調理法に与えられた名称であり，ゴボウの入らない金平も存在します。したがって，金平が坂田金平に由来するとしても，その理由については再検討の余地があると思います。

(2) 叩きゴボウ

　茹で上がったゴボウを割れない程度にスリコギなどで軽くたたき，適当な大きさに切断してからゴマを含む調味料であえた料理を「叩きゴボウ（図10-8 上右）」といいます。調味料には醤油，砂糖，味噌，食酢など，家庭ごとに様々なものが用いられます。古くから近畿地方を中心とした西日本にお

いてハレの食事であったといわれています[17]。今日，関西において叩きゴボウが正月のお節料理に含まれるのは[*9]，ハレの日の食事であったことの名残りでしょう。

1491年成立の『北野社家日記』に正月十日タタキ牛房という記述が認められます[17]。このタタキ牛房にどのような味付けがされていたか不明ですが，茹でたゴボウを軟らかく食べやすくするために「叩く」という所作が加えられたものと考えられます。現在のような様々な調味料であえるようになったのは，金平ゴボウと同様に，各種の調味料が普及した江戸時代の元禄年間以降と思われます。

(3) ゴボウチップス

薄く笹掻きにしたゴボウの水気を十分に切り，160～170℃に加熱した油で揚げたものをゴボウチップス（図10-8下左）と呼んでいます。19世紀中頃に米国で誕生したポテトチップスをヒントに生まれたものであり，ゴボウの香りを楽しむスナック菓子です。ゴボウはデンプンをほとんど含まないため，油で揚げた場合にパリパリとした食感にすることが困難です。このため，凍結乾燥してから油で揚げている場合があります。現在，ゴボウチップスは居酒屋の定番メニューであり，人気も高いようです。ポテトチップスと同様に様々な味付けをされたものが輸出されています。

(4) 牛蒡餅

長崎県平戸市には，黒砂糖または上白糖と米粉から作った餅に芥子の実をまぶして作る「牛蒡餅（ごぼうもち）」という郷土菓子があります（図10-8下中）[31]。牛蒡餅の名称はその形がゴボウに似ていることに由来しており，ゴボウは使われていません。一方，寛永20（1643）年に著された『料理物語』をはじめとする江戸時代の料理本にも「牛蒡餅」の名があります[32]。この牛蒡餅は，煮たゴボウをすりおろして米粉や砂糖とともにこねて生地を作

＊9　一般には，地中に長くまっすぐ根を張るゴボウは長寿につながる縁起のいい食材なので正月料理に使うと解釈されている。

成し，これを丸めて成形したものを茹でてから胡麻油で揚げ，砂糖や糖蜜を絡ませたものです。

⑸ 花びら餅（菱葩餅）[33-35]

花びら餅（図10-8下右）は，薄紅く染められた菱餅と白味噌の餡をゴボウとともに求肥または餅で包んだものであり，京都では正月に食べる和菓子として親しまれています。花びら餅の由来には諸説ありますが，平安時代に宮中で長寿を願う新年の「歯固め」の儀式に，餅，菱餅，大根，猪肉，押鮎（塩漬けにした鮎），瓜，橘などを食べる習わしがあり，これらを合わせて「菱葩（ひしはなびら）」と称していたようです。やがて，これらは正月に祝いの品として配るために，餅の中に種々の食品を包んだ宮中雑煮となり，それが次第に簡略化されて江戸時代には，雑煮が餅と白味噌餡，押鮎がゴボウへと変化した今日の花びら餅の原型ができあがったと考えられています。

文献

1）日本民話（和歌山静子 絵）：にんじんと ごぼうと だいこん．24 pp，鈴木出版，東京，1991.

2）植垣歩子（再話・絵）：にんじん だいこん ごぼう．日本の昔話より．24 pp，福音館書店，東京，2014.

3）川端晶子：ゴボウ．加工の歴史・動向と農村加工．食品加工便覧，vol. 10，p. 213，農山漁村文化協会，東京，2000.

4）北海道：北海道の外来種リスト－北海道ブルーリスト 2010 －．p. 23，https://www.pref.hokkaido.lg.jp/ks/skn/alien/bluelist/bluelist_top.html（2020年6月25日アクセス）.

5）円山公園管理事務所：北海道自然保護協会によるゴボウ駆除ボランティア．2016年5月27日，https://maruyamapark.jp/?p=5691（2020年6月25日アクセス）.

6）Young H: From Velcro to high-speed trains: 5 examples of technology inspired by nature. 2018年6月8日，https://p.dw.com/p/2z66M（2020年6月26日アクセス）.

7）公益社団法人東京生薬協会：ゴボウシ（牛蒡子）．新常用和漢薬集，

2017 年 3 月 1 日 更 新，http://www.tokyo-shoyaku.jp/f_wakan/wakan2.php?id=85（2020 年 6 月 30 日アクセス）

8）一般社団法人 和ハーブ協会：ゴボウ．薬用植物一覧表，www.e-yakusou.com/sou/sou218.htm（2020 年 6 月 30 日アクセス）.

9）山田悟郎：ゴボウ考．北海道開拓記念館研究紀要 28: 27–38，2000.

10）佐々木 薫：ハーブティー事典．207 pp，池田書店，2007.

11）Wikipedia：バラモンジン．2020 年 1 月 21 日更新，https://ja.wikipedia.org/wiki/ バラモンジン（2020 年 6 月 30 日アクセス）.

12）羽生淳子：三内丸山遺跡の「ライフヒストリー」遺跡の機能・定住度・文化景観の変遷．国立民族学博物館特別報告 33: 161–183，2002.

13）石川松太郎 校注：庭訓往来，362 pp，東洋文庫（平凡社），東京，1973.

14）筒江 薫：牛蒡・人参．食の民俗事典（野本寛一編），pp. 62–65，柊風舎，東京，2011.

15）八尾市：八尾若ごぼうの紹介．2018 年 3 月 28 日更新，https://www.city.yao.osaka.jp/0000002896.html（2020 年 6 月 30 日アクセス）.

16）大阪府：八尾若ごぼう．2020 年 4 月 3 日更新，https://www.pref.osaka.lg.jp/chubunm/chubu_nm/fq-wakagobo.html（2020 年 6 月 30 日アクセス）.

17）冨岡典子：日本におけるごぼうを食材とした料理の地位的分布と食文化．日本家政学雑誌 52: 511–521，2001.

18）邑田 仁 監修：APG 牧野植物図鑑Ⅱ．645 pp，北隆館，東京，2015.

19）厚生労働省：ヨウシュヤマゴボウ．自然毒のリスクプロファイル：高等植物，https://www.mhlw.go.jp/stf/seisakunitsuite/bunya/0000079871.html（2020 年 7 月 1 日アクセス）.

20）大竹道茂：江戸東京野菜の物語．254 pp，平凡社新書（平凡社），東京，2020.

21）京都市：堀川ごぼう．京都市情報館，2019 年 11 月 6 日更新，https://www.city.kyoto.lg.jp/sankan/page/0000029299.html（2020 年 7 月 2 日アクセス）.

22）京都府：堀川ごぼう．https://www.pref.kyoto.jp/kyotootokuni-f/1219305605488.html（2020 年 7 月 2 日アクセス）

23）公益社団法人千葉県観光物産協会：大浦ごぼう．2020 年 3 月 12 日更新，https://maruchiba.jp/sys/data/index/page/id/5960（2020 年 7 月 2 日アクセス）.

24) 斎藤容徳：加工・業務用野菜の品種及び技術研究最前線⑯　加工・業務
用向け短根ごぼうの低コスト省力生産技術．農畜産業振興機構，2016,
https://vegetable.alic.go.jp/yasaijoho/joho/1001/joho01.html（2020 年 7 月
3 日アクセス）．

25) 文部科学省：日本食品標準成分表 2020 年版（八訂），https://www.mext.
go.jp/a_menu/syokuhinseibun/mext_01110.html（2021 年 9 月 29 日アクセ
ス）．

26) Delzenne NM, Cani PD, Neyrinck AM: Modulation of glucagon-
like peptide 1 and energy metabolism by inulin and oligofructose:
experimental data. J Nutr 137: 2547S–2551S, 2007.

27) 村上崇幸，井上淳詞；ごぼうの抗酸化成分と加熱による保護．日本調理科
学会誌 46: 405–406, 2013.

28) Chan Y-S, Cheng L-N, Wu J-H, Chan E, Kwan Y-W, Lee SM-U, Leung
GP-H, Yu PH-F, Chan S-W: A review of the pharmacological effects of
Arctium lappa（burdock）. Inflammopharmacology 19: 245–254, 2011.

29) 川上行蔵（小出昌洋 編）：日本料理事物起源．805 pp, 岩波書店，東京，
2006.

30) 吉田金彦 編：衣食住語源辞典．339 pp, 東京堂出版，東京，1996.

31) 牛蒡餅本舗熊屋：牛蒡餅．https://hirado-kumaya.jp/products-list（2022
年 3 月 9 日アクセス）．

32) 松下幸子：江戸料理読本．285 pp, ちくま学芸文庫（筑摩書房），東京，
2012.

33) 須永久美：新年を祝う和菓子「花びら餅」に，ごぼうが入っている意外な
理由．Foodie，三越伊勢丹グループ，2017 年 1 月 3 日，https://mi-journey.
jp/foodie/32305/（2020 年 7 月 10 日アクセス）．

34) 小池ひかり，高橋保世，地田圭織：梅の花びらを模ったお餅で新年を寿
ぐ ― 御菱葩（川端道喜）［京の和菓子探訪 #8］．瓜生通信，京都芸術大学，
2017 年 1 月 13 日，https://uryu-tsushin.kyoto-art.ac.jp/detail/105（2020 年
7 月 10 日アクセス）．

35) 木ノ下千栄：花びら餅（葩餅）．菓子の用語，甘春堂，2010, https://
www.kanshundo.co.jp/museum/yogo/hanabira.htm（2020 年 7 月 10 日アク
セス）．

第11章　香酸柑橘

　柑橘類には温州ミカン *Citrus unshiu* のように主に生果を食すものと，酸味や苦味が強いために生果の状態では食用に適さないものがあります。後者は，砂糖を加えてジュースやマーマレードなどに加工する以外に，果汁や皮の部分を調味料として利用，あるいは水蒸気蒸留して精油にすることでその香りが活用されています。このような酸味が強くて生食にむかない柑橘類は「香酸柑橘（こうさんかんきつ）」と呼ばれ，代表的なものにレモン *Citrus limon* やライム *Citrus aurantiifolia* があります。本章では，日本の代表的な香酸柑橘であるユズ *Citrus junos*，スダチ *Citrus sudachi*，カボス *Citrus sphaerocarpa*，ダイダイ *Citrus aurantium*，シークヮーサー *Citrus depressa* などについて述べます。

1.　日本の香酸柑橘の種類と生産量

　農林水産省では温州ミカン以外の柑橘類を「特産果樹生産動態等調査」の中で「かんきつ類の果樹」としてまとめており，平成30年の調査では89種を計上しています[1]。この中で，年間収穫量が20トン以上で，出荷量の3分の1以上が加工用のものは，表11-1に示すようにユズなど16種です。これに，消費者が生果を購入し，家庭でその果汁を絞って利用しているレモンを加えたものが，日本で市場に流通している主要な香酸柑橘といえます。

　収穫量は，ユズが飛び抜けて多く20,000トンを超えており，カボス，スダチ，シークヮーサーが3000〜5500トンでこれに次いでいます。また，レモンは収穫量が約7000トンですが，平成30年の輸入量が52,579トンもあるので[2]，消費量という点では最大になります。収穫量が1000トンを超えているのは，以上の5種にダイダイを加えた6種です。

表 11-1　日本の香酸柑橘

柑橘類	収穫量	出荷量	加工用	加工比率
ユズ	22,043.7	21,032.7	17,217.3	81.9
カボス	5,460.1	3,377.3	2,928.1	86.7
スダチ	4,297.3	4,080.4	2,021.7	49.5
シークヮーサー	3,290.0	3,276.6	3,192.3	97.4
ダイダイ	1,077.6	825.4	312.4	37.8
田熊スダチ	400.0	400.0	300.0	75.0
ユコウ	397.5	392.7	392.7	100.0
ヘイベイズ	174.2	174.2	95.9	55.1
ジャバラ	163.9	159.2	116.9	73.4
スダイダイ	160.0	150.0	76.0	50.7
カブス	147.4	145.4	106.9	73.5
カーブチー	64.8	52.7	25.2	47.8
辺塚ダイダイ	50.8	49.8	39.9	80.1
ブシュカン	44.3	40.7	40.1	98.5
ニイヒメ	24.5	24.5	22.0	89.8
長門ユズキチ	20.8	19.7	12.7	64.5
ナツミカン	32,692.6	28,574.9	2,786.2	9.8
イヨカン	30,111.2	28,495.2	6,745.4	23.7
レモン	7,088.5	5,527.8	984.5	17.8
グレープフルーツ	23.3	18.6	2.5	13.4

農林水産省平成 30 年特産果樹生産動態等調査より抜粋

　図 11-1 に各種香酸柑橘の国内収穫量の年次推移を示しました。ユズの収穫量は 2005 年頃までは年々増大していましたが，最近は増減がみられます。カボスとスダチは 1980 年代に収穫量の増大が認められますが，その後はほぼ横ばいです。また，シークヮーサーは微増，ダイダイは微減です。一方，インターナショナルな香酸柑橘であるレモンは，消費者の国産志向もあって国産品の需要が年々増大しており，現在ではユズに次ぐ収穫量となっています。

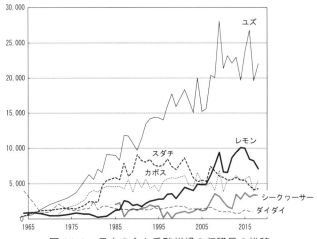

図 11-1　　日本の主な香酸柑橘の収穫量の推移
農林水産省平成 30 年特産果樹生産動態等調査よりデータを抜粋して作図した。

2. 日本における香酸柑橘の種類と歴史

(1) 古代の柑橘類

　平安時代の承平年間（931 〜 938 年）に源順（911 〜 983 年）によって編纂された『和名類聚抄』の巻十七果蓏（カラ）部[*1]には，図 11-2 に示すように，「橘（タチバナ）」，「橙（ダイダイ）」，「柚（ユズ）」，「廢椵（ハッカ，正しくは木偏に廢）」が収載されています[3]。なお，廢椵は，説明に「柚子属」とあるのでユズに近い香酸柑橘の一種と考えられますが，その正体は不明です[*2]。『和名類聚抄』はそれまでに存在した漢籍（中国の資料）を引用する形式で記述されており，橘は中国南北朝期の『兼名苑』，橙は中国に伝承される食にまつわる訓示を収録した『食経』，柚と廢椵は前漢初期にまとめられた中国最古の辞典である『爾雅』がその出典となっています。このこと

＊1　　果は樹木になる実，蓏はつる草になる実のことである。
＊2　　『本朝食鑑』は廢椵を「柚柑（ゆこう）」としている[4]。ただし，今日のユコウ *Citrus yuko* はスダチと同様にユズから派生した徳島特産の香酸柑橘であり，『和名類聚抄』の成立した平安時代には存在していない。

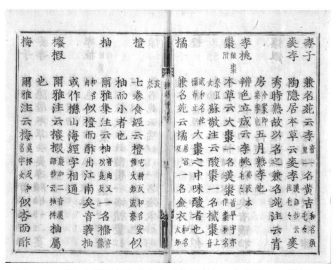

図11-2　『和名類聚抄巻十七菓蓏部果具』に収録された柑橘類

から，5世紀以前から「橘」，「橙」，「柚」が中国の人々の生活の中に存在したことがうかがえます。

　和名類聚抄のもとになった漢籍に収録されている柑橘類が実質的にすべて香酸柑橘であることは，当時の柑橘類が強い酸味または苦味のため，その生果が食用に適さなかったことを意味しています。おそらく，柑橘類は，最初，酸味料というかたちで食生活の中に取り入れられたのでしょう。そして，時代を経るに従って，自然交配などによって偶然出現した甘い柑橘類[*3]が選抜され，これが継続的に栽培されることで生果として食べることのできる温州ミカンやオレンジ *Citrus sinensis* などの独立した栽培種になったと思われます。

⑵ タチバナ

　一般に，『和名類聚抄』に収録されている文物には，遣隋使・遣唐使に

---

*3　そもそも「柑」の字には「甘い」という意味がある。

よって飛鳥・奈良時代に日本に伝来したものが多く含まれていると考えることができます。『古事記』や『日本書紀』には，垂仁天皇の時代に，田道間守（たじまもり）がタチバナを求めるために常世（とこよ）の国^{*4}に遣わされたとあり，遠方からの伝来種であることがうかがえます。しかし，樹木図鑑には，タチバナ *Citrus tachibana* の分布は，四国，九州，山口県，静岡県，台湾，済州島とあり，中国本土の分布については言及されていません[5]。酵素のアイソザイム^{*5}を用いて，日本産タチバナと中国産柑橘類とを比較した研究では，国産タチバナのアイソザイムパターンが中国産柑橘類と大きく異なることから，タチバナを日本原産種であると結論しています[6]。したがって，中国の『兼名苑』にある「橘」は日本産のタチバナとは別の種だといえます。なお，白川静博士編纂の『字通』でも，「橘」の意味として，中国では柑橘類一般，日本では花橘であるとしており[7]，「橘」に比定すべき柑橘の種類が日中間で異なることは明らかだと思います。

　『古事記』や『日本書紀』にタチバナが登場し，奈良時代初期に橘姓が誕生していることを考えますと，タチバナはもっとも古くから日本人と関わりをもった柑橘類といえるでしょう。しかし，農林水産省の「平成 30 年特産果樹生産動態等調査」中の「かんきつ類の果樹」89 種の中にその名前を見ることはできません[1]。すなわち，現在のタチバナは一部でマーマレードなどに加工されてはいますが[8]，商業果実としての役割は事実上存在しないといえます^{*6}。タチバナが家紋や勲章のデザインなどに用いられ，日本人に親しまれてきたのは，食用の柑橘としてではなく，白い花と長寿瑞祥を想起させる鮮やかな常緑との組み合わせが縁起のいいものとして愛されたからです。

＊4　古代日本で信仰された海の彼方にある一種の理想郷。

＊5　物理化学的性質は異なるが同じ酵素作用を有するタンパク質の一群。

＊6　現在，国内のタチバナは，近縁のコウライタチバナ *Citrus nipponokoreana* との雑種であることが多く，純粋な野生の国産タチバナは一部地域において絶滅危惧種に指定されている。

(3) ユズ

　香酸柑橘の中でもっとも生産量が多いユズは，中国奥地の長江上流が原産であり，現在では中国，日本に広く分布しています[5]。図11-2の『和名類聚抄』の「柚」の説明の中にも江南（長江の南側）の文字が見えます。先に述べたアイソザイムパターンの研究でも，ユズは中国産柑橘類に近いとされていますので[6]，長江流域で栽培されていたものが，飛鳥・奈良時代に日本に導入されたと思われます。なお，DNAを用いて多種類の柑橘類の親子関係を検討した最近の研究は，ユズがタチバナの一種から生じたと推定していますが[9]，タチバナが日本原産，ユズの原産地が中国であることと矛盾します。おそらく，このDNA研究で用いられたユズは，漢籍に収録されている中国産の「柚」ではなく，それらが日本へ伝来後にタチバナと交雑して栽培種として確立した「国産ユズ」とでもいうべきものなのでしょう。なお，現在の分類学上のユズは，その学名における種名junosが四国・九州地方での本種の呼称である「ゆのす」に由来していることで明らかなように，この「国産ユズ」を指しています。

(4) スダチとカボス

　前述の植物図鑑では，スダチ[*7]を徳島県特産種としています[5]。DNA研究でも，スダチに関しては一方の親がユズ，もう一方の親は未知としており[9]，徳島の地においてユズと野生の柑橘との間に自然交配が生じ，誕生したと考えることに異論はないでしょう。

　一方，カボスについて，植物図鑑はインド原産であるとしていますが[5]，DNA研究は，カボスの一方の親をユズ，もう一方の親を東南アジア原産のクネンボ（九年母 *Citrus reticulata 'Kunenbo'*）という柑橘であると結論しています[9]。クネンボはキシュウミカン（*Citrus kinokuni*）[*8]とともに温州

＊7　スダチの語源は「酢橘（すたちばな）」である。

＊8　クネンボは室町時代後半に琉球経由で日本にもたらされた。これに対して，キシュウミカンはクネンボに代わって江戸時代に日本中に広まったやや小ぶりのミカンである。房ごとに種子があり，酸味も強いため，現在ではあまり流通していない。

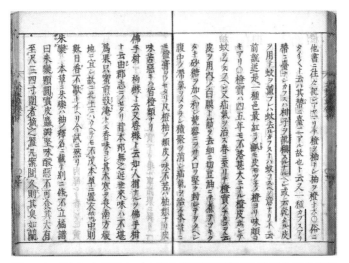

図 11-3　『大和本草巻十（京都大学理学研究科生物科学図書室所
蔵）』の「カブス」に関する記述

ミカンの親でもあるので[10]，この仮説が正しければ，カブスは温州ミカンの
腹違いか種違いの兄弟であり，香酸柑橘ではない甘いミカン類の性質が混
じっていることになります。ユズとクネンボの原産地と分布を見た場合，両
者が出会えたのは日本本土しかあり得ません。したがって，その雑種である
カブスが誕生したのは日本国内，時期としてはクネンボが日本本土に導入さ
れて日本各地で栽培された室町時代後半から江戸初期の間，すなわち 15 世
紀後半から 17 世紀中頃の間とするのが妥当でしょう。カブスの生産地域が
ほぼ大分県に限定されていることと，臼杵市に樹齢 300 年を超すカブスの古
木があったことから，ユズとクネンボからカブスが誕生したのは豊後（現在
の大分県）である可能性がきわめて高いといえます。

　ところで貝原益軒（1630 ～ 1714 年）が 1709 年に著した『大和本草』の
巻十の「橙」の項には，図 11-3 に示すように，「カブス」という柑橘が存在
し，その名の由来として，コウジ（柑子）*Citrus leiocarpa* が訛ったという
説と，皮をいぶすことで蚊を効果的に駆除できるゆえにカブス（蚊無須）で
あるという説を紹介しています[11]。先の植物図鑑でも，カブスの別名をカブ

スとしています[5]。ただし，カブスをカボスとすることに対しては否定的な
見解が多いようです[*9]。

　なお，豊後の戦国大名である大友宗麟（1530 ～ 1587 年）が交易に熱心で
あったことから，彼の輸入品の中にインドなどの外国産の柑橘類が紛れてい
た可能性は捨てがたく，カボスのインド起源説もこのあたりに由来するのか
もしれません。第 4 章と 7 章でもふれましたが，宗麟は宣教師とともに牛肉
を使った献立を楽しんでいます。臼杵市に残る「黄飯」はクチナシで着色し
た飯ですが，もともとはパエリアのような料理であったと想像されていま
す[12]。パエリアには通常レモンを絞りますが，その代用としてカボスや存在
したかもしれない外国産柑橘を用いたことは十分にあり得るでしょう。

　カボスは成熟するとユズと同じテニスボールサイズの黄色の果実となりま
すが，家庭用には未成熟のピンポン玉サイズの青果として出荷される場合が
多くなります。また，スダチも青果として利用されることがほとんどです
が，カボスよりもサイズがかなり小さく，皮も薄くなっています。料理に添
えられているカボスとスダチを見分ける場合は，サイズに加えて，果汁の絞
りやすさも目安になります。すなわち，皮の厚いカボスは，スダチに比較し
て果汁が絞りにくく，かつ一切れあたりの果汁量が少なくなります。スダチ
に馴染んでいる人には，この絞りにくさには相当な違和感があると思いま
す。

(5) ダイダイ

　ダイダイはインドヒマラヤ地方が原産で，現在では温帯から熱帯の広い地
域に分布し，栽培されています[5]。苦味が強いため西洋ではビターオレンジ
（bitter orange）と呼ばれ，主にマーマーレードに加工されています。『和名
類聚抄』に収載されていることから，飛鳥・奈良時代に日本に導入されたと
考えられます。レモンとの雑種（ベルガモット *Citrus × bergamia*）が存在
することでもわかるように，日本の他の香酸柑橘とは系統的には離れてい

＊9　カブスをダイダイの別名とする見解が多い。

す。「橘」と「柚」が日本と大陸，あるいは過去と現在とでは異なった種である可能性が高いのに対して，漢籍の「橙」と現在のダイダイはほぼ同じものであり，地域や時代による違いはないと考えていいでしょう。加工比率は表 11-1 に示すように約 38％であり，香酸柑橘の中では低いといえます。これは，ダイダイが鮮やかな橙色であることと，語呂が「代々」に通じることで縁起がよいものとして，正月飾りに用いられていることを反映しています。実際，市場におけるダイダイの入荷は 12 月に急増します。

　ダイダイは『大和本草』，および人見必大（1642 ？〜 1701 年）が著した『本朝食鑑』にも取り上げられており，タチバナが大和本草などから漏れているのとは対照的です。ただし，果実としての評価は，「辛苦」，「酸苦」，「味はきわめて悪く食べられない」など散々です[4]。

(6) シークヮーサー

　大正の末に日本本土以外の野生柑橘を調査した研究は，沖縄においては，シークヮーサーが，①中国における「橘」のように柑橘類の総称の意味を持つこと，②日本本土のタチバナと同様に，多くの民謡，説話に登場して装飾にも用いられていたこと，③語源が酸（琉球語のシー）を食わせる（同，クヮーサー）であり，絞り汁が芭蕉布[*10]の洗濯に供されていることを紹介しています[13]。

　シークヮーサーは琉球列島，奄美大島，台湾に自生していますが，その原産地および来歴の詳細は不明です。アイソザイム分析からは，日本のタチバナと中国原産のキシュウミカンのような甘い柑橘との雑種であると推定されていますが，多様な系統が存在していることから，日本本土，中国，東南アジアなどとの交易を通じて渡来した種々の柑橘間で自然交配が生じて成立したとするのが妥当と考えられます[14]。その意味では，沖縄に自生する柑橘類の総称をシークヮーサーとすることは，本種の本質を突いているといえます。

[*10]　沖縄および奄美諸島で生産される布で，バショウ科の植物であるイトバショウ *Musa liukiuensis* の繊維を使って織られている。

3. 日本における香酸柑橘の利用

(1) 食卓での生果の利用

　生牡蠣にレモンを添えるように，食卓において香酸柑橘を絞り，その果汁を調味料として用いることは各国で行われています。米酢やバルサミコ酢などの醸造酢の主成分が酢酸であるのに対して，香酸柑橘の酸味はクエン酸に由来しており，酢酸のような強い刺激がありません。元々は魚介類などの臭みを和らげることが目的でしたが，最近では料理を引き立てるものとして使われることも多くなっています。柑橘類の香りは多くの人にとって「好ましい」ものであるため，ドレッシングやソース類など，今後もその用途は拡大していくと考えられます。調味料という脇役から，料理の構成に必須の準主役的な地位になりつつあるといえるでしょう。

(2) ポン酢

　日本の調味料であるポン酢は，様々な香酸柑橘の果汁に酢酸を加えたものです。酢酸添加には味を整える以外に，保存性を高める意義があります。酢酸を加えない製品も流通しており，これに生ポン酢という呼称が与えられていることがあります。ポン酢に使われる香酸柑橘は様々ですが，香りが強いのはスダチ，ユズ，カボスであり，香りや酸味を抑え，料理そのものを引き立てる場合にはダイダイが適しています。大手メーカーの市販品は酸味が強い傾向にありますが，これは酸味を一定にするために酢酸を加えているためです。

　『新明解語源辞典』には，ポン酢の語源が柑橘類の果汁を用いた食前酒（一種のカクテル）を意味するオランダ語の pons であること，日本では pons を果汁飲料の意味で用いていたこと，明治に入って pons が果汁の入った調味料の意味で用いられるようになってスが酢に転じたということが記されています[15]。なお，果汁入りのカクテルの大元はインドに存在した，蒸留酒，砂糖，柑橘類の絞り汁，水に，紅茶または香辛料を組み合わせたカクテ

ル「パーンチ pāñc *11」であるとする説が有力であり，これを英国東インド
会社の船員が 17 世紀以前にインドから製法を持ち帰り，英語で punch *12 と
称したといわれています[16]。

⑶ 柚餅子（ゆべし）

　香酸柑橘はジュースやマーマレードなどに加工される以外に，全体，また
は皮の乾燥粉末を味噌，胡椒，七味唐辛子，餡，チョコレート，クッキー，
紅茶などと混合して，これらの風味を高めることに役立っています。また，
近年では，日本酒やビールなどの酒類にユズなどの香酸柑橘の絞り汁を加え
た「ユズビール」や「ユズ酒」，さらにユズ果汁そのものを醗酵させた「ユ
ズワイン」も多数流通しています。

　ユズを用いた代表的な和菓子に柚餅子があります。形状は様々ですが，餅
粉，砂糖，ユズなどを混合して練り，これを蒸すなどして餅のような食感
にした「棒柚餅子」と，上部を切り取ったユズの中身をくり抜き，そこに
味噌，山椒，クルミなどを詰め，切り取った上部で蓋をした後，藁などを
巻いて日陰で乾燥させた，一種の保存食である丸柚餅子に分類できます[17]。
「ゆべし」という言葉は室町時代の文明 16（1484）年の『お湯殿の上の日
記』に初めて登場しますが，その内容は不明であり，味噌，生姜，胡椒，
榧（カヤ），胡麻，杏仁を使った丸柚餅子の製法が初めて出てくるのは寛永
20（1643）年刊行の『料理物語』です[18]。一般には，保存食である丸柚餅子
が先に成立し，これが和菓子の一種である棒柚餅子に変化したとされます
が[18]，慶安 4（1651）年の『萬聞書秘伝』に丸柚餅子と棒柚餅子の 2 つが書
かれていることから，17 世紀半ばには両者が共存していたと考えられてい
ます[18]。なお，気候の関係でユズが収穫できない北関東・東北では，クルミ
の入った餅菓子を柚餅子と称しています。

---

*11　カクテルを構成する素材が 5 種類であるため，現地の言葉で 5 を意味するパー
　　ンチと呼ばれた。
*12　英語の punch はフルーツポンチ fruit punch として継承されている。

4. 海外における日本産香酸柑橘の利用

(1) 韓国におけるユズの利用[19]

　韓国では半島南部の全羅南道と慶尚南道において古くからユズが栽培され，食生活において利用されてきました。しかし，ユズの利用法は日本とは大きく異なっています。すなわち，日本におけるユズ需要の中心が果汁であるのに対して，韓国ではユズの皮を砂糖漬けにした「柚子清（ユジャチョン）」として利用しています。柚子清の原料として，工場生産の場合は皮のみを用いますが，家庭で調製する場合には果肉も使われることが多いようです。工場生産の場合，利用されない果汁は副産物として日本に輸出されます。日本では，皮を利用する場合，生果の状態で切り出す，もしくは削って吸い物や煮物に添えることが多いのですが，韓国では日本のような生の皮を用いる習慣はあまりありません。

　工場で生産された柚子清は，瓶詰めの状態で販売されるほか，柚子茶（ユジャチャ）などの加工原料として業務用に流通することが多くなっています。これに対して，家庭で調製された柚子清は，そのまま湯に溶いて柚子茶として飲まれるほかに，韓国醤油（カンヂャン）と混合して一種のタレとしても使われています。柚子茶は中国にも輸出されており，中国ではユズの香りが韓国を連想させるものになるほど定着しているようです。

(2) ヨーロッパ

　フランスやイタリアをはじめとするヨーロッパの料理人と日本の料理人の交流が盛んに行われており，シイタケ，ミズナ，柿，昆布，海苔，醤油，味噌，ワサビ，山椒などの日本食材が，ヨーロッパや米国においても普通に入手可能になっています。そして，ユズをはじめとする日本の香酸柑橘もヨーロッパ人の食卓にのぼりはじめています。とくにユズやカボスは，レモンやライムなどに通じるところがあるため，抵抗感なく受容されており，その香りが日本を連想させるものになっています。

　インターネット上のニュースサイトである nippon.com の 2017 年 2 月 17

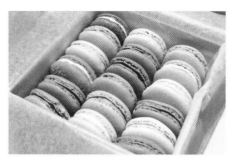

図11-4　マカロンの詰め合わせ
本文に記載している店の商品ではない。

日の記事によれば，ヨーロッパにユズを紹介したのはスペインの料理人フェ
ラン・アドリア（Ferran Adriàle, 1962年～）であり，2002年に初来日し
たさいにユズに出会い，料理の祭典である「マドリード・フュージョン」で
ユズを紹介したということです[20]。その後，主にフランスの料理人がユズに
興味を持ち，ユズ果汁などがヨーロッパに輸出されるようになりました。そ
して，2012年2月に「EU加盟国向けカンキツ生果実の輸出検疫条件」が制
定されると[*13]，ユズ生果（ユズ青果）のフランスへの輸出が開始され，フラ
ンス人の食卓にユズが一気に浸透していきました。フランスにおいて，ユズ
はソース，ドレッシング，茶，バターなどに加えられており，様々なユズ
風味の料理やスイーツが登場しています。たとえば，1862年パリ創業の老
舗パティスリーであり，パリ風マカロン（図11-4）を生み出したラデュレ
（Ladurée）では，店頭に並べる定番のマカロンの中にユズ風味のものを含
めています。

5.　香り成分

(1) 柑橘類の精油成分[21-23]

　植物を水蒸気蒸留することで得られる油分を精油といい，そこには香り成

*13　ミカンコバエとカンキツかいよう病への対策をとることがEUへの輸出条件と
　　なっている。

分であるテルペンと総称される化合物が含まれ，食品や化粧品の香りづけや
アロマセラピーなどに用いられています。柑橘類の場合，精油の主要成分は
複数のテルペン化合物であり，その構成比が柑橘類の種類ごとに異なりま
す。

　個々の柑橘類の香りには，わずかに含有される微量成分も関わっていま
す。しかし，ユズの香りを特徴づけるというユズノンという微量成分がスダ
チにも含まれていることでわかるように，個々の柑橘類の香りを特定の成分
に帰すことはできません。柑橘類の香りは，テルペン化合物や微量成分な
ど，様々な香気成分の組み合わせによって成立していると理解すべきです。
現在，これらの化合物は化学合成が可能ですが，香水などには，柑橘類から
得られる，多数の香気成分が混じった精油が用いられています[*14]。

(2) ビターオレンジ（図 11-5）[*15]

　フランスの調香師 38 人に香料を語らせた『調香師が語る香料植物の図鑑』
では，香料の原料である香酸柑橘としてビターオレンジ，ベルガモット，ラ
イム，ミカン類としてマンダリン Citrus reticulata を紹介しています[24)]。

　同書のビターオレンジのページでは，これが 9 世紀にアジアからアラブ人
によってヨーロッパに導入され，南ヨーロッパやモロッコなどでは街路樹と
して街の風景の一部になっていることが述べられています。筆者も 30 年以
上昔，2 月に訪れたギリシア・アテネにおいて，果実を付けたビターオレン
ジが街路樹として植栽されていたことが鮮明な記憶として残っています。当
時は，見事な果実を誰も取らないことを不思議に感じていました。第二次世
界大戦において，アテネを占領したドイツ兵がこのビターオレンジをもぎ
取って口に入れ，その苦さに顔しかめていたのをアテネの人は心の中で笑っ
て見ていたということです。ビターオレンジでは，花や枝葉（プチグレン）

---

*14　柑橘類の皮を低温で圧搾することによって脂溶性成分を得ることも多く，この
　　　場合は「オレンジ油」というような呼び方をしている。

*15　ビターオレンジは日本のダイダイなど，互いに近縁な 4 種の香酸柑橘の総称で
　　　ある。

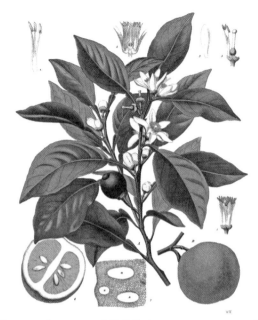

図 11-5　ケーラーの薬用植物（Walther Otto Müller 著）
に描かれたダイダイ

からも精油を採取しています。とくに花から採取された精油はネロリと呼ば
れ，特徴的な香気を示すことから，主に香水に用いられています。
　香酸柑橘について，思いつくままに述べてみました。柑橘類は生活を豊か
に彩るものであるため，これまでに様々な栽培種が育成されてきました。途
中でもふれましたが，同名の柑橘であっても，時代や地域ごとに異なった種
を意味している場合があります。DNA を用いて柑橘類の系統樹を組み立て
ることは，一見科学的なのですが，用いたサンプルがその種を代表したもの
なのかを確認する必要があると感じました。柑橘類の系統樹を完成させるに
は，DNA を用いた分子生物学的手法に加えて古い文献などを読み解くこと
も重要だと思います。

文献

1）農林水産省：平成 30 年特産果樹生産動態等調査. e-Stat 政府統計の窓口, https://www.e-stat.go.jp/stat-search/files?page=1&layout=datalist&toukei =00500503&tstat=000001020907&cycle=7&year=20180&tclass1=000001032 892&tclass2=000001150626&tclass3val=0（2021 年 10 月 4 日アクセス）.

2）果物情報サイト・果物ナビ：輸入量が多い果物, https://www. kudamononavi.com/graph/trade（2021 年 10 月 6 日アクセス）.

3）那波道圓：倭名類聚鈔巻十七菓蓏部芋類, 倭名類聚抄巻九（源　順 選）, 1617（国立国会図書館デジタルコレクション, http://dl.ndl.go.jp/ info:ndljp/pid/2544224?tocOpened=1, 2019 年 6 月 13 日ダウンロード）.

4）島田勇雄 訳注：本朝食鑑 1（人見必大 著）. 308 pp, 東洋文庫（平凡社）, 東京, 1976.

5）邑田　仁, 米倉浩司（監修）：スタンダード版 APG 樹木図鑑, 645 pp, 北隆館, 東京, 2018.

6）Hirai M, Mitsue S, Kita K, Kajiura I: A survey and isozyme analysis of wild mandarin, Tachibana（*Citrus tachibana*（Mak.）Tanaka）growing in Japan. J Japan Soc Hort Sci 59: 1-7, 1990.

7）白川　静：字通, 2094 pp, 平凡社, 東京, 1996.

8）マコジャパン株式会社：戸田香果橘マーマレイド, https://macot. co.jp/?p=4206（2019 年 2 月 25 日アクセス）.

9）Shimizu T, Kitajima A, Nonaka K, Yoshioka T, Ohta S, Goto S, Toyoda A, Fujiyama A, Mochizuki T, Nagasaki H, Kaminuma E, Nakamura Y: Hybrid origins of citrus varieties inferred from DNA marker analysis of nuclear and organelle genomes, PLOS ONE, doi:10.1371/journal. pone.0166969, 2016.

10）Fujii H, Ohta S, Nonaka K, Katayose Y, Matsumoto T, Endo T, Yoshioka T, Omura M, Shimada T: Parental diagnosis of satsuma mandarin（Citrus unshiu Marc.）revealed by nuclear and cytoplasmic markers. Breeding Science, doi:10.1270/jsbbs.16060, 2016.

11）貝原益軒：大和本草巻十, 京都書林, 京都, 1709（京都大学貴重資料デジ タルアーカイブ https://rmda.kulib.kyoto-u.ac.jp/item/rb00022856, 2019 年 2 月 26 日アクセス）.

12）キリン食生活文化研究所：大友宗麟の南蛮文化奨励が産んだ「日本の

パエリア」黄飯．https://www.kirin.co.jp/csv/food-life/know/activity/foodculture/02.html（2019 年 3 月 5 日アクセス）．

13）田中長三郎：日本領土の野生柑橘に就て．九州帝國大學農學部學藝雜誌．2（1），51-58, 1926.

14）広瀬直人：シークヮーサーの特性と新規用途開廢．日本食品科学工学会誌，59，363-368, 2012.

15）小松寿雄，鈴木英夫（編）：新明解語源辞典，1014 pp，三省堂，東京，2011.

16）Wikipedia：フルーツポンチ，https://ja.wikipedia.org/wiki/ フルーツポンチ（2019 年 3 月 3 日アクセス）．

17）米屋武文：三遠南信地域における柚餅子（ゆべし）の生産と利用，平成11・12 年度静岡県立大学短期大学部浜松校特別研究報告書− 12, 2001.

18）中井まの：柚べしの展開過程―甘い柚べしにかわるまで―，和菓子 5:46-76, 1998.

19）福留奈美：調理文化比較研究―日本と韓国におけるユズの利用法について―，第 29 回アサヒグループ学術振興財団生活文化部門助成研究報告書，2014.

20）土井恵美子：日本のユズを欧州に：高知県北川村の挑戦，nippon.comトピックス 2017 年 2 月 17 日公開，https://www.nippon.com/ja/views/b06005/（2019 年 3 月 4 日アクセス）．

21）Miyazawa N, Tomita N, Kurobayashi Y, Nakanishi A, Ohkubo Y, Maeda T, Fujita A: Novel character impact compounds in Yuzu（Citrus junos Sieb. ex Tanaka）peel oil. J Agric Food Chem 57: 1990–1996, 2009.

22）湯川千代樹，大崎和彦，岩淵久克：柚子（Citrus junos Sieb. ex T. Tanaka）の香気成分に関する研究，日本食品化学会誌 1: 46-49, 1994.

23）長谷川香料株式会社：スダチ中の重要香気成分の探索，長谷川香料株式会社ホームページ・研究情報，www.t-hasegawa.co.jp/research/document/40（2019 年 3 月 6 日アクセス）．

24）フレディ・ゴズラン，グザビエ・フェルナンデス：調香師が語る香料植物の図鑑（前田久仁子訳），243 pp，原書房，東京，2013.

第 12 章　日本特産の香辛料である山椒

　日本では新鮮な野菜や魚介類が入手可能であったため，食材そのものの風味を活かす方向で料理が発達しました。このため，欧米のように調理において食品（とくに獣肉）の臭みを取るために香辛料を積極的に用いることをほとんどしませんでした。たとえば唐辛子 *Capsicum annuum* がポルトガル経由でアジア各国に伝わり，インド，東南アジア，中国，朝鮮半島の料理を一変させたさいにも，日本は食材を引き立てる薬味という形でのみ，それを受容しました。唐辛子が本格的に料理に使われるようになるのは，明治以降にシシトウガラシやピーマンなどの甘い品種が導入されてからのことなのです。このように，日本人は香辛料の利用においてきわめて消極的であったのですが，それでも日本特産の香辛料は存在しています。本章では，代表的な日本特産香辛料である山椒について述べます。

1.　植物としての山椒とその辛味・香気成分

　日本で香辛料として用いられている山椒（図 12-1 左）とは，学名が *Zanthoxylum piperitum* であるミカン科サンショウ属の植物です。この植物は日本原産であり，北海道から屋久島までと朝鮮半島の南部に分布しています。同じサンショウ属の植物には，イヌザンショウ *Zanthoxylum schinifolium*，カラスザンショウ *Zanthoxylum ailanthoides*，コカラスザンショウ *Zanthoxylum fauriei*，フユザンショウ *Zanthoxylum armatum var. subtrifoliatum* などがあります[1]。中国には日本の山椒と近縁のカホクザンショウ（華北山椒）*Zanthoxylum bungeanum* [*1] やトウザンショウ（唐山椒）

＊1　華北山椒や唐山椒というのは和名なので，中国内での産地との結びつきは小さいと考えられる。華北山椒の主産地は四川省である。

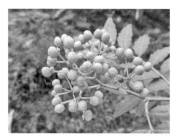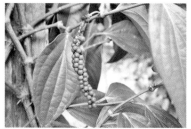

図 12-1　山椒（左）と胡椒（右）

Zanthoxylum simulans が存在し，日本と同様に香辛料として利用されています。

　ちなみにインド原産のコショウ（胡椒）*Piper nigrum* は，図 12-1 右に示すような蔓性の植物であり，分類学的にも山椒とはまったく異なるコショウ科コショウ属の植物です。古代中国の人は西方より伝わったこの香辛料を，多くの椒と同様に，実が小さく，完熟すると赤色を示すことから，椒の仲間と考えて「胡椒」と命名したのです。

　山椒の実のピリッとした辛味はサンショオールと総称される数種類の化合物によるもので，唐辛子や胡椒の辛味と同様に，味覚ではなく口腔粘膜が感じる一種の痛覚です[2]。ただし，サンショオールの刺激は口中が痺れるような独特の感覚であり，唐辛子の辛味成分カプサイシンや胡椒の辛味成分ピペリンがもたらすヒリヒリとした辛さとは明らかに異なっています。カプサイシンやピペリンは口腔内の神経細胞に存在する受容体を刺激することで辛味を感じさせますが，この受容体は熱と痛みの受容にも関わっています。このため，唐辛子などの辛味はヒリヒリとした焼け付くような痛みを伴います。一方，サンショオールも同じ受容体を刺激することが知られていますが，その作用はきわめて弱く，山椒の実を口に含んで噛み潰しても，熱さや痛みは感じません。ただし，唐辛子や胡椒には認められない痺れるような感覚が生じることから，別の受容体を同時に刺激している可能性が指摘されています[2]。

　山椒を用いた中華料理である麻婆豆腐は，清朝末期に四川省成都で陳劉氏

という既婚女性によって考案されたものであり，彼女の顔にあばたがあったため，あばたを意味する「麻」と既婚女性を意味する「婆」に因んで「陳麻婆豆腐」と称するようになったといわれています[3]。麻婆豆腐は，唐辛子のヒリヒリとした辛さを意味する「辣味」（ラーウェイ）と山椒の痺れるような感覚を引き起こす「麻味」（マーウェイ）を特徴としていることから，「麻辣豆腐」と称する場合もあります。日本の中華料理店で供される麻婆豆腐には山椒を抜いているものも多いのですが，本来の麻婆豆腐は山椒の痺れるような辛味を重視した料理です。麻婆豆腐に使う山椒は，花椒[*2]（中国語読みで「ホアジャオ」）といい，華北山椒を用いた香辛料です。なお，花椒を唐山椒とする説もありますが[4]，唐山椒は芳香性や辛味の点で日本の山椒にも劣りますので，これを「強い痺れ」が特徴である花椒とするには無理があるでしょう。

山椒は実だけでなく，葉，花，樹皮など，ほとんどの部分が香辛料として使われています。この中で，若葉を利用する葉山椒は「木の芽」の名称で市場に流通しており，その香りによって，吸い物などに彩りを添えてくれます。葉山椒の香気は，多くの植物がもつ青臭い成分と柑橘類の匂いの主成分であるテルペン類が混合したものから生じています[5]。

2. 香辛料としての歴史

縄文時代の土器に山椒の付着したものが認められていることから，縄文人は山椒を利用していたと認識されています[6]。しかし，中国の歴史書『魏志倭人伝』には，「薑・橘・椒・襄荷（みょうが）あるも，以て滋味となすを知らず」という記述があります[7]。「薑」はショウガ（生姜），「椒」は山椒のことであり，当時の日本に生姜や山椒が自生していたことと，『魏志倭人伝』が記述の対象とした邪馬台国の人々がこれらを香辛料として利用していなかったことを示すものといわれています。かりに邪馬台国においてこれら

＊2　熟した赤色の実が目立ち，木に赤い花が咲いているようなので「花椒」と呼ばれるようになった。

の香辛料が用いられていなかったとするなら，それは弥生時代において，水田による稲作の普及が主食としての米の地位を高めた結果，食事における獣肉の地位が相対的に低下し，香辛料の利用頻度が低下したことを意味するのかもしれません。

　しかし，奈良時代に編纂された『日本書紀』は，神武天皇と長髄彦との戦いに関連して「ミツミツシ，クメノコラガ，カキモトニ，ウエシハジカミ，クチビヒク，ワレハワスレズ，ウチテシヤマム」と記しています。この文の意味は，「天皇の威を背負った軍（ミツミツシ，クメノコ）の家の垣元に植えた山椒（ハジカミ*3）を口に入れて痺れるようなヒリヒリさを感じる（クチビヒク）ことで，敵の攻撃の手痛さを忘れず，今度こそ必ず撃ち破ってやろうと誓う」というものです[8]。

　さらに平安時代の承平年間（931〜938年）に刊行された『和名類聚抄』の巻第十六飲食部薑蒜類には，図 12-2 のように生薑（生姜）や山葵（ワサビ）とともに蜀椒という記載があります[9]。漢方では山椒を蜀椒と記載します。中国における山椒の主産地が四川省であり，蜀が四川省地域の古名であることに由来したものです。したがって『和名類聚抄』の記述をストレートに解釈しますと，蜀椒は中国の花椒ということになります。しかし，『和名類聚抄』では蜀椒に「奈留波之加美（ナルハジカミ）」または「不佐波之加美（フサハジカミ）」という読みを与えています。「ナル」が結実，「フサ」が房状を示しています。この蜀椒は，日本の山椒も含めた山椒類全般を指すと考えるのが妥当でしょう。いずれにしても，『日本書紀』や『和名類聚抄』の記述は，奈良時代以降の日本において，山椒が生姜や山葵などとともに，

＊3　ハジカミとは辛い食用植物を総称したもので，もともとは椒の字をあてて山椒を指していたが，中国の呉からショウガ（生姜）が導入され，これをクレハジカミと呼ぶようになった（図 12-2 の『和名類聚抄』には生薑の読みとして「久禮乃波之加三（クレノハジカミ）」が示されている）。やがてハジカミに薑の字をあてた場合は生姜，椒の字をあてた場合は山椒という区別が成立したと考えられる。なお，日本書記の原文において，ハジカミは「破餌介瀾」と表記されている。これを山椒と解釈するのは，「クチビヒク」という感覚が生姜ではなく山椒のものとするのが合理的だからだろう。

216

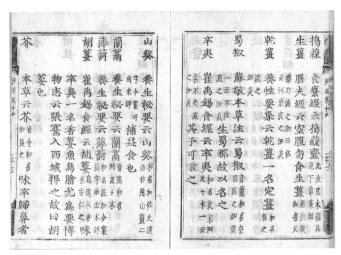

図 12-2　『倭名類聚抄巻十六飲食部薑蒜類』に収載された蜀椒

香辛料として広く普及していたことを示すものといえます。

　なお，江戸時代の 1697 年に刊行された『本朝食鑑』では，『和名類聚抄』での蜀椒の記述を紹介し，さらに「山中に多く産するため，近頃では山椒と呼ぶ」と述べています[10]。『本朝食鑑』の記述は，山椒という呼称が江戸時代前期には定着していたことを物語っています。

3.　生産量と消費量

　山椒は実，花，若葉のいずれも利用できますが，生産量についての公的な統計値に関しては，実山椒のみが特産果樹生産動態等調査の中に見つけることができます。表 12-1 は，平成 30 年特産果樹生産動態等調査（柑橘類以外の落葉果樹）による都道府県別の山椒収穫量と出荷量を示すものです[11]。なお，この数値の元になっているのは「果樹」に関する統計なので，葉山椒や花山椒は含まれていないと考えられます。現在，山椒（実山椒）の年間収穫量は約 900 トンですが，生産地は西日本に限定されており，なかでも和歌山県と高知県において全国収穫量の 80％以上を占めています。ここで栽培さ

表 12-1　都道府県別の実山椒の生産量（2018 年）

都道府県	栽培面積 （ヘクタール）	収穫量 （トン）	出荷量（トン）	
			全量	うち加工向け
岐阜	23.0(7.0)	20.4(2.2)	9.6(1.1)	7.1(1.0)
京都	17.5(5.3)	18.6(2.0)	18.6(2.1)	0.1(0.0)
大阪	1.5(0.5)	4.0(0.4)	3.0(0.3)	1.8(0.3)
兵庫	44.8(13.5)	32.2(3.5)	28.4(3.1)	9.3(1.3)
奈良	7.5(2.3)	20.0(2.2)	20.0(2.2)	20.0(2.9)
和歌山	167.0(50.5)	530.5(58.2)	528.5(58.6)	373.0(53.9)
鳥取	2.1(0.6)	2.8(0.3)	1.5(0.2)	－
高知	59.4(18.0)	280.4(30.8)	280.4(31.1)	268.7(38.9)
福岡	6.0(1.8)	0.5(0.1)	0.5(0.1)	－
熊本	0.8(0.2)	1.0(0.1)	0.8(0.1)	－
大分	1.3(0.4)	0.5(0.1)	0.5(0.1)	－
合計	330.9(100.0)	910.9(100.0)	902.6(100.0)	691.6(100.0)

平成 30 年特産果樹生産動態調査[11] より数値を抜粋して作成した。
括弧内の数値は合計に対するパーセントを示す。

表 12-2　主要都市の卸売市場における山椒の入荷量（2002 年）[12]

都市	実山椒		花山椒		葉山椒	
	入荷量 （トン）	人口あたり （グラム / 人）	入荷量 （トン）	人口あたり （グラム / 人）	入荷量 （トン）	人口あたり （グラム / 人）
京都	60	40.8	1.0	0.7	12	8.2
大阪	42	16.0	3.0	1.1	32	12.2
名古屋	－	－	－	－	34.4	16.4
福岡	－	－	－	－	38	27.7
東京 23 区	－	－	－	－	50	6.0
合計	102	－	4.0	－	166.4	－

『新特産シリーズ サンショウ』より数値を抜粋して作成した。
人口あたりの数値は 2002 年の都道府県別人口にもとづき筆者が計算した。

れている実山椒の大半は，兵庫県養父市八鹿町朝倉に起源を有する朝倉山椒といい，茎に棘がなく，香りの強い大きな実をつける品種です。なお，和歌山県では実がぶどうのように房状に連なるぶどう山椒という品種もかなり栽

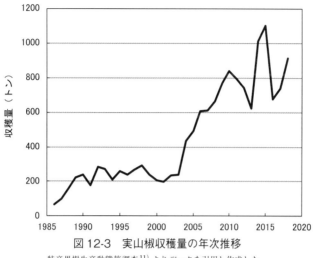

図 12-3　実山椒収穫量の年次推移

特産果樹生産動態等調査[11] よりデータを引用し作成した。

培されています。実山椒の収穫量は，図 12-3 に示すように 2000 年から 2010
年にかけて飛躍的に増大し，2018 年の収穫量は 1980 年代の 10 倍以上に達
しています。実山椒出荷量の 80％ 近くは粉山椒などへの加工向けであり，
残り（約 200 トン）が生の未熟果として市場に出ていると考えられます。

　一方，内藤は，その著書の中で，2002 年の山椒の入荷量として表 12-2 の
数値を示しています[12]。ここに示された京都と大阪の卸売市場における実
山椒入荷量の合計値 102 トンは，特産果樹生産動態等調査[11] から推定され
る同年の加工用でない実山椒の出荷量 73 トン[*4] に近いので，信頼できる数
値と思われます。実山椒と花山椒の入荷は京都と大阪しか情報がありませ
ん。市場への入荷量はそれぞれの地域における需要を反映したものでしょう
から，生の実山椒と花山椒の需要が関西に偏っていることがわかります。一
方，葉山椒の人口あたりの入荷量は，東京よりも各都市が大きく，葉山椒の
需要も東海以西に偏っていると思われます。京都の百貨店，スーパー，八百

＊4　2002 年の実山椒の全国収穫量，出荷量，加工向け出荷量は，それぞれ 234,
　219，146 トンであるので，生の未成熟果の出荷量は 219 と 146 の差である 73 ト
　ンと推定できる。

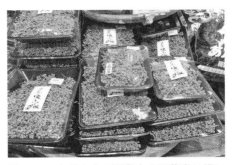

図12-4　京都市内の百貨店の野菜売り場に
並ぶ実山椒

2021 年 6 月 5 日に京都市内で筆者が撮影した。

屋では，5月初旬から，葉山椒に始まり，次いで花山椒，最後に図 12-4 のような緑色の未成熟の実山椒が大量に出回ります。京都生まれの筆者には当たり前の光景ですが，関西以外の地域ではほとんど見られないものです。

4. 山椒の利用

(1) 粉山椒

　本来の粉山椒は熟した実を乾燥させ，その表皮の部分を粉末にしたものですが，乾燥させた実全体や緑色の未成熟の実を乾燥して粉末にしたものも粉山椒として流通しています。麻の実，黒胡麻と同様に七味唐辛子を構成する必須の素材であるとともに，味噌に混ぜて山椒田楽にすることや，鰻の蒲焼や柳川鍋などにふりかけることが全国的に行われています。京都では，粉山椒が七味唐辛子とともに，うどん・そば屋に常置されており，親子丼をはじめとする丼物や鳥なんば[*5]などの麺類に使用されています。また，すき焼き，とくに鶏肉を使ったすき焼きに粉山椒を用いる家庭も多くあります。

　山椒塩は粉山椒と食塩を混合したものです[*6]。市販品もありますが，家庭

＊5　鶏肉とネギの入ったうどん。

＊6　食塩と粉山椒を混合するのは簡易版であり，正式には実山椒をつぶしたものと塩を混合し，乾煎りして調製する。

や店舗でも簡単に調製できます。山椒塩は，食塩や天つゆの代わりに天ぷら
に用いられることが多いのですが，各種の唐揚げ類や鶏肉，豚肉，鴨肉など
の焼き物にも添えられます。なお，餃子で有名な京都王将では，鶏肉の唐揚
げに山椒塩を添えていますが，これは中華料理の調味料である花椒塩です。

(2) 未熟果（実山椒，青山椒）

　一般に実山椒と呼ばれる緑色の未熟果を使った料理として名高いのは，京
都の「ちりめん山椒（図 12-5 左）」でしょう。もともとは京都の家庭料理で
あり，京都の名物として本格的に商品化されたのはごく最近のことです。京
都花街のひとつである宮川町の料理人であった晴間保雄が親しい人への贈答
品としていたものを，1971（昭和 46 年）に彼が病気になったことで，家族
が家計を支える商品として販売するようになったのが最初だとされていま
す[13]。その後，家庭ごとに作られていたものが，次々に商品として販売され
るようになり，京都名物としての地位が確立されました。なお，類似の献立
であるイカナゴの釘煮[*7]には生姜を用いることが多いのですが，近年では実
山椒を用いる例も出現しており，ちりめん山椒の影響が認められます。

　「ちりめん山椒」以外に，未熟果は魚の煮物に使います。私の家では，薄

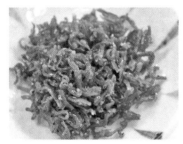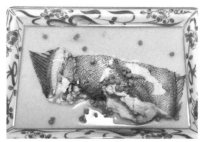

図 12-5　実山椒を香辛料として用いたちりめん山椒（左）と鰈の煮物（右）
鰈の煮物は 2018 年 10 月 23 日に筆者が撮影した。

＊7　体長 2 センチくらいのイカナゴの新子（稚魚）を醤油，味醂，砂糖，生姜な
　　どで水分がなくなるまで煮込んだもの。兵庫県の阪神地域から播磨，および淡路
　　島の名物である。ちりめん山椒と同様に，元来は家庭料理である。

い透き通った出し汁で鰈などの白身魚を煮ることが多いのですが，そのおり
には，魚の臭みをを抑えるため，この未熟果を相当に入れています（図 12-5
右）。このような山椒入りの魚の煮物は，山椒を薬味としてではなく，西洋
の肉料理における香辛料と同様の目的で用いているものであり，日本の料理
としては珍しいものといえます。海から遠い京都では，瀬戸内や若狭で水揚
げされた魚が鮮度のやや落ちた状態で届くことが多いのですが，醤油や味噌
を用いた濃い味付けではなく薄味が好まれたため，実山椒を薬味ではなく臭
みを取るための香辛料として積極的に用いることになったのでしょう＊8。

　未成熟の実山椒は初夏の限定商品ですが，そのまま冷凍で保存することが
可能なため，私の家では一年中使用しています。また，ボイルしたものを塩
漬けにして，瓶詰めとして販売している例もあります。

(3) 葉山椒（木の芽）

　「木の芽」の名称で流通している葉山椒は山椒の若芽と若葉を利用したも
のであり，元来は晩春から初夏に出現する季節商品です。同時期に出現する
筍との相性は良く，すりつぶした木の芽と白味噌を混合したもので筍をあえ
た「筍の木の芽あえ」，木の芽を添えた若竹煮や筍ご飯などが眼に浮かびま
す。最近では，薬味としての「木の芽」の需要が拡大しているため，1 年中
流通しています。葉山椒を薬味など，添え物として用いる場合は，料理のさ
い手の上で軽く叩くことが行われます。木の芽の香り成分が山椒の葉に点在
する油点にのみ含まれているため，手の上で叩くことによって油点を壊して
含有される香り成分を放出させているのです。

(4) 花山椒

　花山椒とは山椒の雄株に咲いた花を摘み取ったものです。全国的にはほと
んど知られていないため，麻婆豆腐に使う花椒と混同している人も多いよう

＊8　一般に魚の煮物には刻み生姜を用いることが多いが，これも薬味ではなく香
　　辛料としての利用である。ただし，煮上がった魚に粉山椒をふりかけるのは薬味
　　としての利用となる。

です。春の珍味として佃煮にすることが多いのですが，最近では，炒め物，鍋物の具材，かき揚げなど，様々な調理がされているようです。実山椒と同様に，ボイル後，塩漬けにした瓶詰であれば，1年を通して入手できます。花山椒は実山椒や葉山椒ほど刺激が強くないので，やや香味の強い山菜として用途が拡大していくと思われます。

⑸ その他

　欧米では香辛料を様々な料理に使用しています。そのこともあってか，近年では，フランス，イタリア，ベルギー，スペインなどで山椒を用いた料理が盛んに開発されています。和歌山県は，栽培品種である「ぶどう山椒」のヨーロッパへの輸出を積極的に進めており[14]，ヨーロッパのスパイス専門店で粉山椒の取り扱いが始まっています。ヨーロッパでの山椒の利用は，肉料理だけではなく，チーズ，ジェラート，チョコレートなどに及んでいます。とくに山椒入りチョコレートに関しては，ヨーロッパ，日本国内ともに新規商品の開発が進み，様々な賞を獲得するなど，高品質なものが次第に増えつつあります。

　山椒は和菓子にも盛んに用いられており，山椒の風味を加えた煎餅やあられ類は古くから販売されてきました。山椒の刺激は，甘いものとの相性が良いため，山椒入りの饅頭や羊羹，さらに山椒風味のケーキやクッキーも販売されています。山椒の香りには柑橘類と共通した成分が含まれていることから，今後も各種の菓子・スイーツ類への利用は拡大していくでしょう。

　近年，種々の香料や果汁などを添加したクラフトビールが国内で盛んに製造されるようになりました。この流れに乗って，山椒ビールも製造され，すでに販売されています[15]。筆者はまだ飲んだことはありませんが，一度，味わってみたいと思っています。

5. サンショウウオ（山椒魚）

　深根輔仁が平安時代の延喜年間（901～923年）に編纂した薬物辞典であ

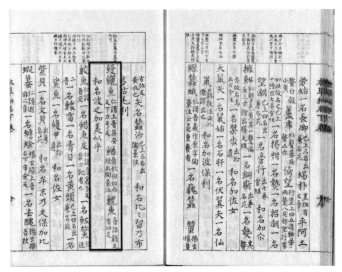

図 12-6 『本草和名』にある鰻鱺魚（波之加美以乎）

る『本草和名』には，鰻鱺魚の和名を「波之加美以乎（はじかみいを）」と記しています（図 12-6）[16]。中国語では鰻鱺は鰻の意味ですが，「はじかみ」という和名からこれが両生類の山椒魚であることがわかります。山椒魚の名前の由来として，一般には山椒の香りがするからだと信じられています。この説は，北大路魯山人がその著書[17]の中で，「（山椒魚の）腹を裂いたとたんに，山椒の匂いがプーンとした。腹の内部は，思いがけなくきれいなものであった。肉も非常に美しい。さすが深山の清水の中に育ったものだという気がした。そればかりでなく，腹を裂き，肉を切るに従って，芬々たる山椒の芳香が，厨房からまたたく間に家中にひろがり，家全体が山椒の芳香につつまれてしまった。おそらく山椒魚の名はこんなところからつけられたのだろう。」と記したことから広まったものです*9。しかし，京都水族館からの依

---

*9　現在でも，水中にいる野生のオオサンショウウオを驚かせると山椒の匂いがしたと述べている人がいる。（半澤聖也：オオサンショウウオから山椒の匂いがした，http://www.monstersproshop.com/andrias-japonicus/，2018 年 10 月 30日アクセス）

頼でオオサンショウウオ *Andrias japonicus* の匂いの再現に取り組んだ方は，「なめし革のような」匂いであると述べおられます[18]。また，オオサンショウウオの匂い成分を化学分析した研究でも，山椒の香り成分と共通するものはなかったとしています[19]。

　一方，オオサンショウウオ以外の小型の陸生のサンショウウオも，昔から食用や漢方薬用に採集されてきました[20]。現在でも，ごく一部にこれを調理して供する店が存在しており，小型陸生サンショウウオを食したり，調理した人がその感想を個人の HP に公開していますが，いずれも山椒の匂いはしなかったとしています。

　以上のことは，サンショウウオの名前の由来が山椒の香りであることに疑問を呈するものです。しかし，魯山人ともあろう人が，著書の中でいい加減なことを記すとも思えません。オオサンショウウオの匂いの再現や分析は，生きている健康なオオサンショウウオが皮膚表面に分泌する白い粘液を対象としたものであるのに対して，魯山人が記しているのは「腹を裂いたオオサンショウウオ」から生じる香りです。したがって，オオサンショウウオを傷つけた場合に，山椒に似た香りが発生する可能性は否定できません。ただし，環境省レッドリストにおいて絶滅危惧種とされるオオサンショウウオを傷つけたり，驚かしてストレスを与えることは違法行為になります。日本のオオサンショウウオの近縁種であるチュウゴクオオサンショウウオ *Andrias davidianus* に関しては，中国政府が飼育下繁殖させた 3 世代目以降の個体のみ食用として利用できることを許可しています[21]。しかし，国内に持ち込まれたチュウゴクオオサンショウウオが一般河川で日本のオオサンショウウオと交雑している事例が報告されていることから[22]，本種が特定外来生物に指定される日は近いと予想されます。オオサンショウウオの匂い（香り？）の研究には，相当な制約があるといえるでしょう。

　なお，国内の陸生サンショウウオの大半は，生息域が狭く，独特の地域個体群も多い生物です。その生態や分状況についての情報も限られており，多くは絶滅の危機に瀕していると予想されます。したがって，国内の陸生サンショウウオを興味本位で捕まえて食することや，これを商業ベースで採集

し，飲食店などに供給することは論外の行為であることを強調したいと思います。

　オオサンショウウオの匂いの分析をされている吉村友里氏からは，筆者の突然の質問に迅速に返事をいただき，分析の概要が記されているシンポジウムの講演要旨をいただきました。ここにあらためて謝意を表します。

文献

1）邑田　仁，米倉浩司（監修）：スタンダード版 APG 樹木図鑑．645 pp，北隆館，東京，2018.

2）川端二功：スパイスの化学受容と機能性，調理科学会誌，46，1–7，2013.

3）福富奈津子：中国料理小辞典．384 pp，柴田書店，東京，2011.

4）大沢　章：サンショウ．食品加工総覧 vol. 11，pp 325–329．2001.

5）日本香料工業協会：香りの教室＞和の香り＞サンショウ，クロモジ，ホウバ，http://www.jffma-jp.org/learning/jpn-flavor/wakiyaku.html（2018 年 10 月 6 日アクセス）.

6）京都市埋蔵文化財研究所・京都市考古資料館：縄文時代の食—上里遺跡の調査から—．リーフレット京都，No.350．2018.

7）石原道博（翻訳）：新訂 魏志倭人伝・後漢書倭伝・宋書倭国伝・隋書倭国伝—中国正史日本伝（1）．167 pp，岩波文庫（岩波書店），東京，1985.

8）宇治谷孟：日本書紀（上）全現代語訳．382 pp，講談社学術文庫（講談社），東京，1988.

9）那波道圓：倭名類聚抄巻十六飲食部薑蒜類．倭名類聚抄巻八（源順選），1617（国立国会図書館デジタルコレクション，https://dl.ndl.go.jp/info:ndljp/pid/2544223?tocOpened=1，2018 年 10 月 17 日ダウンロード）.

10）島田勇雄（訳注）：本朝食鑑 2（人見必大著）．350 pp，東洋文庫（平凡社），東京，1977.

11）農林水産省：平成 30 年特産果樹生産動態等調査（柑橘類以外の落葉果樹）e-Stat（政府統計の窓口），https://www.e-stat.go.jp/stat-search/files?page=1&toukei=00500503&tstat=000001020907（2021 年 10 月 13 日アクセス）.

12）内藤一夫：新特産シリーズ サンショウ．190 pp，農文協，東京，2004.

13）株式会社はれま：はれま物語．http://www.harema.co.jp/story/（2018 年

10 月 22 日アクセス）.

14）鷲岡恵子：ヨーロッパでの「SANSHO」ブランド化プロジェクト，自治体国際化フォーラム，Vol. 329，pp 27-28，2017（www.clair.or.jp/j/forum/forum/pdf_329/09_keizaikouryu.pdf）.

15）世嬉の一酒造株式会社：いわて蔵ビール．https://sekinoichi.co.jp/beer/（2018 年 10 月 26 日アクセス）.

16）英　大助：本草和名下巻第十六巻虫魚類．本草和名下冊（深江輔仁著），1796（国立国会図書館デジタルコレクション，https://dl.ndl.go.jp/info:ndljp/pid/2555537，2018 年 10 月 30 日ダウンロード）.

17）北大路魯山人：魯山人味道．394 pp，中公文庫（中央公論社），東京，p. 126-132，1995.

18）川上智子：「私，転職するんです」という言葉を聞く瞬間．働く人の"最小の幸せ"インタビューサイト「ミニハピ」，No.003，https://minihapi.jp/interview/interview-169.html（2018 年 10 月 23 日アクセス）.

19）吉村友里：「オオサンショウウオの粘液のにおい〜「山椒魚」の由来の真相に迫る！〜」．第 2 回オオサンショウウオ共同研究シンポジウム講演要旨，広島，2016.

20）岩沢久彰：桧枝岐におけるハコネサンショウウオの漁法と燻製．爬虫両棲類学雑誌，6，105-109，1976.

21）西川完途：東南アジアの有尾類〜第 2 回．オオサンショウウオ科「チュウゴクオオサンショウウオ」，クリーパー 54 号，pp 44-49，クリーパー社，東京，2010.

22）国立環境研究所：チュウゴクオオサンショウウオ．侵入生物データベース，https://www.nies.go.jp/biodiversity/invasive/DB/detail/40250.html（2018 年 10 月 30 日アクセス）.

第13章　ミョウガと近縁植物

　ショウガ科ショウガ属の多年草であるミョウガ（茗荷，蘘荷）[*1]*Zingiber mioga* は地面から出た花穂（花茗荷，図13-1左）と弱光下で軟化発育させ薄紅色に着色させた若芽（茗荷竹[*2]，図13-1右）が薬味や香味野菜として利用されています。この章では，ミョウガの歴史，利用法，および近縁の観賞植物について紹介します。

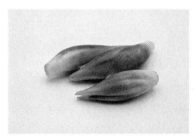 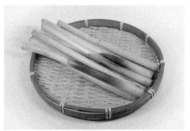

図 13-1　花茗荷（左）と茗荷竹（右）

1. ミョウガの起源と語源

　ミョウガは東アジアの温帯地域が原産の植物と考えられています。しかし，ミョウガの栽培は中国で最初に行われたと思われますが，原種に相当する植物は知られていません。日本では，栽培種と同じミョウガが山野に自生しています。しかし，自生している場所がいずれも人里に近接している

---

*1　この本では，食材については原則として漢字表記を優先しているが，ミョウガについてはその漢字表記が歴史的に変遷しているため，流通商品や地域ブランド以外は片仮名表記とした。

*2　茗荷筍と表示している地域もある。

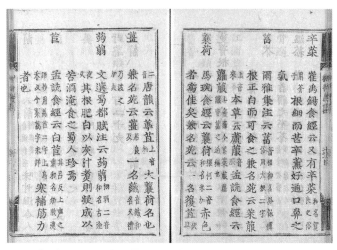

図13-2 『和名類聚抄巻十七蔬菜部野菜類』に収載されたミョウガ（蘘荷）

ため，栽培種が逸脱したものと考えられています[1]。中国で栽培されていた
ミョウガが日本にいつ伝わったのかは不明です。前の章で紹介したように，
『魏志倭人伝』に「薑（ショウガ）・橘・椒・蘘荷あるも，以て滋味となすを
知らず[*3]」という記述があるので[2]，3世紀には日本に存在していたことにな
ります。

　奈良時代の『正倉院文書』において，ミョウガは「売我・めが」と記され
ています[3]。「めが・めか」の語源については，大陸からショウガとともに
持ち込まれた際，香りの強い方を「兄香（せのか）」，弱いほうを「妹香（め
のか）」と呼んだとする説がありますが，「芽香：香る芽を意味」とする説が
有力なようです[4,5]。一方，図13-2に示すように，平安時代の『和名類聚抄』
では，ミョウガを中国式に蘘荷と記し，和名を「米加・めか」としていま
す[6]。「めが（めか）」が「みょうが」に変化したと思われますが，この変化
が音韻的に不自然であるため，蘘荷の呉音「にゃうが」が「みょうが」の元

＊3　魏志倭人伝の書き方に従うと，当時の日本人はこれらを食用としていないこ
　　とになるが，山椒が縄文時代の土器から発見されていることから，ここに取り上
　　げられている植物は何らかのかたちで食事に利用されていたと思われる。

であるとする説もあります[3]。今日のようにミョウガを「茗荷」と記した最初は室町時代の『庭訓往来』ですが、「みょうが」という発音成立後ですので当て字と考えられます。

　なお、『和名類聚抄』ではミョウガを栽培蔬菜である園菜ではなく、今日でいうところの山菜を意味する野菜に分類しています[6]。このことは、平安時代において、ミョウガが積極的に栽培されておらず、人里近くに自生しているものが利用されていたことを意味しています。

2.　栽培植物としてのミョウガ

　ミョウガの中で食用としている花穂の中には数個から十数個のつぼみが内包されており、やがて図13-3上左のように開花します。ミョウガは染色体が奇数組である5倍体であり、減数分裂ができません。このため、花に雄しべと雌しべが存在していても、受精して結実することはきわめて稀です[1]。

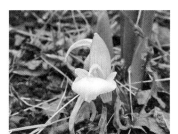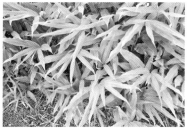
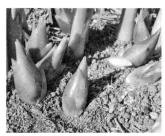

図13-3　ミョウガの花（上左）、ミョウガの葉（上右）、地下茎から出現したミョウガの花穂（下）

したがって，ミョウガは地下茎による栄養体繁殖によって世代を重ねること
になります。春になれば，地下茎から若芽が成長し，これが茎となって図
13-3 上右のように葉を茂らせます。花穂はこの茎ではなく地下茎から直接
に生じるので，図 13-3 下のように地面から直接顔を出した状態となります。
花穂である「花茗荷」は夏から初秋にかけ発生する夏野菜，若芽である「茗
荷竹」は春の食材になります。

　現在，食材としてミョウガを積極的に栽培しているのは日本のみです。平
成 30 年産地域特産野菜生産状況によると[7]，花茗荷の全国出荷量は 5,376 ト
ンですが，その中で高知県が 4,885 トン（90.9 パーセント）であり，突出し
ています。全国の作付面積は 242 ヘクタールであり，内訳は施設が 107 ヘク
タール，露地が 134 ヘクタールです。高知県の作付けはすべてが施設で 105
ヘクタールであり，全国の施設作付けの 98.1 パーセントを占めています。
露地栽培の場合の花茗荷の出荷は 6 ～ 9 月に限定されますが，施設栽培の場
合は 1 年中出荷が可能です。露地栽培の最大産地である秋田県では，収穫時
期が酷暑の夏季の短期間に集中するため，収穫しきれないことも多いそうで
す。また，地面すれすれに生育している花穂を手作業で収穫するため，作業
者への負荷も大きくなります。このため，花茗荷の露地栽培は減少傾向にあ
ります。現在，全国で販売されている花茗荷は，そのほとんどが高知県にお
いて施設栽培されたものですが，この寡占化はさらに進行するものと考えら
れます[1]。

　なお，奈良県では，第二次世界大戦前から奈良県内での生産が確認されて
いる野菜の中で，地域の歴史・文化を受け継いだ独特の栽培方法により「味，
香り，形態，来歴」などに特徴を持つものを「大和野菜」として認定してお
り，その中に五條市を中心とした吉野地方で栽培されている「花みょうが」
が含まれています[8]。

3. 食材としてのミョウガの利用

　ミョウガを栽培化した中国では，これを蔬菜として利用していた時期も

あったようですが，今日では漢方としての利用が主体であり*4，食する地域は限定されています。また，朝鮮半島においても，済州島でわずかに栽培される程度であり，存在自体がほとんど知られていません。先にも述べましたが，ミョウガを食材として積極的に利用しているのは日本だけなのです。日本において，ミョウガはその香りが好まれ，また特有の紅色が目を楽しませることもあって，麺類や冷奴の薬味などに利用されています。また，天ぷらや酢の物，味噌汁の具，漬物など，独立した食材としても用いられています。近年では，伝統的な利用に加えて，ハンバーグの具材など，西洋料理への利用も普及しつつあります。以下にミョウガを用いた料理を紹介します。

(1) みょうがぼち（図 13-4 左）[1]

岐阜県旧本巣郡を中心とする美濃地方西部の初夏の郷土菓子です。ソラマメなどの雑豆の餡を小麦粉の生地でくるみ，ミョウガの葉で包んでから蒸したものです。「ぼち」とは餅を示す美濃地方の方言です。餅という名前はついていますが，米粉を使っておらず，中国の餅のように小麦粉の生地を使っているのが特徴といえます。

(2) みょうが饅頭[9]

「みょうがぼち」に類似したものであり，熊本県の宇城，および八代地方の初夏の郷土菓子です。漉し餡を白玉団子で包み，団子の周りに片栗粉を付け，茗荷の葉で包んでから蒸したものです。食べる時に包んである茗荷の葉をむくことから「皮はぎまんじゅう」とも呼ばれています。一般には，白玉粉（もち米を水挽きし，沈殿させた粉）に小麦粉（強力粉）を半量混ぜたものに少量の塩を加え，水でこねて生地の皮を作るため，「みょうがぼち」よりも表面がつるつるとしています。ただし，粉の種類や配合は各家庭により異なるため，「みょうがぼち」とほとんど同じものもあるようです。

---

*4　襄荷（じょうか）と呼ぶ花穂を，若芽，茎とともに煎じ，消化促進，神経痛，リウマチに用いる。根茎と葉は腎臓病，生理不順，凍傷や霜焼けのかゆみ止めに用いられる[10]。

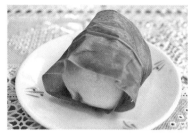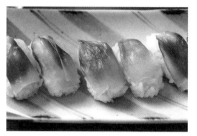

図13-4　みょうがぼち（茗荷餅，左）とミョウガを用いた寿司（右）

(3) ミョウガを用いた寿司

　インターネットを検索して調べた結果からは，ミョウガを用いた寿司は三つに分類できると思われます。一つ目は，握り寿司（図13-4右）または押し寿司のネタに酢漬けのミョウガを用いたものです。家庭や寿司屋では生姜と同様にミョウガの甘酢漬を作成しますが，これを寿司ネタに用いたものは全国各地に普遍的に存在しています。寿司飯の量もミョウガ全体で包める程度に少ないものから，寿司飯のほうが圧倒的に多いものまで様々です。寿司屋では漬物をネタにしたものが古くから存在していますので，その一種に位置付けることができるでしょう。二つ目は，鱒とともに酢漬けのミョウガ（花茗荷）を寿司飯の上にのせ，ミョウガの葉で包んだものです。主に富山県で食されており，百年以上の歴史があるとされています[10]。富山県の名産品である鱒寿司から派生したものと考えられます。同様のものが岐阜県恵那地方にもありますが，鱒ではなくサーモンを使用しており，比較的最近に登場したものと思われます[11]。三つ目は，奈良県の吉野地方にあるミョウガの葉で鯖寿司を包んだ「たこな寿司」です[*5]。この地域に存在する柿の葉寿司から派生したものと思われます。「たこな」は，葉が出始めた茗荷竹を意味

＊5　インターネット検索において「たこな寿司」を記載していたのは個人のブログ1件（https://kokoro5656.at.webry.info/201207/article_4.html）だけであったことから，この献立がこの地域に普遍的に存在するのか確信は得られなかった。

する奈良県南部から和歌山県北部の紀ノ川流域の方言と思われますので[*6]、それがミョウガの成長した葉の名称にも転用されたのでしょう。ミョウガの葉で包むタイプのものは、ミョウガの葉がもつ抗菌性によって保存性が高まることを期待したものといえます。

(4) ミョウガハンバーグ

　基本的なハンバーグは挽肉に、みじん切りにした野菜、パン粉、塩などを混ぜ、粘りが出るまで十分に捏ねてから、整形し、フライパンやオーブンで加熱したものですが、用いる肉の種類や混ぜものを変えることによって様々なバリエーションが生じます。ミョウガハンバーグは、このハンバーグの具材としてミョウガ（花茗荷）を用いたものですが、挽肉とミョウガのみのシンプルなものから、ミョウガを含む様々な香味野菜を使ったものまであるようです。私の家で食べるミョウガハンバーグは、前者の挽肉とミョウガのみのタイプであり、大根おろしとポン酢で食べています。ミョウガの香りがやや甘く感じられ、それは美味しいものです。

4. ミョウガの特徴的な成分

(1) 色素成分

　ミョウガの紅色は、アントシアニン系色素の一種であるマルビジンという物質が示すものです。その水溶液は弱酸性または中性では赤色、アルカリ性では青色を示します。マルビジンは主要な植物色素として自然界に広く存在しており、ヨーロッパブドウ *Vitis vinifera*、およびチョコベリー（黒色系のアロニア *Aronia melanocarpa*、チョークベリー）やジューンベリー

＊6　茗荷竹がやや成長して葉が出始めているものを「たこな」と呼称している個人のブログ（https://ameblo.jp/niconicogohan/entry-11519314635.html）があり、和歌山県北部の岩出市にある JA 紀の里ファーマーズマーケットで茗荷竹が「たこな」の名称で販売されていたというネット情報（ヤフー知恵袋、https://detail.chiebukuro.yahoo.co.jp/qa/question_detail/q128182737?__ysp=44Gf44GT44Gq）があった。

（アメリカザイフリボク *Amelanchier canadensis*）などのベリー類の主要な赤色色素でもあります[12]。また，ルリハコベ *Anagallis foemina*（園芸種名：アナガリス）などサクラソウ科の青色の花弁にも高含量で含まれています[12]。

　マルビジンをはじめとするアントシアニン系色素については抗酸化作用，肥満・糖尿病に対する予防・抑制作用など，その健康機能に関わる研究が盛んに行われています[13]。アントシアニン系色素を豊富に含む赤ワインが「身体にいい」として，いわゆるフレンチパラドックス*7 の説明のために取り上げられたことは多くの方がご存知だと思います[14]。

(2) 香り成分

　ミョウガの香りは柑橘類と同様に，テルペン化合物の一種である α-ピネンという物質がもたらすものです[15]。「ミョウガを食べると物忘れがひどくなる」といわれていますが，学術的な根拠はありません。逆にミョウガの香り成分には集中力を増す効果があるとする説もありますが[16]，こちらにも明確な根拠はありません。α-ピネンの香りで刺激した場合の脳血流量の変化を調べた研究においても，明快な結果は得られていません[17]。なお，ミョウガには α-ピネン以外にも，ピーマンなどの香味野菜に共通の香り成分である様々なピラジン化合物も含まれています。

(3) 辛味成分[15]

　ミョウガには様々なテルペン化合物が含まれており，その中のミョウガナールとミョウガジアールと呼ばれる物質に辛味があることが確認されています。これらの化合物の辛味の強さは，唐辛子中の辛味成分であるカプサイシンの100分の1であり，山椒中の辛味成分であるサンショオールと同程度です。そしてカプサイシンと同様に，熱や痛みに関わる受容体を刺激します。この受容体への刺激は，交感神経系の活動を高めるので，内臓脂肪の蓄

---

*7　フランス人が高脂質食であるにもかかわらず虚血性性心疾患の死亡率がきわめて低いという現象をさす。

積を抑制すると報告されていますが，ミョウガ成分の作用はきわめて弱いので大きな期待は持たない方がいいでしょう。

　ミョウガの香りや辛味に関わるテルペン化合物には抗菌性，血小板凝集阻害活性，痛みや発熱を起こす体内物質の産生を抑制する作用があることが報告されており，ミョウガの葉で食品を包んで保存することや漢方としてミョウガを利用することには，ある程度のエビデンスがあるといえます。

5. 日本人の生活の中のミョウガ

⑴ ミョウガと物忘れ

　釈迦の弟子の中に，周利槃特（しゅり・はんどく＝チューダ・パンダカ）という愚鈍でもの覚えが悪い人物がいました。彼は自分の名を覚えられず常に名札を背負っていたそうです。釈迦は周利槃特に偈（げ：仏典のなかで，仏の教えや仏・菩薩の徳をたたえるのに韻文の形式で述べたもの）を覚えさせる代わりに，兄弟子たちの草履を掃除するよう命じます。釈迦は，兄弟子たちに「周利槃特のためである，掃除をさせ，両句（塵を払い，垢を除かん）の法を教えよ」と伝えました。周利槃特は一生懸命に掃除を続け，やがて両句の真の意味を理解して悟りを得，最後には羅漢の位に登ります。この周利槃特の墓の周辺に見慣れない植物が繁り，「名荷」（「名札を背負う」＝「名前を荷なう」に由来）と名付けられたと伝えられています[18]。そしてこの故事から「ミョウガを食べると物忘れがひどくなる」が派生したといわれています。

　一方，日本には，強欲な宿屋の夫婦が大金を持っている客に，大金所持のことを忘れさせようとして大量にミョウガを食べさせるが，逆に宿賃をもらい忘れるという民話があり[19]，これをモチーフにした『茗荷宿』という落語の噺もあります[20]。このような民話や落語によって，周利槃特の故事が世間に広く浸透し，「ミョウガを食べると物忘れがひどくなる」という俗説が定着したのでしょう。

(2) 茗荷紋[21]

ミョウガを用いた家紋は、「抱き茗荷（図13-5）」を原型として「丸に抱き茗荷」、「稲垣茗荷」、「入れ違い茗荷」など70種以上あり、十大家紋に挙げられています。ミョウガの音が「冥加」に通じることから、神の加護が得られる家紋として広く浸透したと考えられています。また、天台宗の「摩陀羅神」の神紋でもあるため、神社や寺で用いられることも多くなっています。

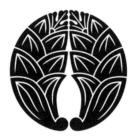

図13-5　茗荷紋（抱き茗荷）

6. ミョウガの近縁植物

ミョウガが属するショウガ科植物には園芸種になっているものがあり、ミョウガと混同されているものもあります。

(1) ハナミョウガ[22]

食用とするミョウガの花穂は花茗荷という商品名で流通していますが、ハナミョウガ *Alpinia japonica*（図13-6上左）というまったく別の植物が存在しています。このハナミョウガはショウガ科ハナミョウガ属に分類される常緑の多年草であり、関東から九州の山地に自生しています。和名は、茎葉がミョウガに似ていて、茎頂に白とピンクがモザイクに混じった花をつけることに由来しています。鑑賞用植物としてのハナミョウガ属は、学名を仮名読みにしたアルピニアとも呼ばれ、ゲットウ（月桃, *Alpinia zerumbet*, 図13-6上右）のように鑑賞用の品種も育成されています。日本に自生するハナ

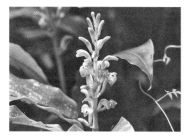
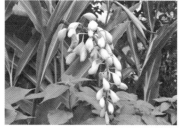

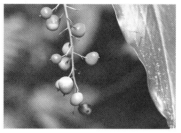

図 13-6　ハナミョウガ（上左），ゲットウ（上右），ハナミョウガの果実（下）

ミョウガは5月から6月に花を咲かせます。赤い果実（図13-6下）をつけ，その種子は伊豆縮砂（イズシュクシャ）と呼ばれて生薬として用いられています。

(2) ナンキョウ

東南アジアの限られた地域ではハナミョウガ属の果実を果物として利用する例がありますが，ハナミョウガ属の中で本格的に料理に用いられるのはナンキョウ（南薑，カー，ガランガル，*Alpinia galanga*，図13-7左）の根茎（図13-7右）です[23]。ナンキョウはタイ生姜とも呼ばれており，独特の香りと辛味があるため，薄くスライスされたものがトムヤムクンやグリーンカレーなどに使われています。ナンキョウの根茎はきわめて硬いため，生姜のように食べることは一般には行われません。ナンキョウを用いる目的は，レモングラス *Cymbopogon citratus* やバイマックルー（コブミカン *Citrus hystrix* の葉）などと同様に，料理の風味づけであり，肉や魚の臭みを消すことにあります。

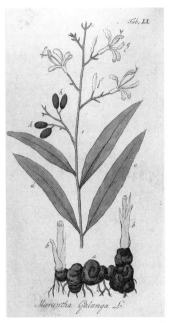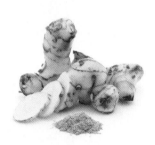

図 13-7　ナンキョウの全体像（左）と根茎（右）

全体像はオランダの植物学者 Adolphus Ypey（1749 ～ 1822 年）が描いたものである。

(3) ハナシュクシャ

　ショウガ科ハナシュクシャ属のハナシュクシャ *Hedychium coronarium*（図 13-8）は Ginger lily（ジンジャーリリー）とも呼ばれる高さ 1 ～ 2 メートルになる多年草です。インドからマレーシアにかけての地域が原産地であり，日本には江戸時代末期に渡来したとされます。白色の花には芳香があり，その精油は香水にも用いられています[24]。

　ハナシュクシャは，いくつかの植物図鑑では，ショウガ *Zingiber officinale* の英語名 ginger をカナ書きにしたにすぎないジンジャーという名称で紹介されています[24]。このため，その花から得られた精油は，しばしばショウガの根茎から得られた精油と混同されます。アロマに関する解説書やホームページなどでも混同している事例があります。また，ハナシュクシャ精油がショウガと同様に根茎から得られると勘違いしている事例もあり

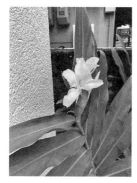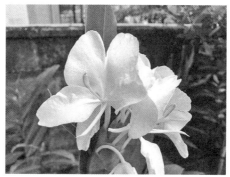

図13-8　ハナシュクシャ
いずれも筆者が撮影した。

ます。アロマ精油として購入する場合に両者を見分けるもっとも平易な方法は，その価格です。すなわちショウガ根茎から得られたものは廉価，ハナシュクシャの花から得られたものは高価です。また，表示において，単にgingerと表記されていればショウガ根茎，ginger lily もしくはホワイトジンジャーと表記されていればハナシュクシャの花由来であると思ってもよいでしょう。

　ハナシュクシャの花から得られた精油の成分は，柑橘類の香り成分であるテルペン化合物と果物の甘い香りを示すエステル系の化合物であり，ショウガ精油とは組成が相当に異なっています[25,26]。

　図13-8に示したハナシュクシャは，筆者自宅の玄関先で咲いていたものです。この植物がどのような経緯で自宅の玄関に存在しているのか，記憶がありません。毎年夏の終わりから10月末あたりまで白い花を咲かせることは気づいていましたが，どちらかというと，冬季には地上部が枯れるのに翌春には新たな芽が出現し，あっという間に1メートル以上になる丈夫な植物という印象が強いものでした。この章を執筆するにあたり，亡くなった母親がこの植物を「ハナミョウガ」と呼んでいたことを思い出し，調べてみるとハナシュクシャであることが初めて判明しました。インターネットで「ハナミョウガ」を検索したところ，ハナシュクシャの花を示している例もあり，

母親の間違いもあり得るケースであると納得した次第です。ハナシュクシャの花は清々しく香りもすこぶる良いものです。しかし，ハナミョウガと間違えられたり，得られた精油がショウガ精油と混同されたりで，日本における認知度は高いものではありません。この記述がハナシュクシャの認知度を高めるきっかけになればと思います。最後がハナシュクシャのアピールになり，ミョウガというこの章の主題を忘れたかたちになってしまいました。やはりミョウガにかかわると忘れっぽくなるのでしょうか。

文献

1）堀　一之：ミョウガ．食品加工総覧第 10 巻追録第 5 号，pp 650 の 2-650 の 8，農山漁村文化協会，東京，2006.

2）石原道博（翻訳）：新訂 魏志倭人伝・後漢書倭伝・宋書倭国伝・隋書倭国伝――中国正史日本伝（1）. 167 pp，岩波文庫（岩波書店），東京，1985.

3）小松寿雄，鈴木英夫編：新明解語源辞典. 1014 pp，三省堂，東京，2011.

4）吉田金彦 編：衣食住語源辞典. 339 pp，東京堂出版，東京，1996.

5）株式会社ルックバイス：語源由来辞典. http://gogen-allguide.com/mi/myouga.html（2020 年 10 月 21 日アクセス）

6）那波道圓：倭名類聚抄巻九（源　順 撰，倭名類聚鈔巻十七蔬菜部野菜類）. 1617（国立国会図書館デジタルコレクション，https://dl.ndl.go.jp/info:ndljp/pid/2544224?tocOpened=1，2020 年 10 月 20 日にダウンロード）.

7）農林水産省：平成 30 年産地域特産野菜生産状況＞花みょうが. e-Stat，https://www.e-stat.go.jp/stat-search/files?page=1&layout=datalist&toukei=00500501&tstat=000001018175&cycle=7&year=20180&month=0&tclass1=000001033588&tclass2=000001138386（2020 年 10 月 21 日アクセス）.

8）奈良県：花みょうが. https://www.pref.nara.jp/58553.htm（2021 年 11 月 10 日アクセス）.

9）Wikipedia：みょうが饅頭. https://ja.wikipedia.org/wiki/ みょうが饅頭，2020 年 2 月 25 日最終更新（2020 年 10 月 21 日アクセス）.

10）株式会社橋本確文堂：みょうが寿し. 自然人ネット，https://shizenjin.net/hokuriku_food/local-foods/file125.html（2020 年 10 月 21 日アクセス）.

11）岐阜県農政部農産物流通課：岐阜の極み＞みょうが寿司. gifu-kiwami.jp/products/2239/（2020 年 10 月 21 日アクセス）.

12）Wikipedia：マルビジン．https://ja.wikipedia.org/wiki/ マルビジン，
　　2018 年 5 月 5 日最終更新（2020 年 11 月 2 日アクセス）．

13）津田孝範：高機能性食品因子，アントシアニン類の新しい生理的意義に関
　　する基盤研究．日本栄養・食糧学会誌，57，35-43，2004．

14）吉田宗弘：フレンチパラドックス．新・食生活を科学する（吉田宗弘編），
　　pp 109-129，文教出版，大阪，2018．

15）阿部雅子：ミョウガの辛味関連化合物に関する研究．日本調理科学会誌，
　　52，1-7，2019．

16）漢方薬のきぐすり.com：二階堂先生の「食べ物は薬」ミョウガ － 香り
　　成分によって集中力が増す．https://www.kigusuri.com/kampo/nikaido/
　　nikaido007-03.html（2020 年 11 月 2 日アクセス）．

17）熊谷昌則：精油芳香がワーキングメモリ課題遂行時の NIRS 脳血流変化量
　　に及ぼす影響．秋田県総合食品センター報告，17，15-18，2015．

18）微笑義教：【随縁】茗荷（みょうが）の子．法話の窓，臨済宗妙心寺派大
　　本山妙心寺，https://www.myoshinji.or.jp/houwa/archive/series/201007
　　（2020 年 11 月 3 日アクセス）．

19）松岡利夫編：周防・長門の民話 第 2 集．303 pp，未来社，東京，2016．

20）川端　誠：落語絵本 十五 みょうがやど．24 pp，クレヨンハウス，東京，
　　2012．

21）森本勇矢：日本の家紋大事典（日本家紋研究会監修）．288 pp，日本実業
　　出版社，東京，2013．

22）堀田　満：ハナミョウガ，朝日百科 植物の世界 10．pp 180-183，朝日新
　　聞社，東京，1997．

23）Wikipedia：ナンキョウ．https://ja.wikipedia.org/wiki/ ナンキョウ，
　　2019 年 11 月 6 日最終更新（2021 年 11 月 10 日アクセス）．

24）邑田　仁監修：APG 牧野植物図鑑 I．649 pp，北隆館，東京，2014．

25）フィトアロマ研究所：ホワイトジンジャー Abs・精油化学成分．http://
　　aromahonjin.way-nifty.com/blog/2017/08/abs29318470-7fe.html（2020 年
　　11 月 7 日アクセス）．

26）阪村倭貴子，林　修一：ショウガ根茎の精油成分．日本農芸化学会誌，
　　52，207-211，1978．

第14章　抹茶スイーツ

　デパートなどの洋菓子売り場には，抹茶を使った多様なチョコレート，ロールケーキ，クッキーなどが並んでいます。また，抹茶を使ったパフェを食べるために，長時間列に並ぶ覚悟が必要な店もあります。このように，抹茶を使った洋菓子や氷菓子はすっかり日本人の生活に定着しています。日本アイスクリーム協会が毎年実施している「あなたが好きなアイスクリームのフレーバー（味）」を三つあげさせるアンケート調査においても，抹茶フレーバーをあげる人が 2020 年では 36.5 パーセントに達しており，バニラ，チョコレートに次ぐ第三位の座を長年にわたって守り続けています[1]。この章では，近年，急速に普及した抹茶スイーツに関して，その誕生と歴史を述べます。

1.　抹茶の歴史 [2-5]

　中国・唐の文人であった陸羽（733 ？ ～ 804 ？年）が著した『茶経』という書物の中に「茶は南方の嘉木」と記されています。このことから，植物としてのチャ *Camellia sinensis* の原産地を中国南部の雲南省付近とする説があります。『茶経』は，「茶之爲飲，發乎神農」と記しており，中国において医薬と農業を司る神とされている神農によって喫茶の風習が始まったとしています。漢代頃に成立したとされる『神農本草経』には「神農嘗百草，日遇七十二毒，得茶而解之（神農が 100 種類の草を食べて 72 種の毒に冒されたが，茶で解毒できた）」という記載があったといいます。神農のモデルになった人物が活躍したのが紀元前 2700 年頃とされていますので，チャの葉を煎じて飲用するという風習はおそらく数千年前から存在したと考えられます。

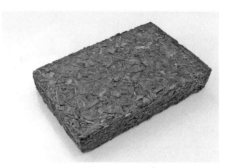

図14-1　餅茶（団茶）の一種である磚茶
煉瓦状に固めた団茶を磚茶という。

　縄文時代の遺跡から茶葉や茶の実の化石が出土することから，紀元前に日本に喫茶の風習があったとする説があります。しかし，一般には，喫茶の風習は遣唐使によって伝わったと考えられています。文献的には，永忠（743〜816年）という僧が，嵯峨天皇（786〜842年）に茶を煎じて献呈したとする，『日本後紀』の815年の記事「大僧都永忠，護命法師等，衆僧を率い，門外に迎え奉る。皇帝輿を降り，堂に上り，仏を礼す。更に梵釈寺を過ぐ。輿を停めて詩を賦す。皇太弟および群臣，和し奉るもの衆し。大僧都永忠，手自ら茶を煎じて奉御す。」が最古のものです。永忠は30年以上唐に滞在し，唐から持ち帰った茶を栽培していたといわれています。

　永忠が嵯峨天皇に献じたのは，当時，唐で流行していた餅茶（へいちゃ）（図14-1）と思われます。餅茶とは，後に団茶と呼ばれるもので，蒸した茶葉を杵と臼で搗（つ）き，米から製造した糊と練り合わせて餅状に固めたものであり，削って粉にし，煎じて飲むものでした。固めたのは，携帯するのに便利であったからだと思われます。このような餅茶を用いた喫茶は貴族や僧の間では流行しましたが，遣唐使の廃止によって次第に廃れ，日本での喫茶の風習は中断してしまいます。

　唐が滅亡し，混乱した中国を再統一したのは宋です。宋では，茶葉を焙ってから固めずに細かくした散茶や，茶葉を焙らずに蒸してそのまま乾燥させた碾茶（てんちゃ）を粉にした抹茶の製法が誕生しました。宋でのこのよう

な喫茶の風習は，平安時代末期の日宋貿易によって日本に伝わります。禅宗の一派である臨済宗を開いた栄西（1141 〜 1215 年）は，平安時代末期に二度にわたって宋に渡り，帰国後の 1211 年に，宋における茶の製法や飲み方，喫茶の効用などを記した『喫茶養生記』を著しています。

　散茶のように煎じて飲むものを煎茶と総称しますが[*1]，この場合は茶葉をそれほど細かくする必要はありません。一方，抹茶は粉末にした茶葉を湯に溶いて飲用するため，できるだけ細かくする必要があります。このため，抹茶が普及するのは，小麦粉や豆腐と同じように，石臼が普及する鎌倉時代中期以降となります。

　抹茶はやがて支配層の嗜みとされ，千利休（1522 〜 1591 年）による茶道の完成を経て，武士階級，豪商，文化人へと広まっていきます。1697 年刊行の『本朝食鑑』には，室町時代に足利義政（1436 〜 1490 年）が碾茶末，すなわち抹茶を用いた茶会を頻繁に開いたこと，千利休以降に，金森重近（金森宗和，1584 〜 1656 年），古田重然（古田織部，1543 〜 1615 年）らが抹茶による茶会を普及させたことが記されています[6]。しかし，小麦粉から製造する麺類や大豆から製造する豆腐と異なったのは，茶があくまでも嗜好品であり，腹の足しにはならないという点です。このため，喫茶時に独特の作法が要求される抹茶が一般に普及するのは，日本に町人という中産階級が誕生する江戸時代中期以降になります。

2. 抹茶を使った和菓子

(1) 日本における菓子の誕生[7-9]

　縄文時代には，粟や団栗（どんぐり）などの堅果を乾燥させて粉にし，これに水を加えて練ることで，今日の団子やクッキーに相当するものが存在していました。稲作が普及すると団子の原料は米になり，乾燥させて保存できる餅も誕生しますが，これらは儀式などに用いる特別なものでした。

[*1]　狭義の煎茶は蒸した茶葉を揉みながら乾燥させたものであるが，この章では煎茶を「煎じて飲む茶」という広い意味で用いた。

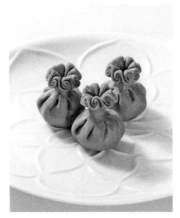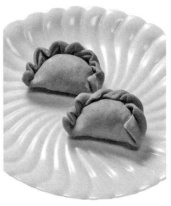

図 14-2　唐菓子を伝える清浄歓喜団（左）と餢飳（ぶと：右）

清浄歓喜団は，『和名類聚抄』に記載のある八種唐菓子の一つである歓喜団（別名，団喜）を伝えるもので，京都の亀屋清永が販売している。同店のホームページ（https://www.kameyakiyonaga.co.jp/year01.html）には，7種の香を練り込んだ漉餡を米粉と小麦粉で作った生地で金袋型に包み，胡麻油で揚げたものという説明があり，伝来当時は，栗，柿，あんずなどの木の実を，かんぞう，あまづらなどの薬草で味付けしたものであったという。同じく亀屋清永が販売している餢飳については，奈良時代に伝えられた十四種の果餅の一つであり，現在のものは，米粉と小麦粉で作った生地に粒餡を乗せ，二つ折りにして兜（かぶと）に似た形にしてから胡麻油で揚げたものと説明されている。
亀屋清永のホームページに掲載の画像を許諾を得て掲載した。

　一方，水菓子と呼ばれる果物ではなく，食物に付与する甘味として，日本の古代では米もやし（麦芽の米版）や甘葛（あまづら）[*2] が利用されていました。8世紀には砂糖が遣唐使によってもたらされますが，いずれの甘味も貴重品であり，上流階級でなければ口にすることができないものでした。

　遣唐使によってもたらされたものに唐菓子（図 14-2）があります。唐菓子の詳細は明確ではありませんが，一般には穀物や豆類の粉を練って生地を調製し，これを様々に造形してから油で揚げたものと認識されています。唐菓子の中には，上述の甘味を用いた今日の菓子に近いものもあったと考えられています。しかし，製粉のための石臼が普及していないこと，甘味が貴重品であったことから，あくまでも儀式用の特殊なものでした。しかし，この

＊2　ツタ類の樹液を煮詰めたものと考えられている。

唐菓子が，日本の菓子である和菓子の成立に影響を与えたことは確実でしょう。

(2) 点心から生じた饅頭と羊羹

栄西が紹介した喫茶の風習の中で，煎茶を用いるものは，鎌倉時代中期から室町時代に貴族，僧侶，武士の間に広まっていきます。このとき喫茶とともに食されたのが点心でした。中国における点心は，主菜とスープ以外のすべての献立を意味し，その中には菓子類も含まれます。しかし，室町時代初期に成立した『庭訓往来*3』は点心として，糟鶏，羊羹，猪羹，驢腸羹，海老羹，餛飩，饅頭，索麺，碁石麺などを紹介しています[10]。これらの中には，どのようなものであったのかが不明なものもありますが，餛飩，索麺，碁石麺といった麺類を含んでいること，および煎餅や索餅などが果物とともに菓子類として別に記されていることから，軽食であったと考えられます。

軽食としての羊羹の原型は，羊の羹（あつもの），すなわち羊肉スープの煮凝りのようなものと考えられます。しかし，仏教の影響で肉食を忌避した日本では，小豆を小麦粉や葛粉とともに蒸して，煮凝りのような食感を付与したものを羊羹としていました[9]。同様に，饅頭も元々は今日の豚まん（全国的には肉まん）のような肉餡を詰めたものでしたが，日本では肉餡ではなく，ゆで潰した小豆を入れていました。このような肉抜きの羊羹や饅頭は，やがて甘味が混ぜられて今日の羊羹や饅頭に変化し，室町時代末期には茶菓子に分類されるようになります。

喫茶の中心が煎茶ではなく，抹茶の飲用になるにつれ，それに合う茶菓子は，多様かつ華麗な和菓子へと展開していきます。一方，抹茶とともに食する必要のない大衆的な和菓子も発生しますが*4，それらが一般に普及するのは砂糖が廉価になる江戸時代中期以降です。

＊3　庭訓往来には様々な抄本があり，記されている点心については異動が多い。

＊4　和菓子は，茶会で利用する「上生菓子」と，少し気軽な「饅頭屋の和菓子（京都ではおまん屋さんの和菓子）」，もっとも気軽に食する大福餅や団子などの「餅屋で販売される和菓子」に分類される。

⑶ 宇治金時 （図 14-3）

　清少納言の『枕草子』に「削り氷の甘葛に入りて，あたらしき鋺（かなまり）に入れたる」という記述があり[11]，平安時代にかき氷が存在していたことは明白です。この氷は，冬季に得て氷室に入れて保存したものであり，京都市北区の西賀茂地区には氷室という地名が残っています。しかし当然のことですが，氷も甘味も貴重品であり，かき氷を口にすることができた人は限定されていました。

　かき氷にきび砂糖と抹茶をかけた，今日でいうところの宇治氷が戦国時代に賞味され，さらにこれに小豆餡を加えた宇治金時が安土桃山時代から江戸時代初期に誕生したという記事がweb上に散見されますが[12]，出典は明白でありません。氷と砂糖が貴重品であり，かつ抹茶をたしなむのが武家であったことを考えれば，宇治氷や宇治金時を楽しむことができたのは，余程の権力者ということでしょう。これらの情報がある程度正しいとするなら，抹茶を用いたスイーツの第 1 号は宇治氷であり，次いで宇治金時ということになります。

　江戸時代後期になると氷の保存技術が向上し，夏季に江戸や京・大坂の市中で氷を売るものも現れています[13]。宮中において宇治金時が賞味されていたという情報もありますので[14]，裕福な階層には抹茶を入れた氷菓子が普及していたと思われます。

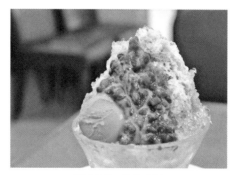

図 14-3　宇治金時

⑷ 抹茶羊羹，抹茶団子，抹茶飴

　抹茶羊羹は，抹茶を使った和菓子として定番化しています。1841 年に江戸の菓子舗船橋屋の主が素人向けに菓子の作り方を解説した『菓子話船橋』の中に，抹茶を用いた羊羹である鶯羹が紹介されています[15]。調べた範囲で，現在販売されている抹茶羊羹の中では，「総本家駿河屋」が昭和 30 年代に販売を開始した「挽茶（ひきちゃ）羊羹」がもっとも古いと思われます。同社によれば，この商品は昭和 50 年代後半に「茶羊羹」に改名され，その後に現在の「抹茶羊羹」の名称になっています[16]。

　現在，多くの店で販売されている抹茶入りの団子は，京都・宇治の「総本家大茶萬」の創業者である須知万吉が 1919（大正 8）年に考案した「元祖茶だんご」が最初です[17]。この団子は現在でも販売されており，創業当時から変わらない，甘味を抑えた素朴な味を楽しむことができます（図 14-4）。

　抹茶羊羹や茶団子とともに，抹茶入りのお菓子として古くから定番化しているものに抹茶飴があります。しかし，抹茶飴が商品化された時期，および考案者については確証が得られませんでした。抹茶スイーツを販売している宇治市の日本茶専門店は茶団子とともに抹茶飴も販売していますが，ホームページなどで販売の経緯を明記しているところはありませんでした。調べた範囲で，抹茶飴の販売開始時期が明確であったのは，1818（文政元）年創業の東京の老舗「榮太樓（創業当時は井筒屋）」の 1952（昭和 27）年でし

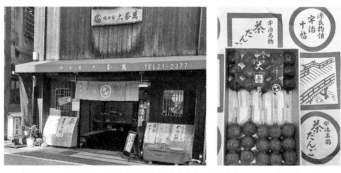

図 14-4　現在の総本家大茶萬と同店が販売している茶だんご
2021 年 2 月 25 日に筆者が撮影したものである。商品写真の掲載には許諾を得た。

た[18]。ただし，1962（昭和37）年創業の京都・山科の「飴匠さわはら」の澤原一（はじめ）二代目店主は，株式会社ココロマチが運営する「マチノコエ」というwebサイトの取材に対して，「澤原勇雄初代店主が，戦後に京都下鴨の飴屋で働いたときに，それまで製造時の高温のために黒色であった抹茶飴を初めてきれいな抹茶色に仕上げた」と語っています[19]。戦後というのはおそらく終戦直後の1945年から1950年の頃という意味でしょうから，抹茶色の抹茶飴が完成したのは「榮太樓」が抹茶飴の販売を始める少し前であり，抹茶飴自体は戦前にも存在したことになります。先に取り上げた「総本家大茶萬」の「元祖茶だんご」は他の店のものに比べてやや黒い色をしています。おそらく，製造過程における加熱操作において緑色が退色するのでしょう。その意味で，初期の抹茶飴が黒かったという語りには信憑性が高いと思います。

　このように，筆者が調べた範囲では，明治より以前に茶を菓子類に用いた事例は意外に少ないものでした。和菓子が喫茶とともに発展したことを考えれば，菓子の方に茶を入れるという発想が遅れたのは当然といえます。

3. 抹茶スイーツの誕生と定番化

(1) 宮中メニュー

　大正から昭和にかけて宮内省（現，宮内庁）で大膳寮厨司長を務めた秋山徳蔵（1888〜1974年）は，その生涯を描いた小説や，小説をドラマ化した作品のタイトルから「天皇の料理番」と呼ばれています。秋山が正式に厨司長に就任したのは1913（大正2）年ですが，彼は自身の就任以前の宮中で提供された献立メニューを収集しています[20]。このメニューを調べていきますと，1887（明治20）年9月19日の暹羅国（タイ）皇族殿下との会食において供された献立の中に「挽茶入氷菓子」というものが認められます（図14-5左）。挽茶は抹茶のことですので，これは抹茶アイスクリームだと思われます。一方，この2年前にあたる1885（明治18）年の11月22日に明治天皇が山縣有朋邸に行幸したさいに供された献立の中に「Glace de thé」という

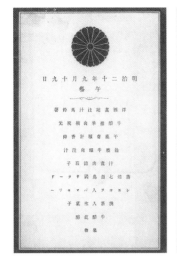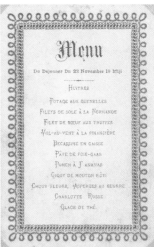

図 14-5　秋山徳蔵メニューカードコレクションにある明治 20 年
　　　　　9 月 19 日（左）と明治 18 年の 11 月 22 日（右）の
　　　　　献立

明治 20 年の献立に「挽茶入氷菓子」, 18 年の献立に「Grace de thé」が記されてい
る。いずれのメニューも味の素食の文化センター所蔵。同センターの許諾を得て掲載
した。

記述があります（図 14-5 右）。今日では,「Glace de thé」は抹茶アイスク
リームを意味しますが, 秋山は, 収集したメニューにある類似表現「Glace
au thé」を紅茶アイスクリームと解釈しています[21]。したがって, もっとも
確実な抹茶アイスクリームは 1887 年 9 月 10 日の献立が最初ということにな
ります。なお, 挽茶入氷菓子が宇治氷にヒントを得たシャーベットである可
能性もありますが, 秋山は氷菓子の名称のものを果汁入氷菓子を含めてすべ
てアイスクリームとしていますので[21], 挽茶入氷菓子を抹茶アイスクリーム
とすることに問題はないでしょう。

　今日の宮中晩餐会では, 抹茶アイスクリームを富士山の形に成型した「富
士山アイスクリーム」が提供されています。ドラマなどでは, 秋山が富士山
アイスクリームを考案したという設定になることが多いのですが, 宮中メ
ニューにおいて最初に富士山の名前が出現するのは, 秋山が就任する以前

の 1905（明治 38）年 4 月 6 日の献立にある「グラスフジヤマ」です。日仏両方のメニューが残っている 1910（明治 43）年 6 月 18 日の献立では，日本語の「挽茶入氷菓子」を「Fuji á l'honneur（富士山の名誉）」としていますので，明治末には富士山型の抹茶アイスクリームが存在したことは明らかです。したがって，秋山が富士山アイスクリームを考案したというドラマの中での設定は事実ではないことになります。

(2) 京都府茶業研究所

京都府茶業研究所のホームページの中の「茶業研究所のあゆみ」というページに，「昭和 6 年 新製品『抹茶入りティーンガム』を納める。抹茶利用研究を開始する。」という記載があります[22]。この研究は，当時の農林省の助成を得たものであり，贅沢品であった抹茶を用いたアイスクリームやチョコレートなどの開発も進めていたようです[*5]。このように，商品には結びつかなかったものの，昭和初期から抹茶を洋菓子に応用する試みはあったのです。

(3) 戦後の抹茶スイーツ

筆者が調べた範囲において，戦後誕生した抹茶スイーツの中でもっとも古いのは，和歌山県の老舗茶店の「玉林園」が 1958（昭和 33）年から今日まで販売している「グリーンソフト（図 14-6）」です[23]。その後，1967（昭和 42）年に，京都・宇治の「茶游堂」が抹茶ソフトを固めたアイスを発売し，京都の「京はやしや」が 1969（昭和 44）年に喫茶部において抹茶パフェを提供しています[24]。

「茶游堂」を経営する林家久太郎商店の林家和成社長はホームページ中のブログにおいて，1980（昭和 55）年頃から本格的な抹茶スイーツを構想していたことを述べ[25]，その成果として，同社では 1989（平成元）年頃に高島屋京都店で「抹茶トリュフチョコ」，翌年に伊勢丹新宿店で開催された京

＊5　共栄製茶株式会社の立開康司氏からの情報による。

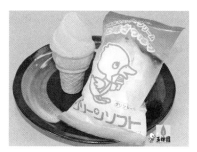

図14-6　玉林園が販売している最初に商用ルートで販売された抹茶アイスクリームであるグリーンソフト

同社のホームページにある画像を許諾を得て掲載した。

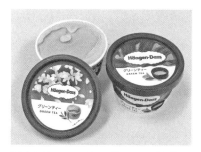

図14-7　ハーゲンダッツの抹茶フレーバーアイスクリーム「グリーンティ」

2021年2月28日に筆者が撮影した。掲載については許諾を得た。

都フェアにおいて「抹茶ロールケーキ」を発売しています。日本茶専門店による抹茶スイーツの販売もこの頃から本格化し，たとえば1990（平成2）年には丸久小山園が抹茶味のクリームロールを発売しています。

　大手の菓子メーカーでは，「ロッテ」が1982（昭和57）年の夏に，抹茶入りチョコレートに甘納豆を入れた「古都の四季」という季節限定商品を発売しています。翌年には，「明治（当時は明治乳業）」が「レディボーデン」のブランドで抹茶入りアイスクリームを，「不二家」が抹茶味のキャンディを発売しています。さらに1987（昭和62）年に「ブルボン（当時は北日本製菓）」が抹茶キャンディ，1989（平成元）年に「森永乳業」が宇治金時をカップにつめた氷菓子を発売しています。このように1980年代から90年代にかけて，大手各社は抹茶を使った洋菓子を次々に試作販売していましたが，今一つ腰が引けた状態でした。そのような中，問い合わせた大手メーカーが異口同音に抹茶スイーツの定番化に寄与したと指摘したのは，1996（平成8）年の「ハーゲンダッツ」による抹茶フレーバーのアイスクリーム「グリーンティー（図14-7）」の販売開始です[*6]。この製品は，同社が約7年

＊6　Wikipedia「抹茶アイスクリーム」には，「1995年4月に前田園USAが米国で製造した抹茶アイスクリームを日本に輸出し，日本国内のコンビニエンスス↗

間の開発研究の末に日本国内向けに開発したものであり，口に入れた瞬間
から抹茶の香りが感じられるという完成度の高いものでした[26]。「グリーン
ティー」は，ハーゲンダッツジャパンのミニカップの中でもっとも売れたフ
レーバーであり，やがて世界各国で販売されるようになります。

4. むすび

　和風・洋風にかかわらず，抹茶菓子を販売している業者のほとんどは，発
売の時期を明記していても，「自分のところが元祖」という主張はしていま
せんでした。この点は，元祖をめぐって裁判沙汰を起こしている京銘菓「八
ツ橋」とは大きな違いです。多くの抹茶菓子に関して元祖の主張が存在しな
いことは，誕生初期において，多くの人が商品化に取り組み，ほぼ同時期に
様々な試作品が生まれていたことを示すのでしょう。調べた中で，明確に
「元祖」を名乗っていたのは茶団子の「総本家大茶萬」のみですが，他の業
者からのクレームも聞かないので，抹茶団子に関しては特定してもいいと思
われます。

　茶を用いた菓子の歴史は新しく，抹茶スイーツに至っては定番化して四半
世紀しか経過していません。その意味で 60 年以上前に発売され，今日なお
定番商品として販売されている「玉林園」の「グリーンソフト」は特筆に
値すると思います。今日では世界各国に店を展開している「スターバック
ス」が抹茶味のラテやフラペチーノを提供しています。ニューヨークやパリ
では，様々な抹茶スイーツを提供する抹茶カフェも誕生しており，抹茶のグ
ローバル化は急速に進んでいます。今後は日本人が想像もできないような外
国生まれの抹茶スイーツが登場することでしょう。

　　トアなどで販売されたことで，抹茶アイスクリームが受け入れられる時代に入っ
　　たと認識され，続々と商品化された。」と記されている[27]。しかし，筆者らが問
　　い合わせた範囲では，各メーカーから定番化に寄与したのはハーゲンダッツであ
　　るという回答が得られている。

文献

1 ）日本アイスクリーム協会：アイスクリーム白書. 13 pp, www.icecream.
or.jp/iceworld/data/research.html（2021 年 2 月 22 日アクセス）.

2 ）高野　實, 谷本陽蔵, 富田　勲, 中川政之, 岩浅　潔, 寺本益英, 山田新
市：緑茶の事典. 350 pp, 柴田書店, 東京, 2000.

3 ）山西　貞：お茶の科学. 233 pp, 裳華房, 東京, 1992.

4 ）松下　智：中国の茶. 319 pp, 河原書店, 京都, 1986.

5 ）石川尚子：茶の加工の歴史・文化. 食品加工総覧 5, pp 637–643, 日本農
山漁村文化協会, 東京, 1999.

6 ）島田勇雄（訳注）：本朝食鑑 2（人見必大著）. 334 pp, 平凡社, 東京,
1977.

7 ）日本菓子協会：和菓子の歴史, https://www.wagashi.or.jp/monogatari/
shiru/rekishi/（2021 年 2 月 24 日アクセス）.

8 ）奈良女子大学大学院人間文化研究科（博士前期課程）国際社会文化学専
攻：平安時代の菓子, 文化史総合演習成果報告（平成 22 年度）菓子の文化
史. 2011 年 3 月公開, https://www.nara-wu.ac.jp/grad-GP-life/bunkashi_
hp/index.html（2021 年 2 月 24 日アクセス）.

9 ）青木直己：図説和菓子の歴史. 263 pp, ちくま学芸文庫, 東京, 2017.

10）石川松太郎（校注）：庭訓往来. 308 pp, 平凡社, 東京, 1973.

11）松尾　聰, 永井和子（校注・訳）：枕草子 1（日本の古典 12）. 326 pp, 小
学館, 東京, 1984.

12）たとえば, 株式会社 mihaku：夏の逸品, 宇治金時. https://hyoto.jp/
blog/ 夏の逸品, 宇治金時（2021 年 2 月 19 日アクセス）.

13）細野名義：アイスクリームの日本昔話. 68 pp, 日本アイスクーム協会,
www.icecream.or.jp/biz/history/oldstory.pdf（2021 年 2 月 22 日アクセス）.

14）松本栄文（茶屋花冠本店）：料理について. matsumoto-sakafumi.jp/
chaya/food/（2022 年 6 月 22 日アクセス）.

15）鈴木晋一, 松本伸子（編訳注）：近世菓子製法書集成 1. 416 pp, 平凡社,
東京, 2003.

16）総本家駿河屋：美しき深緑. さわやかな初夏にふさわしい抹茶味の和菓
子, http://www.souhonke-surugaya.co.jp/fanboard/special/755/（2021 年
3 月 1 日アクセス）.

17）総本家大茶萬：大茶萬の歴史. https://ochaman.com/history/（2021 年 2

月25日アクセス).

18）榮太樓：榮太樓の200年史．https://www.eitaro.com/200th/history/
#foundation（2021年2月26日アクセス）.

19）株式会社ココロマチ：父より受け継いだ伝統的な製法で多くの人に笑
顔を届ける／飴匠さわはら 澤原一さん．マチノコエ，2019年6月公開，
https://itot.jp/interview/13969（2021年2月26日アクセス）.

20）味の素食の文化センター：秋山徳蔵メニューカード・コレクション（CD），
2015.

21）秋山四郎：秋山徳蔵メニュー・コレクション，198 pp，秋山徳蔵偲ぶ会出
版部，東京，1976.

22）京都茶業研究所：研究所のあゆみ．https://www.pref.kyoto.jp/chaken/
ayumi.html（2021年3月30日アクセス）.

23）玉林園：玉林園の沿革．gyokurin-en.co.jp/new/history.html（2021年1
月18日アクセス）.

24）CaedeKyoto［カエデ京都］：京都スイーツの大定番・抹茶パフェに歴史あ
り！．2020年2月26日公開，https://caede-kyoto.com/京都スイーツの大定
番・抹茶パフェに歴史あり！/（2021年2月21日アクセス）.

25）茶游堂（林家和成）：煎茶と抹茶の歴史と今を時代と共に語る．https://
www.chayudo.co.jp/blog/2743/（2021年1月15日アクセス）.

26）Shiori Yamasaki：日本文化をぎゅっと凝縮 ハーゲンダッツ「グリーン
ティー」に秘められた物語．MATCHA Japan Travel Web Magazine，
2019年12月20日公開，https://matcha-jp.com/jp/8235（2021年2月28日
アクセス）.

27）Wikipedia：抹茶アイスクリーム．https://ja.wikipedia.org/wiki/抹茶ア
イスクリーム（2021年2月28日アクセス）.

第 15 章　いい塩梅

　動物は生存のためにナトリウムを必要とします。しかし，食物の源となる
生物の細胞の中に多く存在するミネラルはカリウムであり，ナトリウムはあ
まり含まれていません。つまり，ナトリウムはきわめて摂取しにくいミネラ
ルです。とくに，植物のみに依存する動物では，チョウの成虫のように獣の
死体，排泄物，汗などから吸汁したり，ゾウのように特殊な土を選択して舐
めたりすることでナトリウムを補給していました。肉食をすれば，血液から
多少のナトリウムを摂取できますが，人類は，高カリウム低ナトリウムとい
う食環境で進化してきたのです。ところが文明が発達し，塩化ナトリウム
（食塩）[*1]が大量に得られたことで，人類は本来起こり得ない高ナトリウム低
カリウムの食環境におかれるようになりました。その結果，過剰な食塩摂取
に起因する健康障害が起こるようになったのです。

　図 15-1 に日本人の食塩摂取量の推移を示しました。日本人の食塩摂取量
が正式に公表されたのは，昭和 54（1979）年国民栄養調査の報告書からで
す[1]。この報告書では，昭和 47（1972）年と 54（1979）年の成人の平均食
塩摂取量がそれぞれ 1 日 14.5 グラムと 13.1 グラムであり，1 日 20 グラムを
超えていたと推定される戦前[2,3]よりは減少しているものの，栄養所要量（当
時）が定める 1 日 10 グラム未満を大きく超えていると述べています。その
後，食塩摂取量は，2019 年には 1 日約 10 グラムにまで減少し，当時の栄養
所要量が求めた数値にようやく到達しました。ただし，現在の食事摂取基
準[*2]は，WHO が提唱する高血圧症予防のガイドライン（1 日 5 グラム未満）

＊1　本章では「塩化ナトリウム」を「食塩」と呼ぶ。

＊2　健康障害を予防するために 1 日に摂取すべき栄養素の量を定めた栄養所要量
　　はしばしば改定され，2000 年の第六次改定からは食事摂取基準という名称となっ
　　た。食事摂取基準では，栄養所要量に相当する推奨量に加えて，栄養素の平均↗

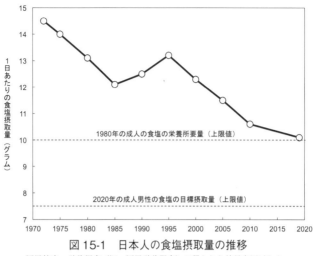

図 15-1　日本人の食塩摂取量の推移
国民健康・栄養調査（旧・国民栄養調査）で得られた結果を図示した。

を参考にして，成人の食塩の目標摂取量を男性 1 日 7.5 グラム，女性 1 日 6.5 グラム未満としており[4]，さらなる減塩を求めています。

　このように悪者扱いされる食塩ですが，空腹時に塩味だけの握り飯を頬張ったり，少量の塩鮭でお茶漬けをかきこんだりする行為は，筆者には至福の瞬間です。本章では，製塩の歴史と食塩の必要性について述べ，食塩の功罪について考えてみます。

1. 製塩の技術と原料

⑴ 塩田

　海水は平均で 3.4 パーセントの食塩を含んでおり，食塩の原料として誰もが思いつくものです。縄文時代後半の関東や東北地方では，図 15-2 のような独特の形態を有する専用の土器（製塩土器）を用い，海水を直接煮詰める製塩が行われていました[5]。このように海水を直接煮詰める原始的な製

　的な最小必要量に相当する推定平均必要量，栄養素の過剰摂取を予防するための耐容上限量，生活習慣病予防のための目標量などの指標が策定されている。

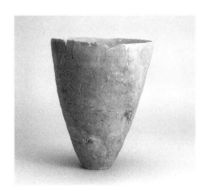

図15-2　約2500年前の製塩用土器
　　　　（東北歴史博物館収蔵，宮
　　　　城県鳴瀬町里浜貝塚出土）
画像は文化遺産オンラインよりダウンロードし，
同博物館の許諾を得て掲載した。

塩は，やがて海水を濃い塩水である鹹水（かんすい）[*3]として回収する「採鹹（さいかん）」と，鹹水の水分を除く「煎熬（せんごう）」という二つのステップに分かれます。製塩技術の進歩は，前者の採鹹において先に生じました。

　万葉集巻六に「淡路島松帆の浦に朝なぎに玉藻刈りつつ夕なぎに藻塩焼きつつ海人娘子（あまをとめ）（前後略）」とあります[6]。この「藻塩焼」は，簀（すのこ）の上に積んだ海藻に海水をかけて塩分を含ませ，これを焼いて水に溶かし，その上澄みを鹹水とする技術だと考えられています[5]。

　奈良時代頃からは，塩浜と呼ばれる塩田による採鹹が行われます。塩田は，揚浜式，入浜式，流下式の順に発達していきました[5,7]。揚浜式は，海

* 3　鹹水はもともと天然に存在する塩分を含む水を指しており，地球科学的には塩分濃度 0.05 〜 5.0 パーセントの水を意味している。しかし，製塩においては，海水に操作を加えて食塩を中心とした塩分の濃度を高めたものを鹹水と称している。一方，食品添加物に指定され，中華麺製造などに用いられる「かん水」は，人工的に塩類（主として炭酸ナトリウム，炭酸カリウム，リン酸塩など）を水に溶かしてつくったものであり，梘水の字を充てている。しかし，鹹水と梘水はいずれも「かん水」と表記されることが多いため，混同が目立っている。

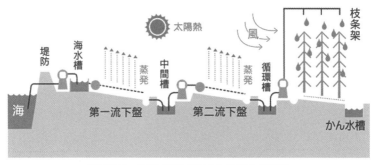

図 15-3 　流下式塩田法による鹹水の製造

水を汲んで砂浜に撒布し，水分が蒸発したら塩分の付着した砂を集め，海水
で洗って鹹水を得るというものです。当初は天然の砂浜をそのまま塩田とし
て用いる自然揚浜でしたが，中世以降は満潮面よりも高い位置の砂浜（汲潮
浜）に海水を撒布する方法が主流となりました。海水を撒布するのは重労働
ですが，立地の条件が限定されないため，次に述べる入浜式の成立後も行わ
れました。

　江戸時代初期，満潮面より低い位置にある遠浅の砂浜に堤防を築き，満潮
時に海水を引き入れる入浜式の技術が完成します。この方式は，限られた場
所でしか実施できません。瀬戸内地方は条件の揃った場所が多く，赤穂のよ
うに食塩を特産品とする藩が出現しました。入浜式は1950年頃まで300年
以上にわたって日本の製塩を支えました。

　1950年代，塩田の表面に粘土を張って緩く傾斜をつけ，その上にポンプ
で汲み上げた海水を流し，太陽熱で水分を蒸発させて海水を濃縮する流下式
が導入されました（図15-3）。流下式では，竹の枝を組んだ枝条架（しじょ
うか）の上から濃縮した海水を滴下し，風力によって水分をさらに蒸発させ
るため，塩分濃度のきわめて高い鹹水が得られます。この方式は，砂を運ぶ
必要がなく，海水を自然に移動・流下させるので，労働力は大幅に軽減され
ました。

(2) イオン交換膜による鹹水の製造

1972 年にイオン交換膜による海水中塩分の濃縮技術が確立されました。イオン交換膜で海水を濾過すると，海水中のカルシウムやマグネシウムなどの 2 価イオンが膜を通過しにくいため，濾液は海水よりも食塩の割合が大きくなります[8]。この方法は，広い土地を必要とせず，かつ気象条件にも左右されません。このため国内における採鹹はすべてこの方式に改められ，ほとんどの塩田が姿を消しました[5]。

(3) 天日塩

メキシコやオーストラリアなどでは，少雨，高温，低湿度，強風などの気象条件である土地に海水を引込み，太陽熱と風によって水分を蒸発させることで天日塩を生産しています。天日塩は海水の水分を蒸発させただけなので食塩の純度は低いのですが，廉価であるため，わが国ではこれを輸入し，食塩濃度 99.5 パーセント以上の精製塩（再製塩）の原料に使用しています。

(4) 煎熬と晶析[8,9]

鹹水を煮詰める煎熬には，江戸時代まで単純に薪を燃やして加熱する方法が用いられていましたが，明治以降には燃料に石炭を用い，燃焼にともなって発生する熱い煙も利用する洋式平釜法，さらに蒸発する水蒸気も利用する蒸気利用式塩釜法が用いられるようになります。そして現在では，蒸発釜中の気圧を真空に近い状態にまで低下させて，効率良く水分を蒸発させる真空式蒸発釜法が用いられています。

鹹水を煮詰めるプロセスでは，最初に硫酸カルシウムが析出し，次いで食塩，さらに硫酸マグネシウムが析出し，液体には塩化マグネシウムとカリウム塩が残ります。この性質を利用すれば，純度の高い食塩が生産できます。このような煎熬中に食塩を分離する操作は，溶液から冷却または加熱によって目的成分を選択的に結晶化させて分離する技術であり，晶析と呼ばれます。現在，鹹水や天日塩を溶解した液からは，晶析により純度 95％以上の食塩が得られています。

マグネシウムとカリウムが食塩よりも析出しにくい性質を利用すれば，食塩とマグネシウム塩，およびカリウム塩は以下のような簡便な方法でも分離できます。すなわち，鹹水全体を煮詰めて得られる粗塩を袋に詰めて吊るしておくと，湿度の高い日本ではマグネシウム塩とカリウム塩が湿り気を帯び，やがて液体（＝にがり）[*4]となって滴下し，袋の中にはサラサラした食塩が残るのです。

(5) 岩塩

　内陸に閉じ込められた海水が蒸発すると，各塩が順番に結晶化します。結晶化した食塩の上に土砂が堆積することで地中に岩塩が形成されました。世界の食塩原料の約60％は岩塩であり，海水から食塩を製造する日本は少数派です。かつては岩塩を直接採掘することが多かったのですが，近年では岩塩層までボーリングを行い，水を注入して高濃度の塩水を採取することが多くなっています。岩塩の色は，産地ごとに不純物の種類によって様々に変化します。岩塩は海水中の食塩が選択的に結晶化したものであるため，その食塩含量は並塩（塩工業会の規格では食塩含量95パーセント以上）をはるかに凌ぎ，精製塩（同99.5パーセント以上）に匹敵しています（表15-1参照）。

2．食塩をめぐるエピソード

　江戸時代までは，戦乱などによって食塩の供給が途絶えるリスクを回避するため，内陸では食塩の備蓄に努めていました。以下に，食塩の入手をめぐるエピソードを紹介します。

　わが国には「敵に塩を送る」という諺があります。苦境にある敵を敢えて助けることを意味していますが，目前の得失より長期的な利益を考えるという打算的な背景もあるようです。この諺は，戦国大名であった越後の上杉

＊4　海水から塩を作る際にできるナトリウム以外のミネラル分を多く含む粉末または液体が「にがり」である。主成分は塩化マグネシウムであるが，食塩および塩化カリウムも塩化マグネシウムの3分の1程度含まれている。

謙信（1530 〜 1578 年）が，領国民の食塩不足に直面していた甲斐の武田信玄（1521 〜 1573 年）に，食塩を援助したという故事に因むとされています。しかし，この故事は後代の創作であることが定説となっており，実際に謙信が行ったのは，食塩不足に窮していた信玄の領国である甲斐においても越後産の食塩の価格を吊り上げることなく，通常通りの価格で販売させたということのようです[10]。

　播州赤穂の浅野家と三河吉田の吉良家の製塩をめぐる争いが，吉良上野介（吉良義央，1641 〜 1702 年）の浅野内匠頭（浅野長矩，1667 〜 1701 年）への仕打ちにつながり，松の廊下事件を起こしたという俗説があります。元禄時代は，瀬戸内地方で発達した入浜式塩田で得られた食塩が，その生産コストの低さゆえに旧式の揚浜式塩田で得られた食塩を駆逐していく時期であり，三河や尾張において食塩の販売をめぐるトラブルがあったのは事実です。俗説では吉良が浅野に製塩技術の提供を希望したのに断られた，あるいは吉良が浅野の領地に産業スパイを放ったということも語られています。しかし，赤穂塩業資料館の廣山堯道は，そもそも三河吉田には瀬戸内のような入浜式塩田を展開できるような地理的条件がなかったので，入浜式の技術が入手できても役には立たなかったと述べ，吉良が浅野の技術を盗んだことを窺わせる資料は皆無であるとしています[11]。廣山は，吉良と浅野の争いに製塩が絡むとすれば，売れ行きが悪くなった三河側が赤穂側に対して抱いた一種の「ひがみ」であろうと述べています。

3.　食塩の生理的な必要性

　ナトリウムをまったく摂取しなくても，汗や尿などには一定量のナトリウムが排泄されます。ナトリウム摂取ゼロのときのナトリウム排泄量が成人で1 日当たり約 600 ミリグラムであることから，成人の食塩の平均的な必要量は 1 日当たり 1.5 グラム[*5] とされています[4]。

＊5　食塩（塩化ナトリウム）の分子量 58.5，ナトリウムの原子量 23 から，ナト↗

しかし，食塩の必要量は発汗量によって大きく変動します。大量発汗の炭鉱労働者や高熱環境下での作業者の1日平均食塩排泄量は，小都市居住者の約12グラムを大きく上回る20〜30グラムであることから[2]，発汗に伴って食塩の必要量が増えることは事実といえます。このような大量発汗時に水分のみを補給すると，血漿（けっしょう）中のナトリウム濃度が低下して，頭痛，吐き気・嘔吐，めまい，倦怠感，痙攣，昏睡などの症状が起こり，最悪の場合は死に至ることがあります。現在では，このような低ナトリウム血症[*6]は，運動時に起こることが多いため，運動関連低ナトリウム血症（exercise associated hyponatremia；EAH）と呼ばれます。EAHは，1981年に米国スポーツ医学会が高ナトリウム血症の予防のために運動中にできるだけ水分を摂取するよう推奨したことにより，とくに米国で多発するようになりました。EAHは，スポーツ経験の少ない女性が4時間以上にわたって競技を継続し，大量の水を摂取した場合に多発しています[12]。女性に多いのは，体格が男性よりも小さく，発汗によるナトリウム喪失と大量飲水の影響を受けやすいためだと考えられます。大量に汗をかいた場合に，塩味のものが欲しくなることは誰しもが経験することです。夏場の塩分不足を補うために「塩キャラメル」といった商品も開発されています。夏になると馴染みの蕎麦屋の出汁の塩味が濃くなるのも，発汗によって調理人の食塩要求量が高まっており，彼らにとってちょうどいい塩梅の食塩濃度が他の季節よりも高いからでしょう。

---

4. 食品の保存

(1) 塩蔵

　水分含量の高い生鮮食品は放置すると腐敗が始まり，やがて食べられなくなることから，生鮮食品の保存は食生活に必須のことでした。腐敗に関わる微生物は水分がなければ繁殖できないため，人類が最初に行った食品の保存法は乾燥でしたが，やがて食塩を加えることで食品から脱水できることに気づき，食塩を加えた塩干物を作成します。さらに，塩分濃度の高い環境では水分が存在していても腐敗が起こりにくいことにも気づきます。高塩分がもたらす高い浸透圧によって微生物の繁殖が抑制されるからです。

　本格的な食品の塩蔵は，ピラミッドで有名な古代エジプトで行われた鳥肉や魚の塩漬けです[13]。この塩蔵技術はミイラの作製にも応用され，さらにギリシア・ローマにも受け継がれました。古代ギリシア・ローマの文献や絵画などから当時の献立を復元した成書には，塩漬け肉のシチューのレシピが掲載されています[14]。そして今日でも，肉の塩蔵品であるハムやベーコン[*7]などは，西洋の食生活の必需品です。

　一方，中国では，肉や魚だけでなく，豆や野菜などにも塩蔵による保存が試みられました。おそらく東アジアの高温多湿な気象条件が，食品保存技術の需要を高めたからでしょう。中国では，塩蔵した食品を「醬（ジャン）」と総称しました。醬の多くは長期保存を前提としており，後述の醱酵を伴ったものです。今日の日本では，醱酵を伴わない塩蔵品として，短期間のうちに消費されるタラコなどの魚卵製品，魚の塩干物，野菜の浅漬けなどをあげることができますが，梅干しや荒巻鮭のように長期保存を目的としたものも存在しています。

(2) 塩蔵下での醱酵

　高塩分の環境下でも微生物は繁殖しますが，好都合なことにそれらは人類

＊7　ハムなどの肉の塩蔵品における旨味の出現は，主に動物の筋肉自身に存在するタンパク質分解酵素の作用が主体である。

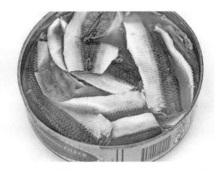

図15-4　開缶したシュールストレミング

にとって無害なものが多かったのです。それどころか微生物が食品成分，と
くにタンパク質を分解するため，元の食品にはなかった味が出現しました。
こうして，食品中で微生物が繁殖する現象は，人類にとって不都合な「腐
敗」と好ましい「醗酵」に分かれました。塩蔵と醗酵を組み合わせた食品と
して，ヨーロッパではチーズやアンチョビ*8 などをあげることができます。
このような塩蔵醗酵食品として特筆すべきものは，生のニシンを塩水に浸け
た状態で醗酵させたシュールストレミング（surströmming，図15-4）です。
今日，シュールストレミングは世界でもっとも臭い食品のひとつとしてス
ウェーデン名物とされていますが，考案したのは 14 世紀のオランダ人漁師
ウィレム・ブーケルス（Willem Beukelsstraat）*9 であるとされています[15]。
ヨーロッパでは北海において大量に捕獲されるニシンを塩漬けにして保存す
ることが古くから行われていました。ヨーロッパで捕獲されるニシンの多く
が，産卵期のものではないため，身の部分に脂肪が多く，タラのような乾燥

＊8　アンチョビはカタクチイワシの英訳であるが，本稿ではアンチョビをカタク
　　チイワシを塩蔵して得られる醗酵食品の名称として用い，魚種を示す場合はカタ
　　クチイワシを用いる。
＊9　ブーケルスが塩水漬けニシンを製造した記録は残っているが，フランスと
　　イングランドにも 11 〜 12 世紀に塩水漬けニシン製造の記録があるため，彼が
　　シュールストレミングの考案者であるとする説を否定する研究者が多い。

保存が難しかったからです^{※10}。塩蔵に用いる食塩が高価であったため，塩水につけてニシンを保存することは食塩使用量を節約できる利点がありました。シュールストレミングは加熱されていないため，缶の中でも醗酵が継続しています。涼しい北欧の環境下では製造 10 週間後あたりが食べ頃とされますが，日本に入ってくるものは相当に醗酵が進んでおり，固形物が残っていない場合もあるといいます。日本の水産物の塩辛類はシュールストレミングに近いものと考えられますが，原料にもともと存在した酵素による分解と微生物による醗酵の両方が関わっています。シュールストレミング同様に臭いことで知られる「くさやの干物」は，魚の内臓の分解物や微生物が混じった液体に魚を浸してから乾燥させています。液体が有するタンパク質分解活性によって魚のタンパク質が分解し，乾燥中に旨味が出現することを利用したものといえます。

(3) 調味料への発展

　醗酵を伴う塩蔵品を長期間放置すると，原料の食品はやがて形を失い，ペースト化します。味噌や豆板醤はこのようにして誕生したものです。やがてペーストの液体部分だけを利用した醤油などの液体調味料が生まれました。このような調味料の中で，魚醤はヨーロッパとアジアに共通したものです。ローマ帝国時代，サバやカタクチイワシなどを内臓も含めて塩水に漬け，約 3 ヶ月間醗酵させた上澄みであるガルム（garum）という調味料が存在しました¹⁴⁾。しかし，ローマ帝国の滅亡とともにガルムの製法も途絶えました。一方，今日のイタリアのアマルフィ海岸に面したチェターラ（Cetara）という町には，コラトゥーラ（Colatura）^{※11}という魚醤が存在します。コラトゥーラと古代のガルムの関係はわかっていませんが，中世にアマルフィ海岸の修道士が古代のガルムの製法を何らかの方法で知り，作り始めたという

※10　日本で捕獲されるニシンは数の子を抱えた産卵期のものであるため，身の脂肪含量が低く，干物である「身欠きニシン」として保存可能だった。

※11　正確にはコラトゥーラ・ディ・アリーチ・ディ・チェターラ（Colatura di alici di Cetara）という。

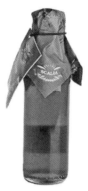

図 15-5 シチリア産のコラトゥーラ
商品を購入して撮影した。

説があります[16]。ただし，今日のコラトゥーラはカタクチイワシの身だけを用い，内臓は使っていません。コラトゥーラはチェターラの特産品でしたが，シチリアなど他地域のアンチョビ製造業者も生産を始めており，現在では日本国内でも容易に入手できます（図 15-5）。一方，アジアに目を転じると，東南アジア各地には，淡水魚を含む様々な魚種を用いた魚醤が存在します，有名なのはタイのナンプラー（nam pla）ですが，これは約百年前にベトナムの魚醤であるヌクマム（nước mắm）を真似て製造が始まったものです。ベトナムの文献にヌクマムが出現するのは 18 世紀の後半ですが，そのもとになった塩辛は二千年前くらいから存在していたといわれています[17]。日本でも各地で魚醤が生産されており，秋田の「しょっつる」，石川の「いしり」，香川の「いかなご醤油」は三大魚醤油とされています[18]。

(4) 食塩を必須とする加工食品

　筋肉はアクチンとミオシンが組み合わさったアクトミオシンという繊維状のたんぱく質によって構成されています。魚肉に食塩を加えてすりつぶすと，ナトリウムイオンと塩化物イオンがアクトミオシンに作用し，溶けたような状態になります。しばらくすると長い糸状のアクチンがミオシンに絡まり，元よりも大きいアクトミオシンが生成され，粘性を持った「すり身」が

完成します。このすり身を加熱すると，アクトミオシンが水を抱えた網目構造となり，弾性に富んだゲルが形成され，蒲鉾などの魚練り製品が完成します[19]。このように，魚練り製品の製造に食塩は必須の存在なのです。

　小麦粉に水を加えて練った生地であるドウを調製する場合にも，食塩が加えられます。第 2 章で説明したように，小麦製品のモチモチとした弾性はグルテンの架橋構造に由来していますが，食塩はこのグルテンの構造を強靭なものにします。したがって，うどんやパスタのコシの形成に食塩は重要な存在といえます。また，麺類に添加された食塩は，乾麺を製造するさいの麺内部から表面への水分移動を促進し，乾燥時におけるひび割れなどを防止しています[20]。

5.　味覚と食塩

(1) 塩味

　塩味は，甘味，酸味，苦味，旨味とともに基本味の一つであり，ナトリウムイオンの刺激に対する脳の応答とされています。しかし，塩味を示す化学物質は食塩（塩化ナトリウム）のみであり，塩味の感知には塩化物イオンも必須です。塩化物以外のナトリウム塩，あるいはナトリウム以外の塩化物の中には塩味に近いものもあり，塩化カリウムは減塩食品に用いられています。しかし，食塩以外の塩が示す塩味は，いずれも苦味，エグ味，金属味，刺激などを伴います[21]。最新の研究は，塩味を感じるしくみについて，舌の味蕾においてナトリウムイオンが検知される機構を分子レベルで解明したとしていますが[22]，塩化物イオンがどのように寄与しているのかにはまったくふれていません。解明されたのは塩味を感知するしくみではなく，あくまでもナトリウムイオンを検知する機構[*12]にすぎないことに注意すべきでしょう。

[*12]　この機構には二種類のナトリウムチャネル（ナトリウムイオンに選択的な通路）が関わっており，そのうちの一つはカリウムイオンとも反応する。塩化カリウムが少し塩味を示すことと関わりがあるのだろう。

(2) 旨味への影響

旨味を示す物質には，アミノ酸・ペプチド系のものと核酸系のものがあります。前者の代表としてグルタミン酸，後者の代表としてはイノシン酸やグアニル酸があり，グルタミン酸については味細胞での受容体が同定されています[21]。トマトや肉汁の旨味が食塩の存在によって劇的に高まるように，旨味は食塩によって著しく増強されます。昆布出汁の研究から最初に同定された旨味成分はグルタミン酸―ナトリウム（monosodium glutamate: MSG）ですが，MSG に食塩を加えるとさらに旨味が増強されるので[23]，旨味を示すのは MSG ではなくグルタミン酸と食塩の混合物というのが正確な表現だと思います。このような旨味に対する作用は食塩以外のナトリウム塩でも観察されますが，食塩の作用がもっとも大きく[24]，旨味の増強にも塩化物イオンは重要といえます。食塩の旨味増強作用のしくみは未解明ですが，旨味受容体の立体構造が食塩によって安定化する可能性が指摘されています[24]。

このように味覚において，ナトリウムイオンと塩化物イオンは同程度に重要ですが，塩化物イオンの関わりを述べた研究はほとんどありません。このことは，食塩の生理作用や健康影響についての研究も同様です。食塩摂取はナトリウム摂取と同義とみなされており，塩化物イオンの存在は忘れられています。今後は塩化物イオンの生理作用を見直す必要があるでしょう。

(3) 精製塩と天然塩は味が違うのか

1997 年に塩の専売制が廃止されたことにより，様々な塩が「天然塩」という名称で販売され，外国の岩塩も輸入販売されるようになりました。表15-1 は，市販塩の塩分組成を海水および岩塩と比較したものです[25-27]。

海水中塩分の中で食塩（NaCl）の割合は 77.9 パーセントにすぎません。すなわち海水の水分を蒸発させた粗塩には相当量のマグネシウムが含まれており，苦味が強くなります。このため，ほとんどの天然塩では，マグネシウムの大半は除去され，その含有量は 1 ～ 2 パーセントになっています[*13]。また，

---

*13　文献[27] では 50 を超える市販塩を分析しているが，その中でマグネシウム塩の割合が 10 パーセントに近いものは 1 点だけであった。

表 15-1　海水，岩塩，および種々の市販塩の塩組成

	水分	NaCl	$MgCl_2$	$MgSO_4$	$CaSO_4$	KCl
海水の塩組成[25]	–	77.9	9.6	6.1	4	2.1
岩塩[26]						
イタリア産	0.02	99.8	< 0.1	< 0.1	0.14	< 0.1
ボリビア産	0.22	98.7	< 0.1	< 0.1	0.67	0.1
市販精製塩[26]	0.15	99.7	0.1	< 0.1	< 0.1	0.1
市販天然塩（未乾燥）[27]						
海水濃縮塩（n=5）	9.0	86.0	1.5	1.7	1.3	0.5
天日塩（n=17）	5.3	93.7	0.6	0.1	0.1	0.2
イオン交換膜塩（n=9）	4.1	93.2	1.1	< 0.1	0.1	1.2

文献 25）〜27）から数値を抜粋して作成した。

前に述べたように，岩塩はそのほとんどが食塩によって構成されています。

0.8 パーセントの食塩水に，塩化カリウム，塩化マグネシウム，または硫酸マグネシウムを添加して味見をした実験では，硫酸マグネシウムは 0.04 パーセント，塩化カリウムは 0.08 パーセント，塩化マグネシウムは 0.16 パーセントの添加でようやく味の変化が認められています[28]。つまり，もっとも影響が大きかった硫酸マグネシウムであっても，食塩の 20 分の 1 以上存在しないと感知できないのです。しかし，市販天然塩における食塩と硫酸マグネシウムの組成比は，平均的な海水濃縮塩において約 50：1 です。つまり，天然塩であっても，マグネシウムを意識的にかなり残した製品でなければ，精製塩との味の違いは認識できないのです。

食塩の味覚に対する影響は，化学組成ではなく，塩の形状の影響が大きいと考えられます。大きな粒やとがった粒とサラサラした細粒とでは，舌や食材の上での溶解性に違いがあり，結果として塩味や旨味の感じ方に影響します。このような粒の形状の影響は，肉や魚を焼く直前，あるいは調理後の食品に塩をふる場合に大きくなると考えられます。したがって，ステーキ，焼魚，あるいは天ぷらなどに使う食塩に関しては，食塩の形状によって味が変わることは十分にあり得るといえるでしょう。

6. 食塩は悪者か

(1) 健康との関係

　食塩の取りすぎが高血圧症を招くことは広く知られており，食と健康を語る上での常識となっています。図 15-6 は米国の Dahl 医師が発表した論文に基づくものであり，食塩摂取量と高血圧症有病率との間に正の相関があるとするものです[29]。ここで使われている秋田や広島の食塩摂取量のデータの信憑性に疑問はありますが，食塩摂取が多いと血圧が上昇するというイメージの形成には十分なデータといえます。世界には食塩をまったく使わない「無塩文化」の民族が存在します。そのような民族の一つであるブラジル北部からベネズエラ南部に居住するヤノマミ（Yanomami）族を調査した報告は，尿の塩化物イオン量から推定される食塩摂取量が 1 日 1 グラム未満であること[*14]，どの年齢層でも最高血圧が約 100mmHg，最低血圧が約 60mmHg であり，少なくとも血管系の疾患に関してはきわめて健康的であると述べています[30]。このことから，食塩摂取量は，減らせば減らすほど，高血圧症のリスクは低くなるとされています。

　高血圧症以外の疾患では胃がんとの関連が有名です。米国白人の胃がん死亡率は，特別な予防対策なしに 1950 年代から 1990 年代の 40 年間で 3 分の 1 に低下しています。この低下には，冷蔵庫の普及と冷凍生鮮食品の輸送体制（コールドチェーン）の完成によって，ベーコンのような塩蔵肉の消費が減少したことが関わるとされています[31]。なお，多くの疫学研究も食塩摂取量と胃がん発生リスクとの間には明確な関連があるとしています[32]。

　このように個別の疾患では，減塩をすればするほど疾病に罹るリスクは低下するように見えます。しかし，ナトリウムの尿中排泄量と全死亡率[*15]との関連を調べた研究では，1 日のナトリウム排泄量が 4 ～ 6 グラムの集団を基準にした場合，ナトリウム排泄量が 6 グラムを超える集団だけではなく，

---

*14　熱帯雨林の中で生活するため汗に失われる量も相当あると考えられるので，実際にはもう少し食塩摂取量は多いと考えられる。

*15　個別の疾患による死亡率ではなく，それら全ての死亡率を合わせたもの。

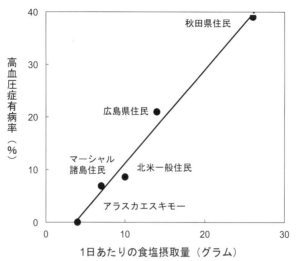

図 15-6　食塩摂取量と高血圧症有病率との関連
文献 29) に記載のデータにもとづき作図した。

3 グラム未満の集団でも死亡リスクが高まるとしています[33]。3 グラムのナトリウム排泄量は7.62 グラムの食塩摂取量に相当するので[*16]，現在の食事摂取基準における食塩の目標摂取量（男性 1 日 7.5 グラム，女性 1 日 6.5 グラム未満）は，高血圧症の予防にはつながるが，全死亡という観点からは疑わしいということになります。暴論かもしれませんが，全死亡という観点からは，1 日約 10 グラムという現在の食塩摂取量でいいことになります。

　なお，1 日約 1.2 グラムの食塩摂取であるヤノマミ族の場合，尿へのナトリウム排泄量は 1 日約 20 ミリグラムであり，極端に少ないです[30]。食塩摂取量があまりに少ないため，尿細管でのナトリウム再吸収が目一杯機能しているといえます。このような食塩摂取量が本当に健康の維持につながるのか再検討の余地はあると思います。

---

*16　1 日当たりの尿へのナトリウム排泄量がナトリウムの 1 日摂取量に等しいと仮定すると，ナトリウム排泄量（グラム）に 2.54 を乗じると食塩摂取量（グラム）になるので，尿排泄量 3 グラムと 6 グラムはそれぞれ食塩摂取量 7.62 および15.24 グラムになる。

(2) 食塩摂取量と平均寿命

　食塩摂取量は総合的な健康指標である平均寿命に影響を及ぼしているで
しょうか。食塩摂取量の推計方法は国ごとに異なっており，比較することは
難しいのですが，近年になってベイズ推定に基づき，食事調査または尿排泄
量から得られる2種類の食塩摂取量の推計値を同列に扱えるように工夫した

表15-2　食塩摂取量が多い10ヶ国と少ない10ヶ国の男性の平均寿命

国名	食塩摂取量[34] (g/日)	平均寿命[35] (年)
摂取量が多い国		
タイ	14.17	69.9
韓国	13.86	77.0
シンガポール	13.64	79.3
日本	13.00	79.6
中国	12.82	69.6
イタリア	11.81	78.8
チュニジア	11.76	72.5
アルジェリア	11.46	74.9
ウクライナ	11.20	62.5
ロシア	11.12	61.8
10ヶ国の平均値	12.48	72.6
摂取量が少ない国		
南アフリカ	6.62	53.3
メキシコ	7.34	73.1
チリ	7.42	75.5
アルゼンチン	8.00	72.5
ペルー	8.17	65.9
デンマーク	8.71	77.1
オランダ	8.89	78.8
オーストラリア	9.11	79.3
ニュージーランド	9.27	78.4
ベルギー	9.25	77.0
10ヶ国の平均値	8.28	73.1

文献34）～35）から抜粋して作成した。

上で，世界各国の食塩摂取量を比較した報告が提出されました[34]。表 15-2
は厚生労働省のホームページに平均寿命が掲載されている 45 ヶ国の男性に
ついて[35]，食塩摂取量が多い 10 ヶ国と少ない 10 ヶ国を抜粋したものです。
食塩摂取が多いのはアジア，北アフリカ，東ヨーロッパ，逆に少ないのは，
南アフリカを別にすると，南米，オセアニア，西ヨーロッパであり，イタリ
アは西ヨーロッパでは例外的に食塩摂取量が多いことがわかります。平均寿
命を比べると，アジアと南米に大きな差はなく，また，西ヨーロッパ内でイ
タリアがとくに短いわけではありません。平均寿命には様々な要因が関わっ
ていますが，ほとんどの国の食塩摂取量が 7 〜 14 グラム／日の範囲にある
現状では，食塩摂取量と平均寿命との間に目立った関係はないようにみえま
す。このことは，先に紹介した食塩摂取量が 7.6 グラム／日未満，もしくは
15.2 グラム／日以上の場合に死亡率が上昇するという疫学研究とは辻褄があ
います。

　15 グラム／日を超えるような食塩摂取が高血圧症の発生リスクを高め，
それが心血管系の疾病を招き，寿命を縮めることは確かです。一方，7 グラ
ム／日を下回る食塩摂取が寿命を縮めるのが事実であるとすると，極端な減
塩がいびつな献立につながり，栄養素摂取のバランスを崩していることを意
味するのかもしれません。減塩をすすめると，味噌や醤油などの調味料の使
用量は少なくなります。その結果，多くの長所があるといわれる和風の献立
は難しくなります。出汁を十分に効かせれば食塩の使用量は減らせるといい
ますが*17，旨味を引き出すには食塩は必須ですので，それにも限界がありま
す。高血圧症のリスクを重視される方からお叱りを受けるかもしれません
が，現在の約 10 グラム／日というのが「ちょうどいい塩梅」なのかもしれ
ません。適切量の食塩を積極的に使って食材の味を引き立て，おいしい食事
を楽しむことこそが健康の維持につながることを強調したいと思います。

---

*17　一般家庭で調製される出汁の食塩濃度は 0.6 〜 1.0 パーセントであるが，京都
　　の料亭の出汁の食塩濃度は 0.6 パーセント台であり，食塩は必要最低限の量しか
　　使われていない[36]。

文献

1）厚生労働省：国民栄養の現状．昭和54年国民栄養調査成績，1986，https://www.nibiohn.go.jp/eiken/chosa/kokumin_eiyou/1979.html（2021年6月7日アクセス）．

2）斉藤　一：日本人の食塩需要量．労働科学 22：218-220，1946．

3）小澤秀樹：脳卒中の地域差と過去の食生活．日本公衆衛生雑誌 15：551-566，1968．

4）厚生労働省：「日本人の食事摂取基準（2020年版）」策定検討会報告書，487 pp, 2019, https://www.mhlw.go.jp/stf/newpage_08517.html．

5）高垣順子：塩．食文化・伝統技術に学ぶ．食品加工総覧7，pp 405-408，農山漁村文化協会，東京，2000．

6）小島憲之，木下正俊，佐竹昭広：完訳日本の古典3 萬葉集二，427 pp, 小学館，東京，1984．

7）公益財団法人塩事業センター：日本の塩づくりの歴史．2020, https://www.shiojigyo.com/siohyakka/made/history.html（2021年6月14日アクセス）．

8）村上正祥：精製塩の製造工程における塩類の析出．日本海水学雑誌 47：375-378，1993．

9）たばこと塩の博物館：せんごうの発達．https://www.tabashio.jp/collection/salt/s14/index.html（2021年6月14日アクセス）．

10）田中基之：「敵に塩を送る」本当にあった？ 上杉謙信と武田信玄，美談の真相は．山梨フカボリ特集 #2, withnews（朝日新聞社），https://withnews.jp/article/f0180717002qq000000000000000G00110601qq000017487A（2021年6月16日アクセス）．

11）廣山堯道：雄山閣アーカイブス．塩の日本史，214 pp, 雄山閣，東京，2016．

12）Joergensen D, Tazmini K, Jacobsen D: Acute dysnatremias – a dangerous and overlooked clinical problem. Scand J Trauma Resusc Emerg Med 27: 58, 2019, https://doi.org/10.1186/s13049-019-0633-3.

13）マーク・カーランスキー（山本光伸訳）：塩の世界史（上），271 pp, 中公文庫，東京，2014．

14）アンドリュー・ドルビー，サリー・グレインジャー（今川香代子訳）：古代ギリシア・ローマの料理とレシピ，228 pp, 丸善，東京，2002．

15) キャシー・ハント（龍　和子訳）：ニシンの歴史，182 pp，原書房，東京，2018.

16) イタリア語版 Wikipedia：Colatura di alici di Cetara. https://it.wikipedia.org/wiki/Colatura_di_alici_di_Cetara（2021 年 6 月 17 日アクセス）.

17) 森枝卓士：世界の食文化 4. ベトナム・カンボジア・ラオス・ミャンマー，286 pp，農山漁村文化協会，東京，2005.

18) 石川寛子：魚醤油．食文化・伝統技術に学ぶ，食品加工総覧 6，pp 726-728，農山漁村文化協会，東京，2001.

19) 野村　明：かまぼこ・ちくわ・揚げかまぼこ．加工の原理と工程，食品加工総覧 6，pp 823-827，農山漁村文化協会，東京，2001.

20) 長尾精一：小麦とその加工，297 pp，建帛社，東京，1984.

21) 朝倉富子：味覚研究の最前線 – 塩味受容を中心に. 2014 年ソルトサイエンスシンポジウム「海水・塩の研究最前線」講演集，https://www.saltscience.or.jp/symposium/2014_1-asakura.pdf（2021 年 6 月 19 日アクセス）.

22) Nomura K, Nakanishi M, Ishidate F, Iwata K, Taruno A: All-electrical Ca2+-independent signal transduction mediates attractive sodium taste in taste buds. Neuron 106: 816–829, 2020.

23) 三橋富子，野村　歩：塩味とうま味の相互作用．日本大学国際関係学部生活科学研究所報告 38: 81-91，2015.

24) 栗原堅三：味覚生理学研究の現状．うま味を中心に．化学と生物 36: 801-805, 1998.

25) たばこと塩の博物館：海水の成分．https://www.tabashio.jp/collection/salt/s4/index.html（2021 年 6 月 21 日アクセス）.

26) 公益財団法人　塩事業センター：市販食用塩データブック 2019 年版，246 pp，成山堂書店，東京，2019.

27) 新野　靖，西村ひとみ，古賀明洋，篠原富男，伊藤浩士：市販食塩の品質．日本調理科学会誌 32: 133-144, 1999.

28) 遠藤由香，石川匡子：にがり成分が食塩の呈味性に及ぼす影響．日本海水学会誌 69: 105-110, 2015.

29) Dahl K: Possible role of chronic excess salt consumption in the pathogenesis of essential hypertension. Am J Cardio 8: 571-575, 1961.

30) Oliver WJ, Cohen EL, Neel JV: Blood pressure, sodium intake, and sodium related hormones in the Yanomamo indians, a "No-salt" culture. Circulation 52: 146–151, 1975.

31) 星山佳治, 川口　毅：胃がんの予防について. 昭和医学会雑誌 58: 210–213, 1998.

32) Tsugane S, Sasazuki S, Kobayashi M, Sasaki S: Salt and salted food intake and subsequent risk of gastric cancer among middle-aged Japanese men and women. Br J Cancer 90: 128–134, 2004.

33) O'Donnell M, Mente A, Rangarajan S, McQueen MJ, Wang X, Liu L, Yan H, Lee SF, Mony P, Devanath A, Rosengren A, Lopez-Jaramillo P, Diaz R, Avezum A, Lanas F, Yusoff K, Iqbal R, Ilow R, Mohammadifard N, Gulec S, Yusufali AH, Kruger L, Yusuf R, Chifamba J, Kabali MPC, Dagenais G, Lear SA, Teo K, Phil SYD: Urinary sodium and potassium excretion, mortality, and cardiovascular events. N Eng J Med 371: 612–623, 2014.

34) Powles J, Fahimi S, Micha R, Khatibzadeh S, Shi P, Ezzati M, Engell RE, Lim SS, Danaei G, Mozaffarian D: Global, regional and national sodium intakes in 1990 and 2010: a systematic analysis of 24 h urinary sodium excretion and dietary surveys worldwide, BMJ Open 3: 1–20, 2013.

35) 厚生労働省：平均寿命の国際比較. https://www.mhlw.go.jp/toukei/saikin/hw/life/life10/03.html（2021 年 6 月 28 日アクセス）.

36) 伏木　亨：うま味の秘密（和食文化国民会議監修）, 94 pp, 思文閣出版, 京都, 2017.

あとがき

　本書の内容の大半は，大阪の文教出版が短期大学の学生向けに刊行している「食生活研究」という雑誌に連載記事として掲載したものがもとになっています。私は勤務している関西大学において「食を知る」という教養科目を担当しており，そのテキストをこの出版社から刊行しています。このテキストには，本書でも扱った「きつねうどん」と「カツ丼」を「たぬきうどん」や「親子丼」などとともに述べている章があります。私は，15章立てのテキストが完成した勢いもあったのか，調子に乗って出版社の代表（当時）である高木良吉さんに「このような内容のものだったらいくらでも執筆しますよ」と大口を叩いてしまいました。この発言は高木さんにしっかり捕らえられ，年6回刊行の雑誌に隔号，つまり年3回原稿を書く羽目になってしまいました。そして4ヶ月ごとの締め切りに追われ，講義，会議，学生指導，論文執筆などの合間を縫いながら，3年以上にわたって10編以上の原稿を書き続けてきました。しかし，自転車操業のような状態で記したため，間違いや不十分な箇所も多々ありました。

　関西大学には教員の著作を出版してくれる制度があります。そこで，書き溜めた原稿をあらためて練り直し，訂正と追加を行い，さらにいくつか新規に章を起こすことで，大学の出版部から刊行していただくことにしました。大学出版部から刊行することを了承していただいた文教出版の高木さんに，お礼を申し上げなければいけません。「食生活研究」への連載は，私に体力と気力がある限り継続する予定ですので，数年後には再び10編を超える原稿が蓄積しているはずです。そのさいには「続・食べ物の履歴書」としてまとめてみたいと思います。

2022年4月

吉田宗弘

図の出典

　本書では，掲載に許諾が必要であった図と筆者が作成した図は，図の説明中にその旨を記した。それ以外の著作権フリーであることを確認して使用した図の出典は以下のとおりである。

第 2 章

図 2-1　Wikipedia「コムギ」に掲載されている画像（ファイル名，Triticum aestivum - Köhler–Medizinal-Pflanzen-274.jpg）。

図 2-4　国立国会図書館デジタルコレクション「倭名類聚抄巻八 http://dl.ndl.go.jp/info:ndljp/pid/2544223?tocOpened=1」中のコマ番号 33。

図 2-5　いずれも「写真 AC」のフリー画像。

図 2-6　左の索餅は「PIXTA」から購入したもの，右の油条は「写真 AC」のフリー画像。

図 2-8　国立国会図書館デジタルライブラリ「守貞謾稿巻五 https://dl.ndl.go.jp/info:ndljp/pid/2592394?tocOpened=1」中のコマ番号 38 をトリミング。

第 3 章

図 3-2　国立国会図書館デジタルコレクション「倭名類聚抄巻九 http://dl.ndl.go.jp/info:ndljp/pid/2544224?tocOpened=1」のコマ番号 16。

図 3-3　左のムカゴは「写真 AC」のフリー画像，右のオニドコロは「Photolibrary」から購入。

図 3-4　いずれも「PIXTA」から購入。

図 3-5　左のクワイは「写真 AC」のフリー画像，右の黒クワイは「Photolibrary」から購入。

図 3-6　いずれも「Photolibrary」から購入した。

図 3-8　Wikipedia「アメリカホド」に掲載されている画像（ファイル名，Apios americana tubers.jpg）。

第 4 章

図 4-1　左は「Photolibrary」，右は「写真 AC」のフリー画像。

図 4-4 「写真 AC」のフリー画像。

第 5 章

図 5-4 Wikipedia「カール 5 世（神聖ローマ帝国）」,「クレメンス 7 世（ローマ
教皇）」,「カトリーヌ・ド・メディシス」に掲載されている画像（ファイ
ル名：それぞれ Titian - Portrait of Charles V Seated - WGA22964.jpg,
Sebastiano del Piombo – Portrait of Pope Clement VII（ca. 1526）.jpg, お
よび Catherine de Medicis.jpg）。

図 5-5 「Photolibrary」から購入。

図 5-6 左のソパ・ディ・ペドラは，Wikipedia「石のスープ」に掲載されてい
る画像（ファイル名，Sopa de pedra.jpg），右のマテオ・リッチの肖像
画は Wikipedia「マテオ・リッチ」に掲載されている画像（ファイル名，
Ricciportrait.jpg）。

図 5-7 いずれも「Photolibrary」から購入。

第 6 章

図 6-2 Wikipedia「南蛮貿易」に掲載されている画像（ファイル名，Portuguese
traders landing in Japan.jpg）。

図 6-4 左の金平糖は「写真 AC」のフリー画像。

図 6-5 左上のカステラは「写真 AC」のフリー画像。

図 6-6 いずれも「Photolibrary」から購入。

図 6-7 左のカルメ焼きは「PIXTA」から購入。

第 7 章

図 7-3 国立国会図書館デジタルコレクション「和漢三才図絵 中之巻, https://
dl.ndl.go.jp/info:ndljp/pid/898161」中のコマ番号 5 をトリミング。

図 7-4 いずれも Wikipedia「ランドレース種」,「大ヨークシャー種」,「バーク
シャー種」に掲載の画像（ファイル名，それぞれ Truie Landrace.jpg, Pig
8907.JPG, Adelaide champion Berkshire boar 2005.jpg）。

第 8 章

図 8-1 マダイ，チダイ，キダイは「Photolibrary」，クロダイは「PIXTA」から購
入。

図8-4　国立国会図書館デジタルコレクション「倭名類聚抄巻十 https://dl.ndl.go.jp/info:ndljp/pid/2544225?tocOpened=1」の中のコマ番号 5。

図8-7　左の唐津くんちの曳山と中の巻町の提灯は「写真 AC」のフリー画像。

第9章

図9-1　いずれも「写真 AC」のフリー画像。

図9-2　国立国会図書館デジタルコレクション「倭名類聚抄巻九, https://dl.ndl.go.jp/info:ndljp/pid/2544224?tocOpened=1」のコマ番号 14 と 15 を編集。

図9-3　右の博物画は国立国会図書館デジタルコレクション「草木実譜 https://dl.ndl.go.jp/info:ndljp/pid/2537209)」のコマ番号 26。

図9-5　国立国会図書館デジタルコレクション「水虎十弐品之圖 https://dl.ndl.go.jp/info:ndljp/pid/2543033)」のコマ番号 1。

図9-6　「写真 AC」のフリー画像。

図9-7　国立国会図書館デジタルコレクション「守貞謾稿巻二十七, https://dl.ndl.go.jp/info:ndljp/pid/2592413?tocOpened=1」のコマ番号 28 をトリミング。

図9-8　「発光大王堂」のフリー画像。

第10章

図10-1　ゴボウの根と花は「写真 AC」のフリー画像, 果実は「Photolibrary」から購入。

図10-2　フランス語版 Wikipedia「Salsifis cultivé」掲載の画像（ファイル名, 549 Tragopogon porrifolius.jpg）。

図10-3　上の『新撰字鏡』は国立国会図書館デジタルコレクション「群書類従四百九十七下 https://dl.ndl.go.jp/info:ndljp/pid/2556147?tocOpened=1」のコマ番号 10, 下の『和名類聚抄』は国立国会図書館デジタルコレクション「倭名類聚抄巻九 https://dl.ndl.go.jp/info:ndljp/pid/2544224?tocOpened=1」のコマ番号 25。

図10-4　「PIXTA」から購入。

図10-5　モリアザミとノアザミは「Photolibrary」から購入。

図10-6　ヨウシュヤマゴボウは「Photolibrary」から購入, 残りは厚生労働省のホームページに掲載されている藤野廣春氏提供の画像。

図10-8　金平ゴボウは「Photolibrary」, 叩きゴボウ, ゴボウチップス, 花びら餅は「PIXTA」から購入。

第 11 章

図 11-2　国立国会図書館デジタルコレクション「倭名類聚抄巻九 http://dl.ndl.go.jp/
　　　　info:ndljp/pid/2544224?tocOpened=1」中のコマ番号 11 と 12。

図 11-3　京都大学貴重資料デジタルアーカイブ「大和本草」の image396（https://
　　　　rmda.kulib.kyoto-u.ac.jp/item/rb00022856#?c=0&m=0&s=0&cv=395&r=0&
　　　　xywh=-819%2C-19%2C6415%2C3661）。

図 11-4　「写真 AC」のフリー画像。

図 11-5　Wikipedia　ダイダイに掲載されていた画像（ファイル名，Citrus vulgaris
　　　　（Köhler）.jpg）。

第 12 章

図 12-1　いずれも「写真 AC」のフリー画像。

図 12-2　国立国会図書館デジタルコレクション「倭名類聚抄巻八 http://dl.ndl.go.jp/
　　　　info:ndljp/pid/2544223?tocOpened=1」中のコマ番号 41。

図 12-5　ちりめん山椒は「写真 AC」のフリー画像。

図 12-6　国立国会図書館デジタルコレクション「本草和名下冊 http://dl.ndl.go.jp/
　　　　info:ndljp/pid/2555537」中のコマ番号 21。

第 13 章

図 13-1　いずれも「写真 AC」のフリー画像。

図 13-2　国立国会図書館デジタルコレクション「倭名類聚抄巻八 https://dl.ndl.go.jp/
　　　　info:ndljp/pid/2544224?tocOpened=1」の中のコマ番号 23。

図 13-3　花と葉は「写真 AC」のフリー画像，花穂は「Photolibrary」から購入。

図 13-4　みょうがぼちは Wikipedia「みょうがぼち」に掲載されている画像（ファイ
　　　　ル名，Myogabochi in Kitagata ac.jpg），寿司は「PIXTA」から購入。

図 13-5　「発光大王堂」のフリー画像。

図 13-6　ハナミョウガは「Photolibrary」，ミョウガの種子は「PIXA」から購入，
　　　　ゲットウは「写真 AC」のフリー画像。

図 13-7　全体像は Wikipedia「ナンキョウ」に掲載されている画像（ファイル名，
　　　　Maranta galanga Ypey51.jpg），根茎は「PIXTA」から購入。

第 14 章

図 14-1　「PIXTA」から購入。

図 14-3 「フリー素材 .com」のフリー画像。

第 15 章
図 15-4 「PIXTA」から購入。

■著者紹介

吉田宗弘（よしだ　むねひろ）

関西大学名誉教授　農学博士・医学博士

　1953 年生まれ。京都生まれの京都育ち。京都大学大学院農学研究科博士後期課程食品工学専攻修了。関西医科大学助教授などを経て，現在は関西大学化学生命工学部特別契約教授。

　主な著書に，『食と環境－問われている日本のフードシステム－』（分担執筆，晃洋書房，2008 年），『改訂基礎栄養学』（共編著，光生館，2011 年），『ビタミン・ミネラルの科学』（分担執筆，朝倉書店，2011 年），『身のまわりの食品分析実験』（共編著，三共出版，2011 年），『サプリメントのほんととウソ－エビデンスに基づいたサプリメントの有効性－』（分担執筆，ナップ，2013 年），『ヒト社会と環境－ヒトは環境とどのように向き合ってきたか－』（編共著，古今書院，2015 年），『食と農の環境問題－持続可能なフードシステムをめざして－』（分担執筆，すいれん舎，2016 年），『教養としての公衆衛生』（単著，文教出版，2016 年），『新・食生活を科学する－食品は人の行動を変えてきた－』（編共著，文教出版，2018 年），『エッセンシャル栄養化学』（分担執筆，講談社，2021 年）などがある。

食べ物の履歴書

2022年 9 月29日　第 1 刷発行
2022年12月12日　第 2 刷発行

著　者　　吉　田　宗　弘

発行所　　関　西　大　学　出　版　部
〒564-8680　大阪府吹田市山手町3-3-35
電話 06(6368)1121　FAX 06(6389)5162

印刷所　　協　和　印　刷　株　式　会　社
〒615-0052　京都市右京区西院清水町13

©2022　Munehiro YOSHIDA
装丁：小川順子　装画：鈴木菜々　　　　　　　Printed in Japan

ISBN978-4-87354-754-1　C3039　　　　　落丁・乱丁はお取替えいたします。